Theorie und Technik der Analytischen Körpertherapie

Foto auf S. 5: Ganesha, der nach dem hinduistischen Glauben das Denken so glückhaft lenkt, daß es zum Erfolg führt (vgl. auch v. Stepski-Doliwa: Sai Baba spricht zum Westen, S. 294).

2. Auflage 1999
Copyright © 1999 (1989) by Govinda Sai Verlag®
Mülleranger 8, D-82284 Grafrath bei München
Einbandgestaltung: Christine Presnell, Thomas Pflaume
Textlayout: Ulrike Wolter
Satz, Druck- und Bindearbeit: Druckerei Ernst Uhl
Printed in Germany

ISBN 3-930889-01-3

Stephan von Stepski-Doliwa

THEORIE UND TECHNIK
DER ANALYTISCHEN
KÖRPERTHERAPIE

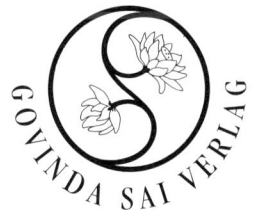

DANKSAGUNG

Dieses Buch verdanke ich Sri Sathya Sai Baba. Er hat mich geführt. Er hat mich gestützt. Er war immer mit unendlicher Fürsorge für mich da.

Ich habe Herrn Günter Scharnowski für die vielen Anregungen, für sein Wissen über Traumdeutung, das er mir vermittelte, und für die Anteilnahme zu danken, mit der er meine Entwicklung begleitete.

Und ich habe Frau Charlotte Kügler, Herrn Edward Frisbie und Herrn Dr. Hellmuth Schuckall zu danken, die mein Manuskript durchsahen und mich sehr unterstützten.

Für die neue Auflage danke ich Frau Dorothee Müller, die fast den ganzen Text in den Computer tippte, und Frau Ulrike Wolter, die diese Arbeit zu Ende führte und alles hervorragend formatierte und gestaltete. Frau Carola Nowak danke ich für die präzise Lektoratsarbeit, die vielen Anregungen und Hilfen.

Besonders groß ist mein Dank meinen Patienten gegenüber. Sie haben mir nicht nur erlaubt, über ihre Erlebnisse zu schreiben, sondern sie haben mich das meiste gelehrt, was ich hier zu berichten habe.

Das Verständnis und die Liebe, die ich durch sie erfahren habe, werden mich stets begleiten.

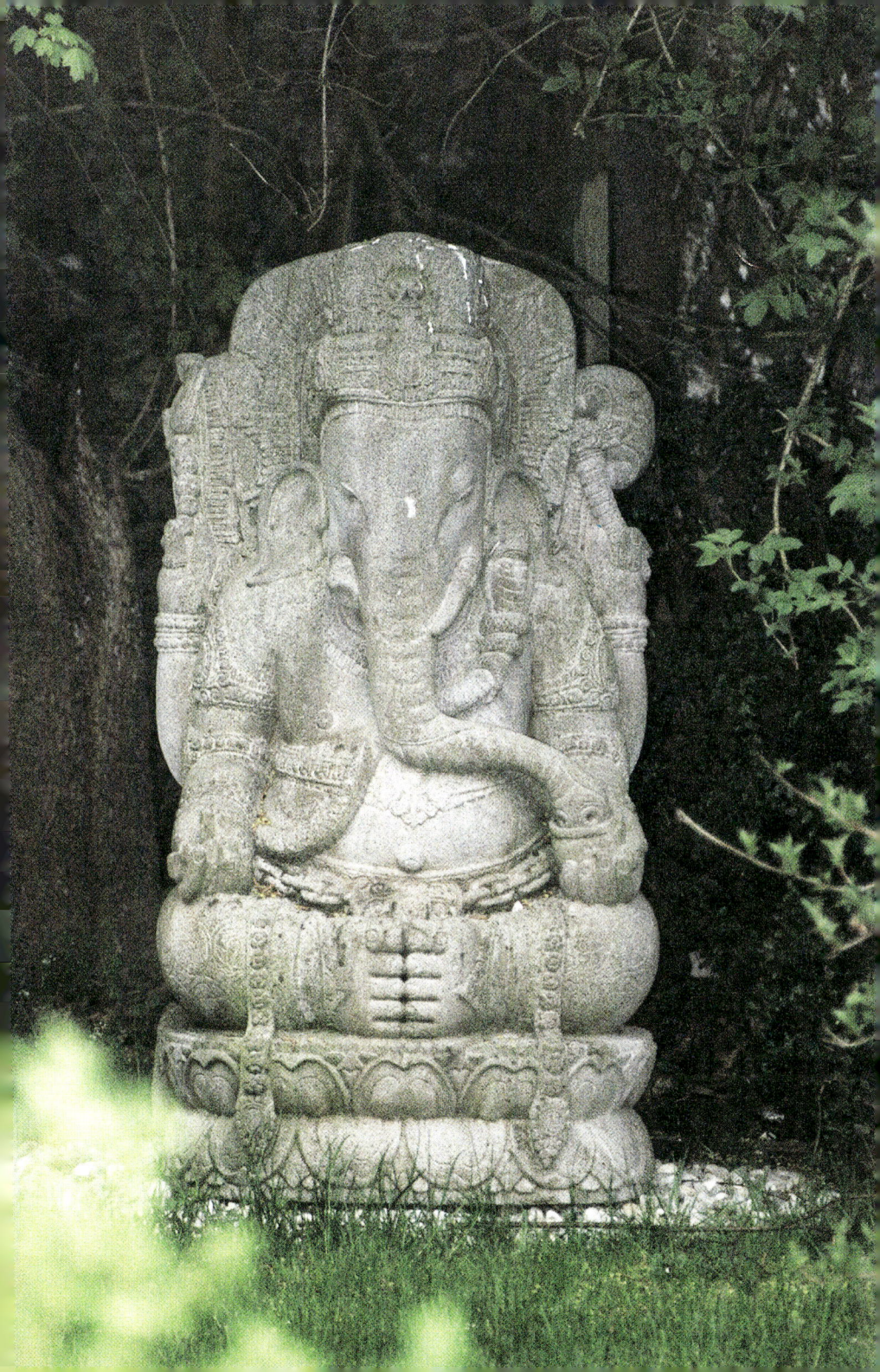

INHALT

EINLEITUNG

Bereits während meines Philosophiestudiums interessierte mich die Psychoanalyse mehr und mehr. Sie war auch der Grund dafür, daß ich außer Philosophie auch noch Psychologie studierte und nach dem Vordiplom nach Berlin zog, da in München damals nur verhaltenstherapeutisch begründete Diplomarbeiten angenommen wurden. Mein Ziel war damals, eine psychoanalytische Ausbildung zu machen.

Dann lernte ich die bioenergetische Analyse kennen und war so fasziniert von der Verbindung von direkter Arbeit am Körper und analytischer Aufarbeitung, daß ich die Ausbildung zum bioenergetischen Therapeuten machte.

Außer Psychoanalyse und bioenergetischer Analyse interessierte mich noch besonders die strukturelle Integration nach Ida Rolf. Dies ist ausschließlich Arbeit am Körper, indem durch eine tiefgehende Massage versucht wird, selbst die stärksten Verspannungen zu lösen, wobei viele alte Gefühle freigesetzt werden. Das erklärte Ziel dieser Massage besteht aber nicht darin, mit diesen aufkommenden Gefühlen zu arbeiten – vor allem nicht analytisch. Viele Therapeuten dieser Richtung sehen ihr Ziel vielmehr im Lösen der muskulären Verspannungen und vertreten die Ansicht, die zehn vorgeschriebenen Sitzungen reichten aus, nicht nur, um einen Körper zu lockern, sondern auch, um einen Menschen in seinem Verhalten und Erleben zu verändern. Bei der strukturellen Integration wird also die Annahme, die besonders A. Lowen gern formuliert: „Du bist dein Körper", stark auf das rein Körperliche bezogen.

Neben all diesen eher auf die Praxis bezogenen Ansätzen beschäftigte mich weiterhin die Philosophie. Nach dem Studium und vor allem durch meine Arbeit über Platon hatte ich große Schwierigkeiten, die philosophischen Lehren mit den psychologischen Theorien in Einklang zu bringen.

Hier half mir sehr die indische Philosophie, die seit alters her eine enge Verbindung von Körper, Seele und Kosmos herstellt. Besonders zogen mich die Lehren von Sri Aurobindo und Sri Sathya Sai Baba an.

So habe ich diesen Richtungen mit ihren zum Teil so gegensätzlichen Ansätzen viel zu verdanken, da sie mir das Rüstzeug gaben, mit dem ich eigenständig weitersuchen konnte. Wegen ihrer Gegensätzlichkeit bedingen sie aber auch, daß ich mich mit keiner Richtung vollständig identifizieren kann.

Um einen gemeinsamen Nenner zu ermöglichen, spreche ich im vorliegenden Buch von „analytischer Körpertherapie". Diese Bezeichnung schließt selbst die strukturelle Integration mit ein, da ich immer wieder feststellen konnte, daß eine analytische Aufarbeitung der durch die Massage ausgelösten Gefühle sehr hilfreich ist.

Und ich habe den Begriff „analytische Körpertherapie" auch deshalb gewählt, weil ich die Annahme „Du bist dein Körper" zwar als Arbeitshypothese für sehr hilfreich halte, grundsätzlich aber davon überzeugt bin, daß unsere Existenz viel, viel mehr umfaßt als unsere leibliche Gegenwärtigkeit.

So besteht mein Bestreben darin, das tiefe Wissen, das offensichtlich in jedem Körper ist, mit den Lehren der Psychoanalyse – sowohl der Freudianischen als auch der Jungianischen – zu verbinden und mit Blick auf ein philosophisch/spirituelles Ziel hin zu betrachten.

Analytische Körpertherapie ist für mich deshalb der Versuch, sowohl unseren Körper als auch unsere Psyche als eine Chance zu begreifen, die uns gegeben wurde, um ein größeres Wissen über uns und unsere Umwelt zu verwirklichen.

Damit steht für mich die unlösbare Wechselwirkung von Innen- und Außenwelt außer Frage. Verändere ich nämlich mein Erleben, so verändert sich zwangsläufig mein Verhalten und damit mein Kontakt zu meiner Umwelt. Und bin ich anders zu meiner Umwelt, so wird sie mir ebenfalls verändert gegenübertreten.

Vor kurzem sprach ich über diese Gedanken mit einer jungen Frau. Sie konnte sich nicht vorstellen, wie ihr Erleben ihre Umwelt verändern könne. Ich gab ihr einen Spiegel. Kaum hatte sie ihr Gesicht im Spiegel gesehen, veränderte sich ihr Ausdruck – und das Spiegelbild. Nachdem sie den Spiegel zur Seite gelegt hatte, verlief unser Gespräch anders als vor dieser kleinen Episode. Die Umwelt ist eben unser Spiegel – und dies nicht allein im Märchen („Spieglein, Spieglein an der Wand ...").

So entstand dieses Buch als Spiegel meiner therapeutischen Tätigkeit. Als ich begann, Therapie zu geben, hatte ich unzählige Fragen, die mich von morgens bis abends beschäftigten. Um sie zu beantworten, fragte ich nicht nur viele Kollegen, sondern suchte auch viel in Büchern. Die Therapeuten, die Bücher, die Arbeit an mir selbst und mit meinen Patienten gaben mir viele Antworten – die alsbald neue Fragen nach sich zogen.

Dieses Buch ist somit das vorläufige Ergebnis dieses Fragens. Wobei Ergebnis nicht so zu verstehen ist, als meinte ich, am Ziel angekommen zu sein.

In diesem Sinne sind auch die Quellennachweise in diesem Buch zu verstehen. Ich bin mir bewußt, daß ich die Bücher, die ich las, aus meinem Horizont heraus verstanden und interpretiert habe. Die Quellennachweise sind deshalb Hinweise, die jedem Leser die Möglichkeit geben sollen, sein eigenes Bild gemäß seinem eigenen Ziel zu schaffen und so nicht allein die anderen Bücher durch dieses, sondern ebenso das vorliegende Buch durch die anderen zu betrachten.

ÜBERTRAGUNG UND
GEGENÜBERTRAGUNG

Die analytische Körpertherapie kann sehr schnell Gefühle auslösen, indem sie direkt mit den muskulären Verspannungen arbeitet. Es ist das Verdienst von Wilhelm Reich, diesen Zusammenhang festgestellt zu haben. Er erkannte nämlich, daß sich seelische Schwierigkeiten nicht nur psychisch, sondern auch physisch auswirken. Er nannte diese Verspannungen den muskulären Panzer. Wie schnell dieses Auflösen von Panzerungen tatsächlich bewirkt werden kann, möchte ich anhand eines Beispiels erläutern.

Ein Patient berichtete in einer Gruppensitzung ausführlich über die Begegnung, die er letztlich mit seiner Mutter hatte. Je länger er darüber sprach, desto unklarer wurde aber, was wirklich geschehen, was sein Problem war. Auch mehrmaliges Nachfragen änderte nichts an diesem Eindruck.

Mein Gefühl war, daß er hinter seinen Worten ein tiefes Gefühl von Sehnsucht und Schmerz verbarg. Ich fragte ihn deshalb, ob er eine Körperarbeit machen wolle. Als er bejahte, bat ich ihn, sich auf den Rücken auf eine Matratze zu legen, die Arme in die Höhe zu strecken und nach seiner Mutter zu rufen.

Diese Übung, die in der Bioenergetik „Reaching" genannt wird, versetzt Patienten in eine frühe Kindheitssituation und läßt sie häufig die damaligen Gefühle erneut erleben.

Bei diesem Patienten geschah jedoch zunächst nichts – zumindest nichts Sichtbares. Ich spürte aber, daß er seine Gefühle im Bauch hielt. So sagte ich ihm, er solle nicht erschrecken, wenn ich ihm eine Hand auf den Bauch legte. Kaum hatte ich dies getan, ging ein starkes Zittern durch seinen Körper, und er begann bitterlich zu weinen.

War er vor kurzem noch ein überlegter, kontrollierter Mann gewesen, so hatte er sich nun innerhalb weniger Augenblicke in ein kleines Kind verwandelt, das verzweifelt und vergeblich die Nähe seiner Mutter suchte.

Diese Arbeit dauerte sehr lange – über anderthalb Stunden – und löste ein tiefes Trauma. Anschließend berichtete er, daß seine Mutter ihn nicht habe stillen können und er beinahe verhungert wäre. Eben diese lebensbedrohliche Erfahrung habe er in der Arbeit nochmals durchlebt.

Durch die Intensität der Arbeit war dazu noch deutlich geworden, daß er nicht allein physisch, sondern ebenfalls psychisch fast verhungert wäre. Diese Annahme wird auch von der Tatsache gestützt, daß Mütter, die ihre Kinder nicht stillen können, zum großen Teil ihre Babys ablehnen.

Nach dieser Arbeit sah er nicht nur sein Verhältnis zu seiner Mutter, sondern auch seine Beziehungen zu Frauen im allgemeinen in einem ganz anderen Licht, was bei ihm viel ins Rollen brachte.

Schnelligkeit der Körpertherapie

Diese Schnelligkeit, mit der ein Körpertherapeut blockierte Gefühle auslösen kann, ist natürlich sowohl für seine Patienten als auch für ihn selbst sehr befriedigend, denn diese haben das Gefühl, etwas erlebt, jener hat den Eindruck, etwas bewirkt zu haben.

Probleme entstehen aber dann, wenn Ersatzgefühle statt der eigentlich wichtigen Gefühle ausgedrückt werden. Unter Umständen arbeiten Therapeut und Patient dann so zusammen, daß zwar viel passiert, im Verhalten des Patienten sich aber grundsätzlich nichts ändert, da nicht an seinem wirklichen Problem gearbeitet wird.

Hierzu ein Beispiel. Eine Frau kam zu mir, nachdem sie anderthalb Jahre mit einem anderen Körpertherapeuten gearbeitet hatte. Sie hatte dort aufgehört, so berichtete sie, weil sie das Gefühl hatte, daß nicht mehr viel geschah. Ich fragte sie, woran sie besonders gearbeitet hätte. Sie meinte, besonders ihr Schmerz und ihre Traurigkeit hätten die Sitzungen bestimmt. Dies erstaunte mich aus mehreren Gründen.

Natürlich haben Patienten häufig viel Schmerz, für den in der Therapie Raum sein muß. Aber besonders Frauen neigen meiner Erfahrung nach dazu, viele verschiedene Gefühle, vornehmlich Wut, über Weinen auszudrücken.

Sodann überraschte mich, daß über eine so lange Zeit primär nur ein Gefühl Thema in der Therapie war. Und schließlich spürte ich deutlich hinter der Depressivität dieser Frau zurückgehaltene Wut, die sich auch deutlich in ihrer Körperhaltung und -struktur sowie in ihrer Stimme ausdrückte. Deshalb überraschte mich auch nicht, daß die vorherige Therapie ins Stocken gekommen war. Die Patientin hatte ihre zurückgehaltenen Aggressionen offenbar gut hinter ihrer Maske aus Traurigkeit und Leiden verstecken können.

So fragte ich sie, ob sie über den Körper arbeiten wollte, türmte einige Matratzen auf, gab ihr einen Teppichklopfer, zeigte ihr, wie sie am besten damit schlagen könnte, und bat sie, dies so zu tun.

Es ist nun interessant, daß ich Patienten immer zu Beginn einer Übung ausführlich zeige, was zu machen sei, sie aber genau das tun, was ihrem Körperausdruck am meisten entspricht. So schlug diese Patientin wild fuchtelnd um sich, drückte wenig aus und war mehr oder weniger stumm.

Nachdem ich sie mehrmals darauf aufmerksam gemacht hatte, wurden ihre Stimme lauter und ihr Schlagen kräftiger. Bald darauf bekam sie einen regelrechten Wutausbruch und sagte einigen Menschen, die in ihrem Leben eine Rolle spielten, nachdrücklich ihre Meinung.

Nach dieser Arbeit waren ihr Verhalten und ihr Ausdruck deutlich verändert. Sie wirkte lebendiger, offener, und ihre Stimme hatte einen helleren Klang.

Wir arbeiteten in den folgenden Stunden noch mehrmals an ihrer Wut, und ihre anfangs eher negative Übertragung auf mich veränderte sich mehr und mehr, wodurch ein gutes Arbeitsbündnis entstand.

Was ist Übertragung?

In den letzten Sätzen verwendete ich wie nebenbei einen entscheidenden Terminus technicus der Psychoanalyse, nämlich den der **Übertragung**. In diesem „Nebenbei-Erwähnen" steckt ein Stück Kritik und Bedauern meinerseits der Körpertherapie gegenüber. Es fällt mir nämlich immer wieder auf, wie wenig sich viele Körpertherapeuten um eine genaue Analyse der Übertragungs-Situation bemühen, wie sehr sie sich vielmehr fast ausschließlich von den Techniken der Körpertherapie in ihren Entscheidungen und Wahrnehmungen leiten lassen und dadurch Entscheidendes übersehen – übersehen müssen.

Für meinen Teil kann ich sagen, daß ich um so genauer in der Wahl der Übungen, in meinen Interventionen und in der Beurteilung des therapeutischen Prozesses wurde, je mehr Bedeutung ich dem Geschehen der Übertragung und damit des Widerstandes und der Deutung beimaß. Deshalb möchte ich an dieser Stelle einige allgemeine Überlegungen bezüglich dieser Phänomene anführen.

Was verbirgt sich nun hinter dem Begriff Übertragung? Greenson z.B. definiert sie folgendermaßen: *„Als Übertragung bezeichnen wir eine besondere Art der Beziehung zu einer Person; sie ist ein besonderer Typus von Objektbeziehung. Das Hauptmerkmal ist das Erleben von Gefühlen einer Person gegenüber, die zu dieser Person gar nicht passen und die sich in Wirklichkeit auf eine andere Person beziehen. Im wesentlichen wird auf eine Person in der Gegenwart so reagiert, als sei sie eine Person in der Vergangenheit. Übertragung ist eine Wiederholung, eine Neuauflage einer alten Objektbeziehung. Sie ist ein Anachronismus, ein Irrtum in der Zeit. Eine Verschiebung hat stattgefunden, Triebimpulse, Gefühle und Abwehrhaltungen, die sich auf eine Person in der Vergangenheit beziehen, sind auf eine Person in der Gegenwart verschoben worden. Dies ist ein in erster Linie unbewußtes Phänomen, und die Person, die mit Übertragungsgefühlen reagiert, ist sich weitgehend der Verzerrung nicht bewußt."* (1975, S. 163)

Der Grund, *warum* Übertragungen überhaupt entstehen, ist darin zu sehen, daß die unerledigten Kindheitsgefühle *„nicht an der eigentlichen Person oder dem eigentlichen Objekt ausgelebt werden"* können (Balint, 1966, S. 206). Deshalb werden sie so lange mittels der Übertragung wiederbelebt, bis der unbewußte Beweggrund der Übertragung bewußt wird (Freud, 1910, S. 124).

Da mir scheint, daß all diesen Gedanken etwas Papiernes anhaftet, möchte ich das Gesagte mit einem Beispiel aus der Praxis erläutern.

In einer Gruppensitzung sagte mir Paula, ich sei immer stark, ich hätte die Macht, sie könne mir gegenüber nichts ausrichten, sie sei vollkommen ausgeliefert. Die Vehemenz, mit der sie dies äußerte, und die zu spürende Hilflosigkeit und Verzweiflung, die dabei mitklangen, zeigten mir, daß es sich hier um ein Übertragungsphänomen handelte. Diese Vehemenz und der offenbare Hinweis auf eine Übertragung bewogen mich, mit ihr eine Einzelarbeit zu machen, um dem Problem, das hier zum Ausdruck kam, nachzugehen. Im Verlauf der Arbeit wurde der Inhalt der Übertragung noch deutlicher.

So war ihr Vater nie für sie dagewesen. Er hatte sich nie um sie gekümmert und wenn, dann hatte er sie geschlagen und gedemütigt. Diese Gefühle erlebte sie nun in der Therapiesituation noch einmal, und durch die Arbeit wurde ihr deutlich, daß sie etwas auf mich übertragen hatte, was in dieser Form in der Realität nicht vorhanden war. Ich sage „in dieser Form", weil ihre Aussage, ich hätte die Macht, an sich nicht unrealistisch ist, denn als Therapeut habe ich de facto die Macht, aber nicht jeder empfindet sie als erdrückend oder gar niederschmetternd. Ihre Verzweiflung und Hilflosigkeit stellten ihre Übertragung dar.

Übertragung stellt sich ein ...

Das Charakteristische der Übertragung besteht darin, daß sie sich bei entsprechenden Konstellationen immer einstellt, ob wir auf sie reagieren oder nicht (Dieckmann, 1979, S. 208). In jeder Therapiesituation entsteht sie, und die Art und Weise, wie der Therapeut damit umgeht, bedingt den Erfolg oder das Scheitern einer Therapie

(Morgenthaler, 1978, S. 41). So stellte Freud fest (1912b), daß die Übertragung *der* Motor in der Therapie ist, der die alten Probleme wiederaufleben läßt und der so lange wirksam bleibt, bis analysiert wurde, *warum* sich eben diese Übertragung einstellt. Bei Paula z.B. änderte sich das Verhalten zu mir schlagartig, als sie gewahr wurde, daß sie in mir ihren Vater gesehen hatte und daß sie sich durch die Übertragung in einer Situation wähnte, die in dieser Form nicht in der Gruppe, sondern in ihrer Kindheit Realität gewesen war.

Unangemessenheit

Damit kommen wir zu einer weiteren Eigenschaft der Übertragung, nämlich deren *Unangemessenheit* (Greenson, 1967, S. 164). Sie wurde bei Paulas Reaktion sehr deutlich. Hätte sie beispielsweise gesagt: „Du hast die Macht hier, das finde ich manchmal gut, manchmal aber schlecht, aber das sage ich dann auch", und hätten in ihrer Aussage nicht so starke Gefühle der Hilflosigkeit und Verzweiflung mitgeschwungen, dann hätte hier keine Übertragung vorgelegen, sondern ihr Verhalten hätte der realen Situation entsprochen. Die Unangemessenheit machte aber deutlich, daß hier noch etwas Zusätzliches ausgedrückt wurde, das aus früheren Erlebnissen stammte und das durch die Therapiesituation wiedererlebt bzw. wiederholt wurde.

Beispielhaft erlebte ich diesen Unterschied zwischen unangemessener Wiederholung in der Übertragung und Gefühlen, die einer Situation entsprechen, mit zwei verschiedenen Patienten in einem Therapieraum, in dem ich in Berlin arbeitete. Gewöhnlich habe ich kein Telephon in den Räumen, in denen ich arbeite. Es stört mich und lenkt mich ab, auch wenn ich nicht abhebe. In dem Raum, von dem nun die Rede ist, befand sich dagegen ein Telephon, da der Vermieter hier auch sein Büro hatte. So klingelte es hin und wieder während der Therapiesitzungen. Ein Patient, der in einer früheren Therapie erlebt hatte, daß sein Therapeut ans Telephon gegangen war und länger gesprochen hatte, reagierte sehr aggressiv auf das Klingeln. Er sah mich wütend an und sagte: „Ich hoffe, du gehst da nicht dran!" Der unüberhörbar aggressive Unterton ließ mich aufhorchen und führte schließlich dazu, daß wir an seinen Gefühlen dem früheren Therapeuten gegenüber zu arbeiten begannen. Im Verlauf dieser Arbeit stießen wir auf ein beherrschendes Einsamkeitsgefühl, das er in seiner Familie erlebt hatte, in der über seine Gefühle und Wünsche in zum Teil sehr schmerzhafter Weise hinweggegangen worden war.

Eine Patientin, während deren Stunde ebenfalls das Telephon klingelte, reagierte dagegen ganz anders. Sie assoziierte offensichtlich keine früheren oder kindlichen Erlebnisse mit dieser Unterbrechung. Als das Telephon klingelte, sah sie mich überrascht an, denn sie hatte es vorher nicht wahrgenommen, und fragte mich: „Gehst du da ran?"

Der Ton, in dem sie dies sagte, war ein ganz anderer als der vorher beschriebene. Es klang ganz deutlich der Wunsch durch, wissen zu wollen, was nun geschehen werde, um sich auf die Situation einstellen zu können. In dieser Form der Reaktion ist keine Übertragung festzustellen, sondern eine durchaus realitätsbezogene Art, mit seiner Umwelt umzugehen.

Keine Gefühle – andere Gefühle

Eingangs betonte ich, daß intensive Gefühlsäußerungen, die einer Situation gegenüber unangemessen sind, Übertragungen darstellen. Übertragung liegt aber auch dann vor, wenn Gefühle, die eine Situation normalerweise begleiten, nicht geäußert werden.

So erzählte Hans in der Gruppe, seine Freundin habe sich von ihm getrennt. Er sprach davon mit ebensoviel emotionaler Beteiligung, als würde er berichten, er sei gestern im Kino gewesen. Dieser auffällige Mangel an Gefühlen machte deutlich, daß hier ein altes Verhaltensmuster aktualisiert wurde, das Hans in seiner Kindheit geholfen hatte, all die Schmerzen und Enttäuschungen zu überstehen, die er erleben mußte. Während der Therapie ging es nun darum, diese früheren Gefühle nochmals zu erleben, wodurch auch die Gefühle in der jetzigen Situation bewußtgemacht und erlebt werden konnten. Das Fehlen intensiver Gefühle ist also ein Schutzmechanismus, durch den die Psyche verhindert, von Schmerz überflutet zu werden, den sie nicht mehr verarbeiten kann oder will.

20

Dieser Schutzmechanismus kann viele Gesichter haben. So können Patienten beispielsweise glauben, sie stünden dem Therapeuten vollkommen gleichgültig gegenüber, wenn sie in Wirklichkeit große Angst haben, sich auf ihn einzulassen. Oder sie geben sich besonders interessiert, um ihre Distanz zu verbergen. Oder sie glauben, ihn zu mögen, wenn sie ihn im Grunde ablehnen. Deshalb sollte meiner Erfahrung nach ein Therapeut immer vorsichtig sein, wenn ein Patient ihn verherrlicht. Denn unter der Überschwenglichkeit verbirgt sich häufig viel Negativität, die analysiert werden muß, damit die Therapie nicht fehlschlägt.

So sagte mir einmal eine Patientin, nachdem sie lange herumgedruckst hatte, sie habe sich in mich verliebt. Ich spürte dagegen in dem Moment bei ihr nicht besonders viel Liebe, vielmehr empfand ich Wut und Ablehnung. Diese Gefühle waren für die Patientin aber so bedrohlich, daß sie es vorzog, sie als Liebe zu erleben. Da ich aber kaum auf ihre Liebe reagierte, sondern schwieg (Greenson, 1967, S. 279), brach bald ihre Wut hervor, die ihr deutlich machte, wie intensiv die Gefühle waren, die sie mit Liebe hatte verdecken wollen. Es schloß sich eine Arbeit an, in der ihr klar wurde, wie häufig sie versuchte, Aggressionen in freundliches Verhalten umzumünzen, um Auseinandersetzungen zu vermeiden. Sie erkannte hierin einen Hauptgrund für ihre dauernde Müdigkeit und Abgespanntheit, denn das ständige Unterdrücken ihrer negativen Gefühle und das Äußern scheinbar positiver Gefühle hatten sie viel Kraft gekostet.

Ähnlich verhält es sich, wenn Patienten vorgeben, den Therapeuten abzulehnen oder gar zu hassen, um ihre Verliebtheit zu verbergen. Das Vorkehren negativer Gefühle schützt sie nämlich vor ihrer Angst, abgelehnt bzw. verletzt zu werden.

Diese Schutzreaktionen sind häufig eng mit der Übertragung verbunden und konstellieren sich in der Therapie, da sie ebenfalls in der Kindheit als Abwehr möglicher Verletzungen gelernt wurden.

Wiederholung und Ambivalenz

Werden weder die Übertragung noch der Schutzmechanismus gedeutet und damit bewußt- und erlebbar gemacht, so führen sie zwangsläufig zum ständigen Wiederholen des gleichen Verhaltens, da dessen Beweggrund unbewußt und damit unverändert bleibt, weil es *bewußt* nicht zu verändern ist.

Dieser Wiederholungszwang bedingt selbst eine ganz bestimmte Art der Übertragung. Ein Beispiel hierfür ist die Ambivalenz von Liebe und Haß. Sehr verkürzt läßt sich diese Verbindung ungefähr so beschreiben: Wurde die Liebe eines Kindes von dem geliebten und begehrten Elternteil einerseits erwidert, andererseits aber immer wieder enttäuscht und verletzt, so verbinden sich bei diesem Menschen Liebe und Haß in der Weise, wie er als Kind immer nur beides gemeinsam erlebt hat. Aus demselben Grund sind diese entgegengesetzten Gefühle eng miteinander verknüpft und leben auch in der Therapiesituation gemeinsam wieder auf (Miller, 1981, S. 205).

So sagte mir eine Patientin, wie sehr sie mich hasse. Ich würde sie immer wieder enttäuschen, ich sei nie für sie da, ich sei kein Mensch, sondern ein Unmensch. Dies äußerte sie mit solchem Haß, daß es mich schauderte. Völlig unvermittelt konfrontierte sie mich anschließend mit der Mitteilung: „Ich liebe dich. Du bist mir der wichtigste Mensch auf der Welt!"

Dieses Nebeneinander von Liebe und Haß weist auf eine sehr frühe und tiefe Störung hin, und die Intensität des Hasses sowie das schnelle Aufeinanderfolgen entgegengesetzter Gefühle machen deutlich, daß es nicht um mich, also um die Gegenwart, sondern um ein Aufleben der Gefühle aus der Kindheit, also um eine Übertragung ging.

Zäher Verlauf

Ein weiteres Anzeichen für eine Übertragung ist es, wenn Therapiesitzungen auffällig „zäh" ablaufen und das gemeinsame Arbeiten mit ungeheuren Anstrengungen verbunden ist, wobei irgendwie nichts richtig „in Gang" kommt.

22

Als Beispiel hierfür will ich eine Gruppensitzung beschreiben. Die Luft war zum Schneiden dick. Alle fühlten sich unwohl, und doch wurde so getan, als sei alles in Ordnung. Dabei bestand das Problem darin, daß fast alle Gruppenteilnehmer panische Angst vor Wut hatten und alles getan hätten, um einem möglichen Konflikt auszuweichen. Die stärksten Gefühle waren somit die Wut und die Angst vor dieser Wut. D.h., alle waren ängstlich damit beschäftigt zu verhindern, daß sie selbst Wut empfinden oder irgendwie Aggressionen bei anderen auslösen könnten. Gleichzeitig rief dieses ständige „Auf-der-Hut-Sein" ebenfalls erhebliche Angst hervor, die noch zusätzlich unterdrückt werden mußte.

Da dies die bestimmenden Gefühle im Raum waren, hätte es wenig geholfen, an den individuellen Problemen einzelner Teilnehmer zu arbeiten (oder gar Übungen oder Paararbeiten zu machen). Dies wäre nichts anderes als eine Vermeidung der Übertragung gewesen und hätte von den Übertragungsgefühlen, die offenbar waren, weggeführt. Die Deutung der Angst und die Arbeit an den Aggressionen dagegen veränderten die Stimmung in der Gruppe ziemlich rasch, und die Luft klärte sich. Die Gruppensituation hatte Gefühle wieder aufleben lassen, die offensichtlich die Kindheit der Teilnehmer bestimmt hatten. Wegen der Möglichkeit der Übertragung, die in der Gruppe zwangsläufig viel intensiver als in Einzeltherapien ist, ist es sinnvoll, bei Gruppenarbeit die Teilnehmer als Familie zu betrachten und die auflebenden Gefühle als Widerspiegelung der Kindheitssituation zu analysieren (vgl. auch Richter, 1972, S. 56).

Übungen und Paararbeiten

Bevor ich zur grundsätzlichen Unterscheidung verschiedener Übertragungsformen komme, möchte ich schnell – gleichsam in Klammern – die Begriffe Übungen und Paararbeiten erläutern. Unter Übungen versteht man in der Körpertherapie Bewegungen, die Ähnlichkeit mit Gymnastik haben. Der grundsätzliche Unterschied besteht aber darin, daß die Muskeln primär gedehnt und nicht angespannt werden, weil dies – besonders in Verbindung mit den dabei entstehenden Vibrationen, die nichts anderes als der „Ausdruck des Fließens von Empfindungen" im Körper sind (Lowen,

1978, S. 62) – sich lockernd auf sie auswirkt und dabei gleichzeitig Gefühle freigesetzt werden. Unter Paararbeit versteht man Rollenspiele, in denen gewöhnlich der eine Partner aktiv ist, während der andere versucht, zu spüren und zu erleben, wie sich das, was sein Partner tut, anfühlt. Dies kann von leichtem Empfinden bis hin zu starken Gefühlsausbrüchen gehen.

Neurotische, psychotische und Borderline-Übertragung

Doch zurück zur Übertragung. Zur Unterscheidung verschiedener Übertragungsformen ist zunächst folgendes festzuhalten: Es bestehen Unterschiede zwischen neurotischen, psychotischen und Borderline-Übertragungen. (Auf die narzißtischen Übertragungen gehe ich ab S. 303 ein.)

Bei der **neurotischen Übertragung** werden Kindheitsgefühle einzelner oder einer Gruppe auf den Therapeuten übertragen. Das heißt, der Therapeut wird so behandelt und wahrgenommen, als wäre er eine Figur aus der Kindheit, etwa der Vater, die Mutter oder eine andere wichtige Bezugsperson aus jener Zeit. Entscheidend dabei ist, daß den Patienten nicht bewußt ist, daß sie ihren Therapeuten so *behandeln*, als wäre dieser ein bekanntes Individuum aus ihrer Kindheit. Gleichzeitig ist ihnen aber bewußt – und dies besonders, wenn die Situation gedeutet wird –, daß der Therapeut mit den Figuren ihrer Kindheit natürlich nicht identisch ist und daß sie ihn nur unbewußt so behandelt hatten. Dieses Phänomen bedeutet de facto, daß der Patient oder die Gruppe ihn einerseits als den heutigen Therapeuten sehen. Andererseits bemerken sie nicht immer, daß sie ihn nur in der Übertragung so behandeln, als wäre er eine andere Person. Spätestens die Deutung bewirkt aber, daß ihnen unmittelbar bewußt wird, daß zwischen dem Therapeuten und den Figuren ihrer Kindheit grundlegende Unterschiede bestehen (vgl. Thomä, 1984, S. 29 f.).

Bei der **psychotischen Übertragung** verhält es sich grundsätzlich anders. Hier wird nicht mehr unterschieden zwischen der Person heute und der Person damals, sondern die eine fließt unterschiedslos in die andere über (vgl. auch Searls, 1979, S. 584 f.). Der Therapeut wird somit nicht mehr als Helfer gesehen, sondern als der Vater, die Mutter oder eine andere Figur im Leben des Patienten, ohne daß eine klare Unterscheidung zwischen Vergangenheit und Gegenwart gemacht werden könnte. Bei diesem Verwischen der Identitäts- und der Zeitgrenzen während der psychotischen Übertragung ist es nicht verwunderlich, daß alle Gefühle, die auf den Therapeuten projiziert werden, auffällig stark sind, da der Patient keinen Unterschied zwischen realem Erleben und dem Übertragungserleben wahrnehmen kann. Daraus ergibt sich ein weiterer Unterschied zwischen der neurotischen und der psychotischen Übertragung: Menschen mit psychotischen Störungen projizieren ihre Aggressionen viel schneller und massiver auf den Therapeuten als Menschen mit neurotischen Störungen. Diese neigen viel eher dazu, ihre Probleme auf die schicksalhafte Vergangenheit zu verschieben, weil ihnen dies weniger angst macht, als sich direkt mit dem Therapeuten auseinandersetzen zu müssen. Die Psychotiker fliehen dagegen die Vergangenheit, da diese sie zu sehr schreckt, und erleben sich deshalb lieber in der Gegenwart als „Täter" denn in der Vergangenheit als Opfer.

Eine Störung, die zwischen Neurose und Psychose liegt, bezeichnet man als **Borderline-Störung** (Rohde-Dachser, 1979). Menschen mit dieser Störung vermitteln zwar den Eindruck, als könnten sie ihren Therapeuten durchaus getrennt von ihren Elternfiguren erleben. Gleichzeitig ist aber spürbar, wie tief ihre Ängste sind und wie schwer es ihnen fällt, mit anderen in Kontakt zu kommen und zu bleiben. Vor allem aber die kalte Wut (Kohut, 1973, S. 24), diese besonders negative Form der Übertragung, und die Schwierigkeiten dieser Patienten, sie als ein Übertragungsphänomen zu verstehen, machen deutlich, daß hier nicht eine neurotische, sondern eine Borderline-Störung vorliegt.

Um ein Beispiel hierfür zu geben: Eine Frau, die in eine meiner Gruppen kam, griff mich scharf an, weil ich einen Schnupfen hatte. Es stellte sich heraus, daß sie deshalb so wütend auf mich war, weil sie befürchtete, ich sei zu schwach, um ihr helfen zu können. Andererseits bekämpfte sie in dieser Schwäche, die sie bei mir vermutete, ihre eigene Schwäche. Sie haßte sich geradezu, wenn sie schwach war. Das war eine Folge der Erlebnisse in ihrer Kindheit, in der es kein Verständnis für zarte, hilflose Anteile gegeben hatte.

Wenn auch nicht so ausgeprägt und nicht in so krasser Form, findet man auch bei Menschen mit neurotischen Problemen eine Ablehnung der eigenen Schwäche. Das Typische der Borderline-Störung drückte sich aber deutlich in der kalten, gnadenlosen Wut aus und in der Unfähigkeit, das eigene Verhalten als Übertragung zu erkennen, obwohl ihr gleichzeitig bewußt war, daß ich ihr Therapeut und nicht eine Figur aus ihrer Kindheit war.

Solches Verhalten läßt im Therapeuten ein Gefühl der Hilflosigkeit und Leere entstehen, das genau den Gefühlen des Patienten entspricht, der sich so sehr nach Kontakt sehnt, aber durch die Enttäuschungen seiner Kindheit keinem Kontakt mehr traut und daher immer wieder aggressive oder problembestimmte Beziehungen eingeht. Diese aggressiv bestimmten Beziehungen erfüllen einen zweifachen Zweck. Einmal ist überhaupt ein Kontakt da, wenn auch ein aggressiver. Und dann verhindert die Aggression, daß zu viel Nähe entsteht, die selber wieder als Bedrohung erlebt wird.

Borderline und Körperarbeit

An dieser Stelle müßte sich eigentlich eine Diskussion über die Unterscheidung von Borderline und Narzißmus anschließen. Da sie aber über den Rahmen dieses Kapitels hinausginge, möchte ich einerseits auf das Kapitel „Psychopathie und Narzißmus" (ab S. 303) verweisen und andererseits hier nur so viel anmerken, daß Menschen mit diesen Problemen von besonders starken Ängsten insbesondere vor Nähe, d.h. Angst vor Enttäuschung gekennzeichnet sind. Sie haben alle gemeinsam, daß sie in ihrer Kindheit entweder einen Mangel an Körperkontakt zu erleiden hatten oder daß die körperliche Nähe enttäuschend oder sogar traumatisierend war. Besonders Borderline-Patienten erhoffen sich meiner Erfahrung nach gerade von der Körpertherapie, das zu bekommen, was sie damals so sehr entbehren mußten. Dies wirft aber mehrere Probleme auf: Erstens ist „normale" Gruppenarbeit (sprich Arbeit an neurotischen Problemen) für sie, ihrer besonders großen Ängste wegen, zu bedrohlich, und dazu beanspruchen sie für sich so viel Zeit, daß der Ablauf der Gruppentherapie schwer beeinträchtigt wird. Zweitens ist die Körpertherapie eine sehr tiefgehende Arbeitsmethode. Es kann deshalb leicht geschehen, daß jemand dabei dekompensiert, d.h. einen psychotischen Schub erleidet. Und dazu ergibt sich als weiteres Problem, daß vielen Körpertherapeuten das diagnostische Rüstzeug fehlt, um eine Borderline-Störung zu erkennen. Und so gibt es immer wieder Patienten, von denen der Therapeut enttäuscht glaubt, sie wollten sich nicht auf die Therapie einlassen. Solche Leute werden nicht selten gar als Psychopathen abgetan (vgl. S. 305). In Wahrheit handelt es sich um Borderline-Patienten, die all ihre Kraft aufzuwenden haben, um nicht in einen psychotischen Schub zu geraten, während sie gleichzeitig verzweifelte Versuche unternehmen, sich therapeutisch „fallenzulassen" bzw. in ihrem Problem verstanden zu werden.

Aus der Beschreibung dieser möglichen Schwierigkeiten ergibt sich die Frage, wie man erkennt, ob eine Übertragung eine psychotische, eine neurotische oder eine der Borderline-Störung ist. Als wichtiger Maßstab hierfür können die Gefühle gelten, die der Therapeut selbst während der Arbeit empfindet, also all jenes, was als Gegenübertragung bezeichnet wird.

Die Gegenübertragung

Was ist nun die **Gegenübertragung**? Als erstes muß ich vorwegschicken, daß sie nicht nur eine Eigenschaft hat, sondern aus mehreren Facetten geformt ist. Ein Aspekt besteht darin, daß der Therapeut die Gefühle miterlebt, die der Patient in einem bestimmten Moment empfindet. Wenn ich z.B. mit jemandem arbeite, der Magenschmerzen hat, so kann es vorkommen, daß ich ein merkwürdiges Gefühl im Bauch empfinde; hat er Angst und kalte Hände, so empfinde ich ebenfalls ein merkwürdiges Unwohlsein, und meine Hände können u.U. kalt werden. (Die Betonung liegt auf „können", weil es keinen zwingenden Grund für die Gegenübertragung gibt.)

Ein anderer Aspekt der Gegenübertragung besteht darin, daß der Therapeut Gefühle bekommt, wie sie die Eltern des Patienten ihrem Kind, also dem Patienten gegenüber, hatten. Hatte ein Patient z.B. eine Mutter, die wenig Interesse, Ablehnung oder Wut ihm gegenüber empfand, so bedingt die Gegenübertragung, daß ich ebendiese Gefühle dem Patienten gegenüber habe. Ich spüre dann ein Desinteresse, eine Ablehnung, einen Ärger, Gefühle, die ich mir zunächst nicht erklären kann, die aber im Gespräch mit dem Patienten und bei der Schilderung seiner Kindheitssituation unmittelbar deutlich werden.

So arbeitete ich mit einer Frau, die mit aller Kraft auf der Behandlungsmatratze um sich schlug und schrie. Zu meinem Erstaunen bemerkte ich, daß mich dieser Gefühlsausdruck überhaupt nicht interessierte. Ich vermutete, daß dieses Gefühl der Gleichgültigkeit durch die Gegenübertragung bestimmt war und mir Auskunft über die Kindheitssituation dieser Frau gab. Da ich noch dazu das Gefühl hatte, daß es sich hier um das Verhalten der Mutter handelte, fragte ich sie, wie ihre Mutter reagiert habe, wenn sie sich ärgerte. Sie antwortete: „Das hat sie überhaupt nicht interessiert. Die ist einfach weggegangen!"

Aus dieser Antwort ergab sich die weitere Frage, die bereits durch meine Gegenübertragung umrissen war, ob sie die Befürchtung habe, auch mir unwichtig zu sein. Kaum hatte ich dies gefragt, weinte sie lange. Ich hatte tatsächlich ihre größte Angst angesprochen: übersehen zu werden und unwichtig zu sein (vgl. auch Heimann, 1964, S. 491).

Ich glaube, daß bereits durch dieses eine Beispiel deutlich wird, welche große Hilfe die Gegenübertragung in der Therapie darstellt, denn sie ermöglicht es dem Therapeuten, sich in andere einzufühlen und zu empfinden, wo sie sind und was sie früher erlebt und erlitten haben.

Gefühle des Therapeuten

Dabei kommt aber ein weiterer Gesichtspunkt der Gegenübertragung ins Blickfeld. Die Prozesse der Gegenübertragung spiegeln nämlich nicht nur die Gefühle wider, die den Patienten betreffen, sondern ebenso die des Therapeuten. Natürlich treffen Empfindungen des Patienten nicht auf ein neutrales Gegenüber, vielmehr hat auch der Therapeut seine eigenen Erlebnisse und Erfahrungen. So erlebt er die Patienten nicht als ein „vakuumverpacktes" Energiepaket mit der Aufschrift „Patientengut!", sondern als eine lebendige Energie, die sich mit seinen eigenen Gefühlen zu verbinden trachtet und dementsprechend viele Emotionen auch beim Therapeuten auslöst.

Zu Recht besteht deshalb die Forderung, daß der Therapeut an seinen eigenen Problemen gearbeitet haben muß, denn er nimmt sonst die Probleme der Patienten als seine eigenen und, was noch schlimmer ist, die eigenen als die der Patienten an (vgl. auch Sandler, 1976, besonders S. 297).

Die Unterscheidung

Wie schwierig diese Unterscheidung zuweilen sein kann, habe ich in einer Gruppensitzung erlebt. Viele Teilnehmer in dieser Gruppe hatten große Minderwertigkeitsgefühle und glaubten, daß das, was sie angehe, für andere vollkommen uninteressant sei. D.h., sie erlebten in der Gruppe die Gefühle ihrer Kindheit wieder, wo sie erfahren hatten, daß ihre Eltern entweder überhaupt nicht oder nur mit mehr oder weniger großem Desinteresse auf ihre Äußerungen reagiert hatten. Da mir nicht klar war, was in mir und in der Gruppe geschah, und die Gruppenteilnehmer noch nicht so weit waren, aktiv mit ihren Gefühlen umzugehen, wußte ich nicht, was ich tun sollte. Ich saß so in der Gruppe, erlebte einen enormen Druck und fragte mich, woher er kommen könnte. Meine Angst, die Gruppe durch meine Gefühle zu beeinflussen, tat ein weiteres, mich zu blockieren. Nach einer Weile war ich in der Lage, die Aspekte dieser Gegenübertragung in mir zu klären. Es war dort ein Teil, der aus der Gruppe kam, und ein anderer, der mit meiner eigenen Biographie zusammenhing. Als mir dies klar wurde, war ich in der Lage, meine Gegenübertragung der Gruppe mitzuteilen. Die Reaktion der Gruppe war bezeichnend: Zuerst kam überhaupt keine Reaktion. Als ich aber wiederholte, daß mein Kopf drückte und ich ganz kalte Hände hätte und ob jemand ähnliches empfände und vielleicht über seine momentanen Gefühle sprechen wollte, begannen einige, über ihre Empfindungen zu sprechen. Es stellte sich heraus, daß viele den gleichen Druck empfanden, es aber nicht gewagt hatten, ihn anzusprechen. Das Gefühl von Ungenügendsein war bei vielen von ihnen mit Peinlichkeit verbunden gewesen. Als ich sie fragte, warum sie die Peinlichkeit nicht angesprochen hatten, kam eine verblüffend einleuchtende Antwort: „Ja, eben der Peinlichkeit wegen!" Schon bald, nachdem ich diese Gefühle angesprochen hatte, veränderte sich die Stimmung in der Gruppe grundlegend. Der Druck schwand spürbar, und viele sprachen darüber, warum sie sich so ungenügend fühlten, welche Situationen in ihrem Leben derartige Empfindungen heraufbeschwörten und welche Kindheitserlebnisse sie damit assoziieren konnten.

Das Ansprechen

Die Tatsache, dies angesprochen zu haben, löste verschiedenes aus. Es befreite sie von ihrem Druck, sie fühlten sich verstanden, und schließlich konnten sie auch noch die Erfahrung machen, daß sie mit ihren Gefühlen nicht allein waren, sondern die meisten in der Gruppe das gleiche empfanden. Diese Erfahrung lehrte mich, stets genau auf meine Gefühle in der Therapie zu achten und sie auch dann mitzuteilen, wenn ich nicht weiß, worum es geht bzw. wenn ich Zweifel habe (vgl. Miller, 1981, S. 323). Ich spreche sie dann so an, daß ich sie als *meine* Gefühle beschreibe, daß ich z.B. sage, was ich in meinem Körper erlebe, und frage, ob jemand ähnlich empfindet und ob er sagen könne, was dies für ihn bedeute. Ich habe erfahren, daß diese Methode für Patienten sehr, sehr wichtig ist, besonders wenn frühe bzw. sehr tiefe Störungen vorliegen.

Geht der Therapeut dagegen seiner Gegenübertragung nicht nach oder flüchtet sich in die Körperarbeit (vgl. S. 67), so geht er nicht nur über diese unbewußte Mitteilung hinweg, sondern vermittelt seinen Patienten – ebenfalls auf einer unbewußten Ebene –, daß er sie nicht versteht und ihre Probleme nicht nachempfinden kann, was häufig zu einer Zunahme der Widerstände führt.

Die Wechselwirkungen von Übertragung und Gegenübertragung

Die verschiedenen Formen der Gegenübertragung möchte ich anhand der sehr deutlichen Graphik in Dieckmanns Buch „Methoden der analytischen Psychologie" (S. 207) beschreiben.

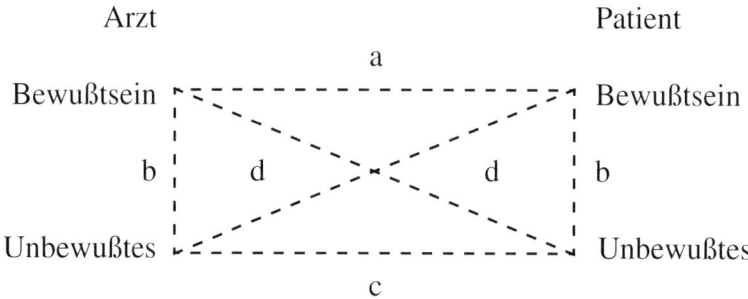

Anhand dieser Graphik ist zu ersehen, auf wie vielen verschiedenen Ebenen Arzt und Patient miteinander kommunizieren können.

Da ist einmal die Kommunikation auf der bewußten Ebene (Linie a des Diagramms). Dann beeinflußt das Bewußtsein des Patienten das Unbewußte des Therapeuten, und dessen Unbewußtes beeinflußt wiederum das Bewußtsein des Patienten (Linie d). Ebenso verhält es sich mit dem Bewußtsein des Therapeuten und dem Unbewußten des Patienten (ebenfalls Linie d). Wiederum kann das Bewußtsein des Therapeuten sein eigenes Unbewußtes beeinflussen, und ebenso verhält es sich beim Patienten (Linien b). Dazu stellen das jeweilige Unbewußte bzw. Bewußtsein die bereits beschriebenen Wechselbeziehungen dar.

So formuliert klingt dies alles etwas steril und auch ein wenig unverständlich. Ist es sicherlich auch, besonders für jemanden, der keine Erfahrungen mit Therapie gemacht hat. Die Realität sieht zum Glück lebendiger und auch einfacher aus, denn wir leben ja nicht in irgendwelchen Schemata, sondern sind vielmehr eingebunden in eine wechselseitige Kommunikation, in der es immer wieder möglich und wichtig ist, die eigenen Gefühle mit denen des Therapiepartners auszutauschen und zu klären. Aus dem Blickwinkel von Übertragung und Gegenübertragung gesehen, sind Mißverständnisse, Unstimmigkeiten oder Unklarheiten nichts Bedrohliches, das unbedingt vermieden werden müßte. Sie stellen vielmehr – sofern der Therapeut richtig damit arbeitet und z.b. angemessen mit seiner Gegenübertragung umgeht – für den Patienten eine Möglichkeit dar zu lernen, wieviel sich durch eine offene und ehrliche Interaktion klären läßt. Damit kann er nicht nur Vertrauen in andere, sondern auch in sich selbst aufbauen.

Ansprüche des Therapeuten

So gibt es nicht so sehr bewußte, sondern eher unbewußte Gründe, warum ein Therapeut mit Angst darauf reagiert, wenn irgend etwas schwieriger und verwickelter verläuft, als er es sich vorgestellt hat. Die Gründe dafür können z.B. in seinem Anspruch sich selbst gegenüber liegen.

Mit dieser Auffassung spricht Freud einen wichtigen Sachverhalt an, berührt er doch damit ein entscheidendes Problem der Übertragung und Gegenübertragung (1912e, S. 381). Im Wesen spricht er außerdem ein narzißtisches Problem an, das sich in der Interaktion von Therapeut und Patient z.B. dann schnell ergeben kann, wenn sich der Therapeut nicht darüber im klaren ist, welche Ansprüche – und warum! – er an sich selbst hat, und außerdem nicht analysiert, welche Ansprüche der Patient seinerseits auf ihn überträgt. Dies kann besonders für den Körpertherapeuten ein Problem darstellen, denn diese Therapiemethode ist noch wenig etabliert, und die Ausbildung ist stark auf die Kreativität des einzelnen ausgerichtet, was viel Freiheit, aber auch viel Unsicherheit nach sich ziehen kann (Kohut, 1973). So kann es leicht geschehen, daß der Therapeut durch seine Leistungen und durch Erfolge versucht, die Unsicherheit zu kompensieren, die er in sich empfindet. Und genau damit kann er in die Schwierigkeiten geraten, die Freud beschreibt.

Übertragung und Gegenübertragung in der Körpertherapie

In der Körpertherapie gibt es zwei Hauptformen der Übertragung. Die eine ist die oben beschriebene analytische, und die andere entsteht prozeßhaft durch die Körperarbeit.

Summarisch lassen sich in der Körpertherapie *sieben verschiedene Formen der Übertragung* zusammenfassen. Wir haben gesehen, daß die Übertragung in der Analyse dadurch bestimmt ist, daß der Patient auf den Therapeuten Gefühle überträgt, die mit diesem nicht unmittelbar etwas zu tun haben, sondern dadurch entstehen, daß Gefühle aus der Vergangenheit auf ihn übertragen werden. Dadurch ist der Therapeut der Bestimmungspunkt der Gefühle des Patienten.

In der Körpertherapie gibt es dies natürlich auch, dazu aber ebenfalls Methoden, wodurch diese Gefühle nicht auf die Person des Therapeuten, sondern auf Hilfsmittel übertragen werden, *bei Wut z.B. auf eine Matratze.* D.h., der Patient sagt nicht mehr dem Therapeuten, was er empfindet, sondern er spricht seine Gefühle aus, während er gleichzeitig auf die Matte schlägt.

Es gibt nun viele verschiedene Formen dieses Schlagens. Einerseits kann der Patient einfach auf die Matte schlagen und gar nichts sagen. Dann kann er schlagen und dabei laut atmen. Dies ist für viele bereits ein großer Schritt, da es in unserer Gesellschaft offensichtlich sehr verpönt ist, laut zu atmen, weil dies mit Hingabe bzw. Sexualität assoziiert wird.

Wenn der Patient nun schlägt und dabei immer wieder sagt: „Ich habe Wut", bedeutet dies ebenfalls einen großen Schritt. Viele Menschen können zwar rein mechanisch auf die Matte schlagen, so als würden sie Holz hacken; sagen sie dazu aber, daß sie Wut haben, so bekommt ihr Handeln eine vollkommen neue Bedeutung. D.h., sie müssen sich entscheiden, ob sie wirklich Wut ausdrücken oder es nur bei einer reinen körperlichen Betätigung belassen wollen.

Ein vierter Schritt besteht darin, daß der Patient nicht nur sagt: „Ich habe Wut", sondern z.B.: „Ich habe Wut auf meine Mutter."

Ein fünfter ist, daß er diejenigen, auf die er Wut hat, *direkt* anredet, also z.B. sagt: „Ich habe Wut auf dich, Mammi!"

Der sechste wäre, daß er auf die Matte schlägt, dabei aber Blickkontakt mit dem Therapeuten aufnimmt. Dies fällt vielen Patienten schwer, da sie sich nun mit einem realen Gegenüber auseinandersetzen müssen und sich nicht in ihre Vorstellungswelt flüchten können, bei der sie nicht Gefahr laufen, daß sie *direkt* auf ihr Handeln reagiert.

Der siebente Schritt ist nun der schwierigste, denn er bringt den Patienten ins Hier und Jetzt. Er schlägt zwar ebenfalls auf die Matte, es geht aber nun nicht mehr um eine Figur aus seiner Kindheit, sondern um mich, den Therapeuten, da er nun mir seine Wut ausdrückt, etwa mit den Worten: „Ich habe Wut auf dich, Stephan!"

Dies ist für den Patienten die bedrohlichste Form der Wutäußerung, denn er muß befürchten, daß ich in einer Form reagiere, die ihn bedroht oder gar verletzt.

(Das gleiche gilt für zärtliche Gefühle. Es fällt den meisten Patienten viel leichter, der – abwesenden – Mutter die Wünsche nach Nähe und Zuwendung entgegenzubringen als dem Therapeuten, der direkt reagieren kann. – Wobei die Erfüllung des eigenen Wunsches mindestens ebenso gefürchtet wird wie dessen Ablehnung.)

Anhand dieses Beispiels der Wutarbeit wird deutlich, daß die analytische Körpertherapie verglichen mit der Analyse eine ganze Bandbreite an zusätzlichen Möglichkeiten hat, um Gefühlen Ausdruck zu geben. Dies macht meiner Meinung nach auch ihre Intensität und Tiefe aus.

Auf der anderen Seite kann dieses Mehr an Möglichkeiten auch zu einer Falle werden, wenn nämlich nicht klar analysiert und damit deutlich wird, wo der Patient im Moment psychisch steht, und wenn der Therapeut nicht deutlich weiß, *warum* er eine bestimmte Körperübung für den Patienten auswählt – z.B. das Schlagen auf die Matte und nicht etwa das Stampfen auf den Boden.

Eine wichtige Richtschnur für eine sorgfältige Entscheidung ist hier die Gegenübertragung, denn über sie erfährt der Therapeut, was der Patient erlebt und welche Gefühle zum Ausdruck kommen sollten.

Die Gegenübertragung in der Körpertherapie besteht genauso wie die Übertragung auf verschiedenen Ebenen. Einerseits nutzt sie das analytische Wissen über die Gegenübertragung. Auf der anderen Seite gibt es typische Gegenübertragungen, die nur in der Körpertherapie vorkommen können, da sie dieser Methode entsprechen und entstammen.

Gefühl des Nichtgenügens

Eines dieser Übertragungsphänomene kommt zwar auch in anderen Therapieformen vor, scheint mir aber typisch für die Körpertherapie zu sein. Es ist das Gefühl des *Nichtgenügens*, das ich bereits im Zusammenhang mit der Gruppensitzung beschrieben habe.

Dieses Gefühl des Nichtgenügens, des „Nicht-gut-genug-Seins", kommt meiner Ansicht nach daher, daß in der Körpertherapie der einzelne aus der Gruppe herausgehoben wird, alles Interesse auf ihn gerichtet ist oder daß sein Körper Medium für die Therapie wird, wodurch Ängste und Insuffizienzgefühle verständlicherweise aktualisiert werden.

Vor der Gruppe zu arbeiten bedeutet, daß sich Patient und Therapeut in die Mitte der Gruppe begeben und von allen beobachtet einen Weg suchen, die Gefühle des Patienten mittels des Körpers bzw. über ihn auszudrücken.

Dieses Arbeiten vor der Gruppe hat einmal den Vorteil, daß der arbeitende Patient die Energie und Unterstützung der ganzen oder eines großen Teils der Gruppe bekommt. Das ermöglicht eine besondere Tiefe des Arbeitens, die in Einzelstunden z.B. häufig nicht erreicht werden kann.

Auf der anderen Seite sieht sich der Patient einem immensen Druck ausgesetzt, nun etwas leisten zu müssen, damit „die Gruppe nicht umsonst wartet". An dieser Stelle ist es wesentlich, daß dieses

Anspannungsgefühl formuliert und gedeutet wird, da sonst diese unterdrückten bzw. unbewußten Gefühle den Verlauf der Arbeit behindern.

So arbeitete ich z.B. mit einem Mann vor der Gruppe, der sich sehr anstrengte, doch ich bekam mehr und mehr das Gefühl, nicht gut genug zu sein. Ich spürte deutlich, daß dies meine Gegenübertragung in der Situation darstellte und daß dieses Gefühl der Insuffizienz sein Hauptproblem widerspiegelte. So fragte ich ihn, ob er sich ungenügend fühle. Durch diese Frage wurden ganz tiefe Gefühle bei ihm frei, denn es wurde ihm bewußt, daß deshalb sein ganzes Leben von Leistung bestimmt war, weil er ohne sie niemals die Liebe seiner Eltern hatte bekommen können. Wäre sein Gefühl der Insuffizienz in der Therapie nicht thematisiert worden, so hätte er auch im Verhältnis zum Therapeuten immer etwas geleistet, um anerkannt zu werden. Er wäre damit ein „braver" Patient geworden, seine Einstellung zu sich und seiner Umwelt hätte sich aber nicht verändert.

„Ungutes Gefühl"

Es gibt nun noch eine weitere Form der Gegenübertragung, die für die Körpertherapie typisch ist. Wenn jemand seine Gefühle mit dem Körper ausdrückt, kommt es immer wieder vor, daß sein Ausdruck irgendwie „nicht stimmt". Das heißt, daß sowohl der Therapeut als auch andere „ein ungutes Gefühl" bekommen, das sich in Form von Anspannung, Unwohlsein und ähnlichem mehr ausdrückt. Dazu enden diese Arbeiten oft auch nicht so, daß ein „rundes Gefühl" entsteht. Viele Körpertherapeuten unterbrechen in einem solchen Moment die Sitzung, um dem Patienten zu verdeutlichen, daß er gerade dabei ist, Vermeidungsstrategien zu entwickeln. Der Patient versucht hierauf sein Verhalten so zu verändern, wie es seiner Meinung nach den Vorstellungen des Therapeuten entspricht. Dabei gerät er besonders bei einer Arbeit vor einer Gruppe unter Druck, denn er fürchtet natürlich, nochmals unterbrochen zu werden oder daß der Therapeut ihm am Ende der Arbeit sagt, er habe nichts anderes getan, als zu vermeiden.

Ganz abgesehen davon, daß hier der Therapeut sehr manipulativ handelt, wird dieser Mensch offenbar zu Unrecht unter Druck gesetzt, denn das Problem besteht – wie meistens – *nicht im Unvermögen des Patienten, sondern im Nichtverstehen des Therapeuten.* Dieser ist sich nämlich nicht bewußt, daß er in der Gegenübertragung agiert, d.h. so handelt, als wäre er eine Elternfigur seines Patienten. Das Problem besteht deshalb darin, daß dieser Patient und viele, denen es ähnlich geht, sich in ihrer Kindheit nie so haben verhalten dürfen, wie es ihren Gefühlen entsprochen hätte. Sie mußten vielmehr all ihre Sensibilität darauf ausrichten, herauszufinden, *was ihre Eltern von ihnen erwarteten.* So konnten sie kein klares Gefühl dafür entwickeln, was *ihre* Gefühle und was die Gefühle anderer waren, da sie die Gefühle der anderen gleichsam wie ein fremdes Kleid anzogen, um psychisch überleben zu können. Sie haben somit in ihrer Kindheit Antennen entwickeln müssen, um herauszufinden, was anderen gefällt (vgl. Winnicott, 1965). Dieses Verhalten wird ihnen natürlich dann zum Dilemma, wenn jemand sie danach fragt, was *sie* empfinden, was *ihr* Gefühl ist. Hier wissen sie keine Antwort und kommen z.T. in große Ängste, denn in ihrer Kindheit bedeutete Selbstverwirklichung, abgelehnt zu werden. Unterbricht der Therapeut diese Menschen in ihrem Ausdruck, ohne diesen frühen Sachverhalt einfühlsam zu verdeutlichen, so tut er nichts anderes, als ihnen zu vermitteln, daß hier wieder jemand ist, der sie nicht versteht und nach dem sie sich zudem richten müssen, um wenigstens ein Minimum an Zuwendung zu bekommen.

Nur die einfühlsame Deutung dieses Verhaltens und des damit verbundenen Dilemmas verhindert das erneute Verletzen dieser Patienten und ebnet damit den Weg für eine Veränderung ihres Verhaltens.

Lösung durch Einfühlen

Ich habe es immer wieder erlebt, daß diese Menschen sich dann verstanden fühlen, wenn der Therapeut z.B. sagt, er habe gespürt, wie schwierig es für sie sei, ihre Gefühle auszudrücken, und wie verletzbar sie seien. Kann er sich wirklich in sie einfühlen, so werden sie dies als eine hilfreiche Stütze erleben. Sie werden dadurch wahrscheinlich in Kontakt mit tiefen Gefühlen und Erinnerungen kommen, die ihnen bis dahin unbewußt waren. Durch das teilnehmende Verstehen des Therapeuten wächst ihre Sicherheit in der Gruppe, und sie können es wagen, neue Wege zu gehen, d.i. sie können sich mehr und mehr erlauben zu spüren, was *sie* empfinden, und müssen sich immer weniger den Gefühlen anderer anpassen.

Es erhebt sich hier die Frage, warum Therapeuten auf diese Ausdrucksschwierigkeiten ihrer Patienten mit Ablehnung reagieren. Wie bei den meisten negativen Gefühlen des Therapeuten seinen Patienten gegenüber hat es damit zu tun, daß er durch diese an eigene, unbewältigte Schwierigkeiten stößt. Eine altbekannte Form der Abwehr besteht nun darin, den abzulehnen, der uns auf etwas aufmerksam macht, anstatt den eigenen Fehler zu betrachten. In diesem besonderen Fall hat die Ablehnung auch damit zu tun, daß der Therapeut durch den Patienten auf die eigene Sprachlosigkeit gestoßen wird. Sich nicht ausdrücken zu können ist mit großen Ängsten verbunden, denn es macht uns hilflos und damit abhängig von anderen.

Wahrnehmen über den Körper

Es gibt nun noch eine weitere typische Gegenübertragungssituation in der Körpertherapie. Es geht hier darum, daß der Therapeut, ohne den Körper des Patienten entkleidet zu sehen (vgl. Kap. „Das Ausziehen" ab S. 129), anhand der Gefühle, die er in seinem eigenen Körper spürt, wahrnimmt, wo der Patient muskuläre Verspannungen aufweist. Wie ich bereits erwähnte, symbolisieren Verspannungen in der Körpertherapie die Panzerung von Gefühlen. Mit anderen Worten: Wo Verspannungen sind, da werden auch Gefühle unterdrückt, die durch das Lockern dieser Verspannungen bewußt werden.

Spüre ich z.B. im Gespräch mit einem Patienten eine Verspannung im Nacken, so frage ich mich, ob der Patient einen verspannten Nacken hat, und gehe der Frage nach, ob er vielleicht viel Wut schluckt bzw. stets um sein Überleben kämpfen muß nach dem

Motto „Kopf hoch und durchhalten!", aber sich dessen entweder gar nicht oder nur zum Teil bewußt ist, bzw. ob er womöglich gar nicht wahrnimmt, daß er einen verspannten Nacken hat.

Spüre ich u.U., daß sein Becken durch einen Muskelpanzer blockiert ist, so erwäge ich, ob er möglicherweise Schwierigkeiten mit seiner Sexualität hat, und ich werde dies ansprechen, wenn es die Situation zuläßt. Denn das Nachspüren in der Gegenübertragung bedingt auch, daß ich ertaste, welche Gefühle bzw. Probleme ich *wann* und *wie* ansprechen kann bzw. was sinnvollerweise noch hintangestellt werden sollte.

Diese Form der Gegenübertragung versetzt mich so in die Lage, sowohl auf das zu reagieren, was ich durch den Körper eines Patienten erfahre, als auch auf das, was ich psychisch vermittelt bekomme.

Damit habe ich zwei zuverlässige Wegweiser für meine Arbeit: einen psychischen und einen über den Körper. Sie geben mir die Möglichkeit, mich zum Teil sehr sicher in die Psyche von Patienten einfühlen zu können. Dies hat den offensichtlichen Vorteil, daß ich Gefühle und Verhaltensweisen nachempfinden kann, die manchmal für den Patienten sehr schwer auszudrücken sind.

Zum Schluß dieses Kapitels möchte ich noch die Gegenübertragungen beschreiben, die mich selbst am meisten beschäftigt haben und die mir heute am wichtigsten und am hilfreichsten sind.

Das Ermüden

Die erste davon ist das Ermüden. Dies stellte für mich ein großes Problem dar. Ich spürte manchmal, wie ich todmüde wurde, wie meine Kraft nachließ und ich mir überhaupt nicht erklären konnte, was geschehen war. Dabei war interessant, daß ich bei einem Patienten erschöpft und beim nächsten hellwach sein konnte. Dieser Umstand brachte mich auf die richtige Fährte. Ich stellte fest, daß ich immer dann ermüdete, wenn jemand etwas sagte oder tat, dabei aber mit seinen intensivsten Gefühlen ganz woanders war (vgl. als Variante dazu Kohut, 1976, S. 310 f.).

Wenn ich diese Situation heute erlebe, so sehe ich mir gewöhnlich die Atmung des Patienten genau an. Häufig stelle ich dabei fest, daß er nicht richtig atmet. Ich teile ihm dann meine Beobachtung und die Vermutung mit, daß er mit Hilfe der stockenden Atmung seine Gefühle blockiert.

Damit verändert sich fast immer die Situation, denn der Patient kommt häufig durch die Atmung mit den unterdrückten Gefühlen in Berührung. Ebenso hilfreich ist es z.B. in einer Gruppensitzung, wenn ich die Teilnehmer frage, ob es ihnen ebenso wie mir geht. Häufig erleben viele ähnliches – manche schlafen sogar ein! Ich frage dann direkt, ob der Patient etwas unterdrückt, wegläßt, ihm etwas peinlich ist und ähnliches mehr. Dabei ist mir wichtig, daß niemand etwas sagen muß, was er lieber verschweigen möchte. Entscheidend ist für mich nur, daß klar wird, *daß* er nicht alles sagen möchte.

Ein Beispiel dafür ist die Arbeit mit Michael. Er erzählte einen Traum. Bereits während des Erzählens wurde ich müde. Als ich mich dann um die Deutung bemühte, wurde meine Müdigkeit immer stärker. Ähnlich ging es den Gruppenteilnehmern. Ich fragte ihn deshalb, ob er alles erzählt habe. Er meinte, zu dem Traum gehöre noch ein Teil, der mich betreffe. Er war bereit, ihn zu erzählen, und die Stimmung klärte sich.

„Sich ungenügend fühlen"

Die zweite Gegenübertragung ist das „Sich-ungenügend-Fühlen". Ich sprach bereits weiter vorne davon. Da ich dieses Gefühl aber für sehr wichtig halte, greife ich es hier noch einmal auf. Ich habe festgestellt, daß es nicht nur dadurch entsteht, daß der Patient, mit dem ich gerade z.B. eine Einzelarbeit mache, sich ungenügend fühlt, sondern daß diese Gefühle auch von der Gruppe ausgehen können.

So arbeitete ich einmal mit jemandem vor der Gruppe, wobei ich spürte, wie diese Gegenübertragung der Insuffizienz immer stärker wurde. Ich ging dem nach, und es stellte sich heraus, daß viele in der Gruppe sehr beeindruckt waren von der Fähigkeit, mit der dieser

Patient seine Gefühle ausdrücken konnte. Sie verglichen sich selbst mit ihm und fühlten sich vergleichsweise ungenügend. Nachdem dies angesprochen war, konnte ich nach der Einzelarbeit intensiver an diesen Gefühlen arbeiten, was viel Wichtiges erbrachte.

Heiß werden

Die dritte Form der Gegenübertragung findet statt, wenn mir plötzlich, während jemand redet, heiß wird. Ich hielt dies zunächst für ein noch nicht genügend aufgearbeitetes Problem meinerseits. Diese Annahme hielt mich davon ab, zu sehen, daß auch tatsächlich etwas recht Bedrohliches auf mich zugekommen war.

Mir fiel nämlich mit der Zeit auf, daß es mir immer dann heiß wurde, wenn mir ein Patient einerseits etwas ganz freundlich und ruhig sagte, unter dem Gesagten aber eine blanke Drohung oder kalte Wut mitklang, die eben nur zu spüren, aber nicht an dem Gesagten festzumachen war.

Da ich dies früher nicht ansprach, weil ich meinte, es sei mein Problem und gehöre nicht hierher, sondern müsse meiner eigenen Therapie vorbehalten sein, klärte ich die darunterliegenden Gefühle nicht auf und erzeugte deshalb in Gruppen viel Angst. Denn wie sich später herausstellte, spürten die anderen Gruppenteilnehmer ebenfalls das „versteckte Messer". Da ich es aber nicht ansprach, befürchteten sie, daß ich auch dann nicht reagieren würde, wenn jemand mit ihnen so doppeldeutig und verletzend umgehen würde, wie mit mir umgegangen wurde. Dies steigerte die Ängste und lähmte einige zum Teil sehr.

Nachdem ich auf die Bedeutung dieser Gegenübertragung gestoßen war und diese ansprach, konnten viele Gruppenteilnehmer ihre Ängste mitteilen, und auch der Patient, der dies verursacht hatte, konnte sich bewußtmachen, daß er unbewußt eine Doppelbotschaft „abgesandt" hatte, die die anderen im Gegensatz zu ihm deutlich wahrnahmen.

DIE WIDERSTANDSANALYSE

Im vorherigen Kapitel kam ich mehrmals auf den Widerstand zu sprechen, ohne den Begriff und seinen Inhalt näher zu erklären. Dies möchte ich nun nachholen.

Der Widerstand ist nicht allein das, was „die Fortsetzung der Arbeit stört" (Freud, 1900, S. 521), sondern ebenso die Vermeidung eines schmerzlichen Affektes. Denn der Patient widersetzt sich deshalb der therapeutischen Arbeit, weil er – häufig zu Recht – befürchtet, daß die Aufdeckung einer ins Unbewußte verdrängten Erinnerung nochmals ähnliche Schmerzen verursachen könnte, wie er sie erlebte, als ihm das Trauma widerfuhr. Somit ist der Widerstand der Versuch der Aufrechterhaltung des Status quo nach dem Motto: „Vieles stört mich, das würde ich gerne weghaben, aber ändern, ändern möchte ich mich nicht, denn ich möchte nicht noch einmal durch die damaligen Schmerzen gehen müssen." Kein Wunder also, daß der Widerstand „die Behandlung auf jedem Schritt" begleitet.

Was zeigt sich nun in der Therapie als Widerstand? *Alles kann Widerstand sein, sofern es für etwas anderes verwendet wird.* Z.B. die Aggression, die *anstatt* sexueller Gefühle gezeigt wird, oder die Liebe *anstatt* Haß oder die Offenheit *anstatt* der Skepsis oder das Vertrauen *anstatt* der Ablehnung. Somit gibt es „keine Aktivität, die sich nicht zum Zweck des Widerstands mißbrauchen ließe" (Greenson, 1967, S. 72).

Der einzige *Maßstab*, der dem Therapeuten zur Verfügung steht, um zu entscheiden, ob ein Gefühl für ein anderes steht, ist seine Gegenübertragung und sein Vertrauen in *seine eigenen* Gefühle (vgl. S. 27 ff.). Spürt er, daß mit den Empfindungen, die der Patient zeigt, noch etwas anderes mitschwingt, daß er z.B. trotz der klaren Äußerungen des Patienten ein unklares Gefühl bekommt, dann sollte sich seine Aufmerksamkeit auf einen möglichen Widerstand richten.

Formen von Widerständen

Wie gesagt, kann alles zum Widerstand werden. Es gibt aber bestimmte Formen von Widerständen, die besonders häufig vorkommen. Z.B. wenn der Patient *schweigt* oder *Belangloses redet* oder *mit bedrückter Stimme* meint, alles sei in Ordnung. Oder wenn er *ohne jeglichen Affekt* erzählt. Das heißt, daß der Therapeut zwar Worte hört, die Aussage aber leer bleibt. Er sollte auch dann das Wirken eines Widerstandes annehmen, wenn er während des Erzählens eines Patienten mit seinen eigenen *Gedanken ganz woanders* ist. Dies ist ein typischer Fall einer Gegenübertragungsreaktion auf einen Widerstand, da der Patient selbst mit seinen intensiven Gefühlen, eben jenen, die er nicht äußert, woanders ist. Wenn ich mich während einer Therapiesitzung in Gedanken wiederfinde, die zunächst abwegig scheinen, dann sehe ich mir diese Gedanken genau an, denn häufig haben sie eine enge Beziehung zu den Gefühlen, die der Patient nicht mitteilen möchte (vgl. Dieckmann, 1979, S. 210). So erzählte etwa eine Frau während eines Workshops lang und breit, was sie erlebt hatte. Ich bemerkte auf einmal, daß ich an eine frühere Prüfungssituation dachte. Als ich sie fragte, welches Gefühl sie im Moment habe, stellte sich klar die Übereinstimmung meiner Gedanken, also meiner Gegenübertragung, mit ihrem Widerstand heraus. Sie erlebte sich nämlich in der Gruppe wie in einer Prüfungssituation und hatte Angst, daß das, was sie sagte, nicht gut genug sei bzw. sie befürchtete, abgelehnt oder ausgelacht zu werden.

Ein weiterer Widerstand, der mir häufig begegnet, ist die *Fixierung in der Zeit*. Wenn mir beispielsweise jemand immer die entsprechende Kindheitsgeschichte zu seinen jetzigen Erlebnissen mitteilt, nach dem Muster: „Ich kann das nicht, weil mir mein Vater bzw. meine Mutter dies oder das angetan haben!", so stellt dies deshalb einen Widerstand dar, weil der Patient nicht sein jetziges Tun und dessen Bedeutung ansehen möchte, sondern das Wissen um psychologische Zusammenhänge verwendet, um das momentane Verhalten nicht allein zu erklären, sondern auch zu entschuldigen und dadurch nichts verändern zu müssen.

Gleichermaßen liegt ein Widerstand vor, wenn Menschen sich in der Therapiesituation *stets nur auf die Gegenwart beziehen.* In diesem Zusammenhang gesehen, ist der Leitsatz mancher moderner Therapie: „Wir kümmern uns nicht um die Vergangenheit, wir leben im Hier und Jetzt" als ein Widerstand anzusehen.

So zog es eine Frau vor, sich ständig über ihre Kinder zu ärgern, anstatt sich ihre Rolle in *ihrer* Kindheit anzusehen. Wie sich herausstellte, ängstigte sie das derart, daß sie ihre damaligen Erlebnisse nicht erinnern bzw. sie nicht nochmals erleben wollte.

Das Gegenstück zur Fixierung ist das *Springen zwischen verschiedenen Zeiträumen bzw. Verhaltensweisen.* Es gibt Menschen, die ganz ernsthaft und erwachsen über einen Sachverhalt reden. Kommen sie aber zu einem Punkt, an dem sie etwas einsehen und somit ihr Verhalten ändern müßten, werden sie ganz klein, völlig hilflos oder albern. Gehe ich nun auf diese „frühen" Gefühle ein, so springen sie alsbald auch von diesen weg und werden schnell wieder „erwachsen", um ebenso schnell auch diese Rolle wieder aufzugeben. Wird solches Verhalten nicht gedeutet, so führt dies zu einem unendlichen Spiel wechselnder Figuren und Haltungen, wobei Therapeut und Patient sich wie Katz und Maus verhalten. E. Berne (1964) beschreibt diese Spiele, in denen sich Therapeut und Patient auf den verschiedenen Ebenen von Erwachsen-Ich bzw. Kind-Ich begegnen – und vermeiden – sehr anschaulich in seinem Buch „Games People Play". Der Zweck dieser Spiele besteht im Versuch, den Widerstand zu erhalten, d.h. dem Therapeuten die Möglichkeit zu nehmen, den Widerstand direkt angehen und damit das Verhalten des Patienten ändern zu können.

Eine Frau sprach in ihren Sitzungen gerne mit mir über alles nur Erdenkliche, nur nicht über ihre Probleme und Gefühle. Durch meine Gegenübertragung bekam ich den Eindruck, vorsichtig mit ihr umgehen zu müssen, denn sie schien ein sehr labiles Selbstwertgefühl zu haben. Hätte ich zu früh meinen Eindruck ausgesprochen, daß sie ihre wahren Gefühle zu vermeiden schien, dann hätte sie dies wohl tief getroffen, und sie hätte es als Mangel an Einfühlung empfunden und noch mehr Widerstand aufgebaut. So wartete ich eine Weile ab und versuchte, einen Kontakt zu ihr aufzubauen, indem ich ihre Gefühle mit Sätzen wie „Das hat dich verletzt", „Da hast du dich allein gefühlt" spiegelte. Als sie nach einer Weile immer noch im höflichsten und freundlichsten Ton mit mir sprach, meinte ich: „Ich habe das Gefühl, daß mit dem, was du sagst, noch etwas anderes mitschwingt. Kann das sein?" Sie reagierte empört: Wie konnte ich nur, sie habe von vornherein vermutet, daß ich sie nur durchschauen und nicht verstehen wollte usw. Sie redete sich dabei derart in Rage, daß sie einen regelrechten Wutausbruch bekam. Dies verblüffte sie so, daß sie über sich selber lachen mußte. Damit war das Eis gebrochen, und sie erkannte selbst ihr vorheriges Verhalten als Widerstand. (Es gibt hier noch eine tiefere Dimension, siehe S. 313 ff.)

Kopfschmerzen, Schwindel, Wärme, Kälte

Dies leitet über zu einer weiteren Form von Widerstand, dem *Vermeiden unangenehmer Themen.* Die oben genannte Patientin hatte offensichtlich mit ihrer Freundlichkeit versucht, ihre Wut zu vermeiden. Ein typischer körperlicher Hinweis darauf sind Kopfschmerzen, denn das ständige Zurückhalten negativer Gefühle bewirkt auf die Dauer ein Ansteigen der Anspannung von Hals- und Schädelbasismuskulatur, was bei vielen Kopfschmerzen auslöst. Manch einen, der mit Körpertherapie nicht vertraut ist, mag dieser Zusammenhang erstaunen. Aus Erfahrung weiß ich aber, daß die Lockerung dieser Muskulatur in fast allen Fällen ein Schwinden der Kopfschmerzen bewirkt, und zwar ohne Pillen oder sonstige Mittel.

Und ich habe noch nie mit jemandem gearbeitet, der Kopfschmerzen hatte, ohne daß diese Schmerzen als Widerstand für etwas anderes gestanden hätten. Sei es für Wut oder für den – verbotenen – Wunsch nach Nähe oder dafür, daß etwas Unausgesprochenes im Kopf „herumspukte". Denn kaum wurde die Wut geäußert, das Bedürfnis nach Nähe formuliert oder der verbotene Gedanke ausgesprochen, vergingen die Kopfschmerzen.

Ähnlich verhält es sich mit Schwindelgefühlen. Mit ihnen wird häufig im Widerstand „geschwindelt", d.h. es wird nicht das gesagt, was auf der Zunge liegt, oder aber es werden beispielsweise beängstigende Gefühle unterdrückt. Ähnlich verhält es sich mit Kälte:

Auch sie entsteht, weil Gefühle zurückgehalten werden. Wärme dagegen hat in den meisten Fällen damit zu tun, daß etwas Unangenehmes, Verbotenes gedacht, gesagt oder getan wird.

Allgemeinheiten

Diese Gedanken führen uns zu noch weiteren Formen von Widerständen, die in der Therapie tagtäglich zu beobachten sind und die nicht ernst genug genommen werden können. Denn übergehen wir einen Widerstand, übergehen wir damit etwas, was uns das Unbewußte dieses Menschen mitteilen möchte. So achte ich immer darauf, ob jemand in Allgemeinheiten redet, wie „man", „alle", „du", anstatt in der Ich-Form zu sprechen. So redete eine Frau in einem Workshop ganz allgemein über Beziehungen: „Im allgemeinen sind Beziehungen ...", „Wenn man eine Beziehung hat ...", „Eine Beziehung bedeutet für einen ..." Sie drückte sich so allgemein aus, daß es mir unmöglich war zu verstehen, was sie sagen wollte. Ich spürte aber gleichzeitig hinter diesen allgemeinen Sätzen viel Gefühl, das sie offensichtlich nicht zeigen durfte.

Ich fragte sie, ob sie etwas auf der Körperebene spüren wolle. Sie bejahte. So bat ich sie, sich in die Mitte der Gruppe zu stellen, und stellte mich fünf, sechs Schritte von ihr weg. Ich fragte sie, ob ihr die Entfernung angenehm sei. Sie sah mich groß an und meinte dann flüchtig: „Ja, ja." Ich kam einen Schritt näher und fragte sie wieder, ob ihr die Entfernung angenehm sei. Sie meinte wieder: „Ja, ja." Noch ein Schritt, diesmal sagte sie: „Nein." Ich ging noch einen Schritt weiter, sie wandte nichts dagegen ein. Ich spürte nun, daß sie irgendwie abgehoben war. Sie ließ alles mit sich geschehen. Ich konnte bis auf eine Handbreit auf sie zukommen, und trotzdem unternahm sie nichts. Als ich sie am Ende auch noch berührte, ging sie kurz in Kampfstellung, was auf mich aber mehr den Eindruck eines Aufwachens als einer Bereitschaft zu kämpfen machte.

Ich fragte sie, ob ich hier aufhören könne, was sie ebenfalls bejahte. Ich äußerte, daß ich verblüfft sei, wieviel sie sich gefallen lasse. Dies verwunderte wiederum sie, denn offensichtlich kannte sie es nicht anders. Ich sagte ihr, daß ich sie irgendwie abgehoben erlebte, worauf sie antwortete, ja, ja, das mache sie so – das war alles. Als ich ihr dann meine Gegenübertragung mit den Worten beschrieb: „Aber wenn man so wenig seine Grenzen aufstellt, wird man häufig übergangen und verletzt", brach sie in Tränen aus. Die weitere Arbeit ergab, daß sie zu Hause niemals hatte sagen dürfen, was sie wollte, und daß ich der erste (!) Mensch war, der sie nach ihren Bedürfnissen gefragt hatte. Kein Wunder, daß sie sich in Widerstände flüchtete und nur ganz allgemein über Gefühle sprach! Hätte sie sich nämlich konkreter ausgedrückt, so wäre sie enger mit ihren Gefühlen verbunden und damit verletzbarer gewesen – aber genau für dieses Mehr an Gefühlen und Intensität gab es in ihrer Familie keinen Raum.

Starrheiten und Langeweile

Eine derartige Kindheit kann einen Menschen leicht zum Schweigen bringen oder dazu, daß er nur mehr in der Lage ist, in Allgemeinplätzen zu reden.

Aus solchen und ähnlichen Erlebnissen leiten sich weitere Arten von Widerständen ab, wie Starrheiten, z.B. daß Menschen immer das gleiche tun: immer andere übergehen, immer zu spät kommen, immer die gleiche Stimmlage beim Sprechen haben oder sich bei bestimmten Gedanken immer die Brille oder die Augen putzen. Auch hier wäre es schade und für die Therapie schädlich, über dieses Verhalten einfach hinwegzugehen, weil uns mit ihm der Körper etwas mitteilt, was verstanden sein will.

Geht der Therapeut auf dieses Verhalten, d.h. auf diese Widerstände nicht ein, so fördert der eine Widerstand unter Umständen einen weiteren: Die Patienten langweilen sich. Und, wie ich meine, mit gutem Grund. Denn sie sind gekommen – mögen die Widerstände noch so groß sein –, um durch die Therapie etwas über sich zu erfahren, was sie bis dahin nicht gewußt oder vergessen haben. Versteht der Therapeut diese verborgene Sprache nicht, so fühlen sie sich zwangsläufig enttäuscht, denn sie hatten sich mehr versprochen und müssen nun feststellen, daß sie nicht das erhoffte Verständnis finden.

Dies soll erläutern, daß der Widerstand, der sich in Langeweile äußert, zweischichtig sein kann: Einmal wird hier ein Gefühl vom Patienten verborgen, und auf der anderen Seite hat der Therapeut etwas Wichtiges nicht verstanden. Womit ein neues Gesicht des Widerstandes auftaucht: Er kann sowohl zum Unbewußten des Patienten als auch zum Unbewußten des Therapeuten führen, denn es stellt sich für den Therapeuten die Frage, *warum* er dies oder jenes übersehen hat, was er hier nicht sehen möchte und was dies mit seiner eigenen Vergangenheit zu tun hat.

Erst wenn er sein eigenes Geheimnis gelüftet, seinen eigenen Widerstand in dieser Interaktion erkannt hat, kann der Therapeut dem Patienten die Hilfe geben, die er benötigt (vgl. auch Dieckmann, 1979).

Geheimnisse

Dies leitet zu einem weiteren Widerstand über: dem Geheimnis. Meiner Meinung nach haben Geheimnisse in der Therapie zwei Aspekte. Einmal finde ich, daß ein Mensch ein Recht auf seine Geheimnisse hat. Auf der anderen Seite weiß ich, daß eine Therapie nicht fortschreiten kann, wenn Geheimnisse nicht gelüftet werden. Meine Lösung ist, daß ich den Patienten ihre Geheimnisse zugestehe, gleichzeitig aber darauf achte, daß sie nicht als geheimes Verlies für alle unangenehmen Gefühle dienen. In den meisten Fällen sprechen die Patienten früher oder später von allein über das, was sie bis dahin für sich behalten wollten. Ihr Ich ist so stark geworden, daß sie offen mit den Dingen umgehen können, die sie bis dahin im Verborgenen halten mußten.

Stockt aber die Therapie und spüre ich, daß hinter dem Stocken ein Geheimnis steckt (vgl. z.B. Michaels Traum, S. 40), so spreche ich das an und sage etwa: „Ich habe das Gefühl, daß hier irgendwo ein Geheimnis steckt. Könnte das sein?" Wenn mir mit „Ja" geantwortet wird, so frage ich, ob der Patient davon erzählen möchte. Möchte er nicht, so frage ich ihn, was er befürchtet. Häufig bekommt die Therapie dadurch eine so starke Dynamik, daß das Geheimnis eine nebensächliche Bedeutung erhält.

Denn die *Hauptangst* betrifft häufig nicht das Erzählen des Geheimnisses, sondern die *erwartete Reaktion derjenigen, die es hören – d.h. Ablehnung.* Bildet sich aber durch das Aussprechen dieser Befürchtung ein Vertrauensverhältnis, so kann das Geheimnis anschließend ohne große Angst erzählt werden.

Es gibt aber auch die Möglichkeit, daß ein Geheimnis deshalb nicht erzählt wird, weil der Betroffene befürchtet, daß die Zuhörer es möglicherweise *nicht ertragen können.* Dies erlebte ich einmal in einem Workshop. Ich machte eine Einzelarbeit mit einer Frau vor der Gruppe und spürte immer deutlicher, daß irgend etwas nicht stimmte, bis mir ganz klar wurde, daß sich hier ein Geheimnis verbarg. Ich äußerte meine Vermutung, worauf ich mit zwei Augen angesehen wurde, die mich sachlich-kühl abschätzten. Als ich dann gefragt wurde, ob ich das Geheimnis aushalten könne, antwortete ich leichtfertig mit „Ja". Daraufhin bekam ich die schlimmste Geschichte erzählt, die ich bis heute gehört habe. Da wimmelte es nur so von Toten, Verratenen und Verratenden.

Im nachhinein weiß und spüre ich, wie berechtigt die Frage war, ob ich es hören könne. Ich war niedergeschmettert und konnte mich erst nach Tagen erholen.

Dieses Erlebnis machte mir deutlich, welche Energien in Geheimnissen stecken können und daß die Psyche die Kraft haben muß, sie aushalten und annehmen zu können (wie gesagt, auch die Psyche des Therapeuten!).

„Alles ist sooo gut!"

Der Inhalt von Geheimnissen muß aber nicht immer hochdramatisch sein. Hinter dem Geheimnis kann sich genausogut ein anderer Widerstand verbergen. Der Patient kann z.B. den Wunsch haben, ein *guter* Patient zu sein, am liebsten der *beste,* und deshalb nicht alles erzählen wollen, weil er befürchtet, dann in „Ungnade" zu fallen.

Dieser Widerstand hat viel Ähnlichkeit mit dem der „immer *so* fröhlichen Stunden", wo alles *so* gutgeht, wo *so* viel Freude, Spaß und Lust vorhanden sind und das Wohlbefinden grenzenlos zu sein scheint. Agiert der Therapeut hier mit, d.h. deutet er dieses Verhalten nicht als einen Widerstand, als Vermeidung von unangenehmen Gefühlen, so kommt die Therapie ebenfalls ins Stocken und wird so lange in der Vermeidung steckenbleiben, bis dieser Widerstand gedeutet ist.

Ausbleiben der Veränderung

Womit wir bei einem weiteren Widerstand angelangt wären, nämlich dem Ausbleiben jeglicher Veränderung (vgl. S. 15 f.). Kommt jemand in die Therapie, erzählt und erlebt er viel in den Stunden und ändert sich trotzdem nichts, weder in seinem äußeren Leben noch in seinem inneren Erleben, so stimmt etwas nicht, und der Therapeut muß sich überlegen, was in dieser Therapie vermieden wird.

Spricht er dieses Verhalten als Widerstand an, so kann es sein, daß der Patient nun aufzählt, was sich alles geändert hat. Zum Erstaunen des Therapeuten sagt er, daß sich dies oder jenes geändert habe, daß es ihm bedeutend besser gehe usw. In diesem Fall halte ich es für wenig sinnvoll, wenn der Therapeut seiner Wahrnehmung Nachdruck verleiht, da der Patient dies leicht als Machtkampf und mangelndes Verständnis erleben könnte (vgl. auch Freud, 1915e, S. 268 f.).

Ich finde es hilfreicher, an dieser Stelle dem nachzugehen, wie der Patient sich im Verhältnis zum Therapeuten fühlt. Dabei kommt es häufig vor, daß Widersprüche auftauchen, die deutlich machen, daß zwischen seiner bewußten und seiner unbewußten Einstellung dem Therapeuten gegenüber ein Gegensatz besteht. Bewußt möchte er sich natürlich verändern, deshalb kommt er ja in die Therapie. Unbewußt aber kämpft er gegen jede Veränderung und damit gegen die Therapie. Diese Widersprüche, die Körperhaltung oder der Klang der Stimme weisen häufig einen Weg zu den unbewußten negativen Gefühlen, die sich einem Fortgang der Therapie entgegensetzen. Gelingt es dem Patienten, seine negativen Gefühle dem Therapeuten gegenüber auszudrücken, so kommt die Therapie wieder in eine aktive Phase.

Widerstand und Träume

Schließlich gibt es noch eine Form des Widerstands, der ich sehr häufig begegne. Ich meine einerseits das Ausbleiben von Träumen bzw. andererseits eine Traumschwemme, die mit bestem Willen nicht zu bewältigen ist, oder Träume, die zeigen, daß der Träumer Widerstände gegen den Therapeuten hat. So träumte z.B. ein Patient, er würde mich verprügeln. Dieser Traum bedurfte keiner allzu schwierigen Deutungsarbeit!

Unterteilung der Widerstände bei Freud

An dieser Stelle halte ich es für sinnvoll zu beschreiben, wie Freud die Widerstände unterteilt hat. Denn ich finde diese Unterteilung sehr hilfreich, auch wenn sie durch andere Arbeiten erweitert und verändert wurde (siehe besonders die Arbeit von Anna Freud „Das Ich und die Abwehrmechanismen").

Freud unterscheidet fünf Arten von Widerständen. Die ersten drei sind Widerstände des Ich. Der Wiederholungszwang ist ein Es-Widerstand. Und die negative therapeutische Reaktion ist ein Über-Ich-Widerstand.

1. Der Verdrängungswiderstand, z.B. daß der Patient seine Träume vergißt.

2. Der Übertragungswiderstand: „Ich habe Wut auf dich (den Therapeuten), weil du mich unterdrückst (wie mein Vater!)." Oder: „Ich sehe nur deine positiven Eigenschaften, damit ich meine Wut auf dich nicht spüren muß!"

3. Der Krankheitsgewinn. Ich glaube, dazu brauche ich kein Beispiel anzuführen, da er allgemein wohlbekannt ist!

4. Der Wiederholungszwang, z.B. wenn jemand immer wieder in die gleichen Schwierigkeiten gerät und dabei nicht in der Lage ist, dies zu ändern.

5. Die negative therapeutische Reaktion. D.h., ein Patient hat in einer Stunde z.B. die Wut geäußert, die er einer Elternfigur gegenüber empfindet. Geht frohen Mutes aus der Stunde und kommt vollkommen niedergeschlagen in die nächste Sitzung. Dieser Stimmungswechsel wird häufig durch sein Über-Ich bewirkt. Er hat in der Therapiestunde etwas Verbotenes getan und ruft deshalb sein strafendes Über-Ich auf den Plan. Es kann aber auch ein therapeutischer Fehler vorliegen. Z.B. kann es sein, daß der Therapeut nicht gesehen hat, wie rigide das Über-Ich dieses Patienten ist, und es deshalb versäumt hat, diesem Punkt in der Aufarbeitung weiter nachzugehen.

Umgang mit Widerständen

Zur Frage, wie am sinnvollsten mit Widerständen umgegangen werden kann, schreibt Greenson, er erkläre am Anfang einer Analyse dem Patienten, was Widerstände sind, daß sie unbewußt, vorbewußt und bewußt sein können (1967, S. 135).

Mir entspricht es mehr, Widerstände dann anzusprechen und ihre Funktion zu erklären, wenn sie auftreten. Erstens glaube ich, daß Patienten in den ersten Stunden so viel Neues zu verarbeiten haben, daß sie zwangsläufig nicht alles aufnehmen können. Zweitens halte ich diese Erläuterungen für hilfreicher, wenn Therapeut und Patient sich in der entsprechenden Situation befinden. Dies hat nicht nur den Vorteil der Unmittelbarkeit, sondern gibt mir gleichzeitig die Möglichkeit, dem Patienten zu vermitteln, daß ich ihn verstehe und seine Schwierigkeiten nachempfinden kann.

Hinzu kommt, daß das Wort Widerstand – wie die meisten psychologischen Termini – leicht moralisierend wirkt und auch so aufgefaßt werden kann. Aus diesem Grund erkläre ich gewöhnlich *die positiven Funktionen der Widerstände*: Sie halten das Gleichgewicht der Psyche aufrecht, bewahren vor Schmerzen und haben dabei geholfen, mit einer Kindheitssituation umzugehen, die verletzend, beängstigend oder sogar höchst bedrohlich war.

Die Schwierigkeiten, die Widerstände bewirken, versuche ich anhand der im Augenblick bestehenden Interaktion zwischen Patient und Therapeut zu verdeutlichen. Wichtig ist für mich dabei, daß die

Patienten sowohl die Vorteile als auch die Nachteile ihrer Widerstände erkennen und erleben können und somit spüren, wo die Widerstände sie an einem intensiveren Leben hindern.

Ansonsten sage ich, wenn ich einen Widerstand spüre, mein Gefühl dazu, wie z.B.: „Du erzählst mir Dinge, die ich sehr interessant finde, ich werde dabei aber das Gefühl nicht los, daß da etwas ist, was noch interessanter ist." Dabei darf natürlich nichts Ironisches mitschwingen, sondern es muß deutlich spürbar sein, daß ich das, was ich sage, auch wirklich so meine. Oder ich sage: „Könnte es sein, daß du irgend etwas vermeidest?" und ähnliches mehr.

Greenson schreibt zu diesem Punkt (1967, S. 136), daß er seine Patienten auffordert, ihre Gedanken mit der Vorstellung „Ich möchte etwas vermeiden" schweifen zu lassen und zu berichten, was in ihnen „aufsteigt". Dies finde ich eine sehr hilfreiche Technik, weil die Patienten dadurch selber Kontakt mit ihren Widerständen aufnehmen können.

Wichtig ist hier für mich als Therapeut, daß ich mir selber immer wieder vor Augen führe, *warum* Menschen Widerstände aufbauen. Daß sie sich z.B. häufig ihrer Gefühle schämen oder Angst vor den Reaktionen der anderen haben und deshalb einiges nicht sagen, um sich vor möglichen Verletzungen zu schützen. Ist mir diese Tatsache bewußt, so fällt es mir viel leichter, das Verständnis aufzubringen, das unbedingt nötig ist, damit jemand so viel Vertrauen aufbauen kann, daß er in der Lage ist, etwas mehr von sich zu zeigen.

Schweigen des Patienten und des Therapeuten

Wie ich bereits im ersten Kapitel erwähnte, ist das Schweigen ein wichtiges Mittel in der Therapie und gleichermaßen wichtig in der Arbeit mit Widerständen. Es kann nämlich die Widerstände und damit die Gefühlsintensität steigern.

Viele Autoren (Greenson, 1967; Klauber, 1980; Thomä, 1981) betonen dabei allerdings die Gefahr, die im Schweigen des Therapeuten liegen kann. Der Patient kann es als demütigend und als abwertend erleben. Ja, es kann sogar als sadistisch empfunden werden. In diesen Fällen würde das Schweigen des Therapeuten zum „Gegenwiderstand" werden (Greenson, 1967, S. 134). Hieraus ergeben sich zwei Probleme: Einmal agiert der Therapeut gegen seinen Patienten und ist dadurch von den empfindsamen und verständnisvollen Seiten seiner Psyche abgeschnitten, wodurch er dem Patienten nicht das hilfreiche Verstehen entgegenbringen kann, das dieser unbedingt benötigt. Auf der anderen Seite kann dieser Gegenwiderstand bis zum Sadismus gehen, nach dem Motto: „Wenn du nicht willst, will ich auch nicht. Wir werden schon sehen, wer den längeren Atem hat!" Womit sich der Therapeut in einen Machtkampf mit seinem Patienten begibt, d.h. er agiert in der Gegenübertragung und ist deshalb nicht in der Lage, den Patienten durch eine hilfreiche Deutung seines Widerstandes die unbewußten Motive seines Handelns erleben zu lassen bzw. sie ihm bewußtzumachen.

Der Widerstand in der Körpertherapie

Ist nun in der therapeutischen Situation aufgezeigt worden, *daß* Widerstand geleistet wurde, und tat der Therapeut dies so, daß der Patient es annehmen konnte, und konnte ferner geklärt werden, *warum* Widerstand geleistet wurde, ebenso *wogegen* und schließlich auch noch *auf welche Weise*, dann kann man „in etwa" davon ausgehen, daß richtig mit dem Widerstand gearbeitet wurde – besonders wenn bald ein neuer auftritt!

Dies ist die Methodik und Technik, mit der die Analyse mit Widerständen umgeht.

Die analytische Körpertherapie verwendet nun insofern zu Recht das Wort „analytisch", als sie einerseits tatsächlich wie die Analyse arbeitet. Auf der anderen Seite bedient sie sich noch eines weiteren Mediums, nämlich des Körpers.

Dies verändert die Therapietechnik in einigen Punkten grundlegend. Hier wird nicht allein mit den verbalen Widerständen gearbeitet, die wir kennengelernt haben, sondern ebenso mit denjenigen des

54

Körpers. Reich nannte sie, wie wir sahen, den Muskelpanzer, die Verspannungen, die die Energie an ihrem Fließen hindern, wodurch nach Reich (1976) der Mensch neurotisch ist.

Verbale und muskuläre Widerstände

Somit arbeitet die analytische Körpertherapie mit zwei verschiedenen Kategorien von Widerständen, nämlich den *verbalen* und den *muskulären*. Um diese muskulären Widerstände erkennen zu können, hat die Körpertherapie eine umfangreiche Diagnostik entwickelt, mit deren Hilfe sie den Körper betrachtet und festzustellen versucht, wo Verspannungen bzw. Energieblockaden vorliegen. Diese physiologischen Gegebenheiten werden in bestimmte Beziehungen zu Ereignissen der Kindheit gebracht.

Damit diese Gedanken einen etwas lebendigeren Bezug bekommen, möchte ich ein Beispiel aus der Praxis anführen. Zu mir kam ein Mann, der unbedingt Körpertherapie machen wollte. Er hatte viel darüber gelesen und war von dieser Therapiemethode so begeistert, daß er froh war, endlich so arbeiten zu können. Er hatte auch gelesen, daß es zum Therapiekonzept gehört, die Diagnose über den Körper zu stellen. So zog er sich sofort aus und war bereit fürs „Körperlesen".

Diese ganze Einführung hatte mich bereits etwas skeptisch gestimmt, denn ich habe aus Erfahrung gelernt, daß viele, die so begeistert zur Körpertherapie kommen und sich dazu so leichtfertig all ihrer Masken – in diesem Fall der Kleider – entledigen, sehr schwierige und häufig Borderline-Patienten sind.

Ich sah mir seinen Körper an, der erstaunlich blaß war und eine Tendenz hatte, „nach oben zu entweichen", d.h., seine Füße und Beine waren sehr schwach, ebenso sein Becken. Sein Brustkorb war dagegen bereits mehr entwickelt. Am ausdrucksvollsten war sein Kopf, der auch die Anzeichen der stärksten Energie aufwies. Als ich mir dann seinen Rücken betrachtete, war ich sehr erstaunt. Er sah fast so aus, als hätte jemand „ein Brett unter die Haut" gezogen. Ich fragte ihn, ob er manchmal Rückenschmerzen habe. Er verneinte dies, was gut zu verstehen ist, denn ein Körperteil, der so verspannt ist, wird nur in den seltensten Fällen wahrgenommen. Diese kurze Diagnose machte mir klar, daß ich ihm nicht helfen konnte, denn sie machte deutlich, wie groß seine Widerstände waren. Es ist nämlich in der Körpertherapie sinnvoll, die körperlichen Verspannungen als ein Nein zu deuten, das durch diese Blocks ausgedrückt wird. Dieses Nein ist doppelter Natur. Nach körpertherapeutischer Auffassung drückt es einerseits ein elterliches Verbot aus, nämlich daß dieser Mensch bestimmte Eigenschaften, Gefühle oder Wünsche nicht leben konnte – und stellt damit einen Über-Ich-Widerstand dar. Andererseits stellt es das eigene Nein gegen dieses Verbot dar – was ein Es-Widerstand ist. Da diese beiden Widerstände eng miteinander verbunden sind, muß eine sorgsam durchgeführte analytische Körpertherapie immer auf beide Bezug nehmen. Achtet sie im Lösen des Körperblocks nur auf das zweite Nein, also auf den Es-Widerstand, so wird sie zunächst den Block lockern und Gefühle auslösen, nämlich jene, die durch die Verspannung blockiert waren. Doch die Arbeit an der Panzerung wird nicht von Dauer sein. Denn der Block wird in den nächsten Sitzungen als Über-Ich-Widerstand wieder dasein, was ich als negative therapeutische Reaktion auf der Körperebene ansehe. Aus diesen Gründen stecken in jedem Körperblock eine Menge Energie und entsprechende Widerstände.

Dieser Patient hatte außer diesen massiven Widerständen auch noch durch die sehr schwachen Beine einen sehr schlechten Kontakt zum Boden, d.h. in der Körperdiagnostik: einen sehr schlechten Kontakt zur Realität. Außerdem wies die besonders schwach durchblutete Haut auf eine sehr tiefe und sehr frühe Schädigung hin. Dies sind deutliche Warnsignale, die der Therapeut klar sehen muß und die für ihn die Frage aufwerfen, ob er in der Lage ist, damit zu arbeiten.

Körperdiagnostik

Diese Möglichkeit, so schnell und mittelbar die Widerstände bzw. Probleme zu sehen und zu diagnostizieren, ist die Chance, die die Körpertherapie bietet. Und sie kann durch genaues Hinsehen Probleme sichtbar machen, wozu andere Behandlungsmethoden zum Teil sehr langwierige Tests benötigen. Denn sie kann das, was auf der Körperebene wahrgenommen wird, in eine psychologische

Diagnostik umsetzen. So beschreibt Lowen in seinem Buch „Körperausdruck und Persönlichkeit" ausführlich die verschiedenen Charakterstrukturen und zeigt analog hierzu deren körperliche Verspannungen auf, so daß sich eine Entsprechung von Körperbau und psychischer Struktur ergibt. Damit ist die Körperdiagnostik ein hervorragender Leitfaden am Anfang einer Therapie.

Aus diesen Gründen betrachte ich den Körper eines Patienten, der neu zu Einzelstunden oder in eine Gruppe kommt, was mir heute bereits ganz gut durch die Kleider gelingt, wodurch ich ihn nicht mehr bitten muß, sich auszuziehen. Häufig ergeben sich hierdurch die Richtlinien, an denen ich mich in einem Gespräch oder in weiteren Arbeiten orientieren kann. Auch kann ich erkennen, auf welche Widerstände ich mich einrichten muß.

Wird mir bewußt, daß ein Patient eine sehr masochistische Struktur (vgl. auch Lowen, 1979 b, S. 142 f., siehe auch Kap. „Ernährung und Psychotherapie" ab S. 335), also einen schweren, „beladenen" Körper hat, so bin ich besonders vorsichtig in dem, was ich ihm sage, da ich nicht möchte, daß seine masochistischen Anteile durch mich gespeist werden. Menschen mit dieser Struktur neigen nämlich dazu, spät, wenn überhaupt zu reagieren. Ihnen wird erst viel später bewußt, was sie verletzt hat und was sie zu dem Zeitpunkt, als es gesagt wurde, nicht spürten, und wenn, nicht hätten sagen können. Dies kommt daher, daß sie in ihrer Kindheit kein Recht hatten, ihre Grenzen festzusetzen. Einer oder sogar beide Eltern wußten alles besser und duldeten keine Widerrede.

Ähnlich verhält es sich in der Arbeit mit Menschen, die schizoide Anteile aufweisen (vgl. auch Lowen, 1979 b, S. 131 f.). Sie wurden in eine familiäre Situation hineingeboren, die von Anfang an bedrohlich für sie war. So haben diese Menschen die Neigung entwickeln müssen, sich in ihre Gedankenwelt zurückzuziehen, da dies wohl der einzige Ort in ihrer Kindheit war, der ihnen Sicherheit bot. Die therapeutische Arbeit muß hier stets das Ziel vor Augen haben, daß die Realität eine wirkliche Alternative zu ihrer Traumwelt darstellen kann. Auch dies kann nur durch behutsames Vorgehen geschehen, wobei der Therapeut in seinem Tun und Reden immer vor Augen haben sollte, wie beängstigend es für sie ist, ihre Traumwelt aufzugeben und sich in das zu begeben, was wir selbstverständlich als Realität bezeichnen.

Wirkungskraft der Körpertherapie

Das Diagnostizieren muskulärer Verspannungen weist den Körpertherapeuten nicht allein auf mögliche Schwierigkeiten hin, sondern zeigt ebenso an, wo sich die körperlichen Verspannungen befinden. Obwohl auch andere Therapieformen, die Psychoanalyse inbegriffen, tiefe körperliche Erfahrungen und Veränderungen hervorrufen können, so ist doch die direkte Arbeit am Körper von einer ganz anderen Qualität und Unmittelbarkeit.

Sie hat nämlich den Vorteil, daß keine langwierigen Erklärungen nötig sind. Der Therapeut muß nicht definieren, was ein Widerstand ist, da der Patient ihn unmittelbar über den Körper spürt und erlebt. Dadurch kann der Betroffene nicht nur auf direkte Weise seiner Widerstände gewahr werden, sondern auch spüren, wieviel in seinem Körper ist, wovon er lange keine Notiz genommen hat.

Durch diesen direkten Kontakt ist es möglich, sehr tiefe, frühe und nonverbale Erfahrungen zu machen.

So erlebte ich selbst einmal etwas sehr Verblüffendes: Zu der Zeit, als ich die Wirkungsmöglichkeiten der bioenergetischen Übungen noch nicht kannte, versuchte ich ein paar Körperübungen zu machen. Ich legte mich auf den Teppich in meinem Wohnzimmer und probierte vor mich hin, während ein Freund im Sessel saß und las. Dann machte ich eine Übung, bei der man auf dem Rücken liegt und die ausgestreckten Arme einmal nach hinten und einmal nach vorne rollt (Rosenberg, 1973, S. 28 f.). Das war im Grunde alles. Ich bekam plötzlich aber einen derartigen Wutausbruch, daß diesem Freund das Buch buchstäblich aus den Händen fiel und er mich vollkommen entgeistert ansah, so als „hätte ich sie nicht alle".

Ich denke, er hatte mit seinem Gesichtsausdruck recht, denn in dem Moment war ich sicherlich nicht ganz bei mir, und was mich auch heute noch nachdenklich stimmt, ich habe trotz langer Selbstanalyse und anderer Analyse nie *genau* herausgefunden, *warum* ich diesen Wutausbruch bekommen habe.

Gefahr bei zu schnellem Auflösen von Widerständen

Dieses Erlebnis und der Gesichtsausdruck meines Freundes führen uns zu einem wichtigen Problem der Körpertherapie, nämlich zu ihrer *großen Wirkungskraft*. Die Unmittelbarkeit und Schnelligkeit der Körpertherapie hat sicherlich ihre großen Vorzüge, kann gleichzeitig aber auch ihr schwächster Punkt und ihre größte Gefahr sein. Es kann nämlich leicht geschehen, daß Patienten *zu schnell zu viel* erleben und daß Widerstände zu schnell aufgelöst werden, was die Betroffenen nicht mehr integrieren können. Ihre Psyche erlebt dies eher als einen Einbruch von „Es-Kräften" (Kohut, 1976), derer sie sich schnell entledigen möchte, und nicht als etwas, womit das Ich bewußt umgehen kann. Wodurch diese starken Erlebnisse auf keinen Fall eine Bereicherung des Bewußtseins darstellen.

Es gibt nun Therapeuten, die meinen, es sei nicht so wichtig, ob die Erlebnisse ins Bewußtsein integriert werden können, wichtig sei die Abfuhr von Spannungen und unangenehmen Gefühlen. Meiner Ansicht nach ist es nicht nötig, Argumente gegen diese Behauptung anzuführen, denn weder war Freuds kathartische Methode auf Dauer erfolgreich, weswegen er sie schließlich aufgab, noch war es Reichs Körperarbeit *ohne* analytische Aufarbeitung.

Ich glaube deshalb nicht, daß es darum geht, ob eine reine Spannungsabfuhr sinnvoll ist oder nicht, sondern darum, was wir als das Ziel von Therapie ansehen. Wenn es der Abbau von Spannungen ist, so ist es folgerichtig, daß der Therapeut darauf hinarbeitet und seinen Patienten auch Übungen zeigt, die sie zu Hause machen können, um eventuell aufkommende Spannungen zu lösen.

Ist das Ziel dagegen, mehr Einsicht über sich selbst zu erlangen – was sowohl Freud als auch Jung ins Auge gefaßt hatten –, so schließt sich ein unbewußtes Abreagieren von Spannung aus. Jung sagte sogar, daß selbst jede Krankheit eine Chance sei, mehr von seinem Selbst kennenzulernen.

Mit anderen Worten: Therapeut und Patienten müssen entscheiden, was sie erreichen wollen. Deshalb möchte ich hier auch eine Wertung vermeiden, gibt es doch psychische Konstellationen, die durch ein Mehr an Selbsterkenntnis noch schwerer zu ertragen sind (vgl.

auch Kernberg, 1971). Und ich bin immer wieder überrascht, wie häufig Patienten genau die Therapie finden, die sie am besten ertragen können und die ihnen hilft.

Körpertherapie als Sucht

Es gibt aber Umstände, in denen diese Wertfreiheit nicht mehr bestehen kann, nämlich dann, wenn dem Patienten Schaden zugefügt wird.

Das Ausdrücken von besonders intensiven Gefühlen ist, wie gesagt, zuweilen sehr hilfreich und nützlich. Mir ist aber auch klargeworden, daß diese Gefühlsausbrüche zu einer wahren Sucht werden können und daß sie immer und immer wieder gesucht werden, weil sie ein so schönes Gefühl von Befreiung, von Kraft und Macht vermitteln – denn wer sich noch derart laut ausdrücken kann, hat immer noch recht viel Energie in sich, und dieses Erleben der eigenen Energie kann an sich schon als sehr belebend und selbstaufwertend empfunden werden.

Wird ein derartiges Verhalten nicht als Widerstand gedeutet, so gibt es nicht mehr die Alternative zwischen „Endliche und unendliche Analyse" (Freud, 1937a), sondern nur noch eine unendliche, da diese Therapieform Suchtcharakter bekommt. Darüber hinaus wird über die Lautstärke das Gefühl von Hilflosigkeit, und vielleicht auch das von Sinnlosigkeit, vermieden. Ein gutes Beispiel hierfür ist einer meiner Patienten, der liebend gern seine Wut ausdrückte. Er konnte dies mit einer derartigen Lautstärke tun, daß er die anderen Gruppenteilnehmer in Angst und Schrecken versetzte. Und genau diese Angst und diesen Schrecken, die die anderen empfanden, versuchte er wegzuschreien, denn sie waren die bestimmenden Gefühle seiner Kindheit gewesen. Wird solches Verhalten vom Therapeuten nicht als Widerstand verstanden, so lernt dieser Mensch während der Therapie nur, wie er seine (unbewußte!) Angst anderen übertragen kann, es gelingt ihm aber nie zu erleben, was sie für ihn heute und besonders in seiner Kindheit bedeutete. Damit wird sich sein Verhalten nicht ändern können, sondern er wird, anstatt die Ursache zu verstehen, nur die Symptome in Form von Spannungsabfuhr mildern können. Die Therapie hält ihn so nicht nur zur Vermeidung an, sondern sie bringt ihn auch noch darum, einen Teil seiner selbst kennenzulernen.

Weil die Körpertherapie derart intensive Gefühle auslösen kann und die Gefahr der Vermeidung, die die Patienten oftmals als Therapie-erfolg werten, dabei so groß ist, führe ich mir immer wieder vor Augen, was für ein mächtiges und einschneidendes Mittel die Körpertherapie darstellt und daß sie deshalb sowohl den Therapeuten als auch den Patienten dazu verleiten kann, Quantität (starke Gefühlsabfuhr) anstatt Qualität (langsames Wachstum) anzustreben. Diese eher unreflektierte Hinwendung zu einer lautstarken Gefühlsabfuhr geht manchmal so weit, daß zum Teil die schmerzhaftesten Übungen angeboten und durchgeführt werden. Da diese Übungen für die Patienten offensichtlich wenig hilfreich sind, erhebt sich die Frage, warum Therapeuten sie vorschlagen und Patienten sie machen.

Schwere und zum Teil schmerzhafte Übungen

Es ist meiner Ansicht nach zu einfach, hier in Abwandlung von J. Willy von einer sadomasochistischen Kollusion zu sprechen (Willy, 1975) – nach dem Motto: Der Therapeut befiehlt, und der Patient führt ohne Widerspruch aus. Diese schnelle Erklärung ließe nämlich außer acht, warum Menschen, die ansonsten sehr viel Widerspruchsgeist zeigen, sich diesen schweren Übungen unterziehen.

Meiner Meinung nach tun sie es deshalb, weil sie damit einerseits sicher sind, daß sie ihre Schmerzen auf der Körperebene erleben und sie damit von ihren inneren Schrecken abgelenkt werden. Andererseits wird damit der Therapeut zum Aggressor, was zwar auch schmerzhaft und furchterregend ist. Viel schlimmer ist aber der Aggressor, den sie in ihrem Inneren erleben. Jede Therapie, die die Patienten durch die differenzierte Arbeit an ihren Widerständen in Berührung mit diesem inneren Aggressor brächte, wäre deshalb viel furchterregender als eine, die nach außen auf die Körperebene führt. In ihrer Kindheit haben diese Patienten – im Gegensatz zu Psychotikern (vgl. Rosenkötter, 1958, S. 415) – nämlich gelernt, mit dem äußeren Aggressor umzugehen. Den inneren können sie dagegen nicht so leicht handhaben, denn dieser stellt eine unbewußte Kraft dar, die sich ihnen entzieht, von der sie aber spüren, daß sie von ihr bestimmt werden (vgl. dazu die einfühlsamen Beschreibungen von Miller, 1980, 1981).

So kam einmal ein Mann zu mir, ein Bär von einem Menschen. Er hatte zuvor harte Körpertherapie gemacht und war zu mir gekommen, weil er gehört hatte, daß ich strukturelle Integration durchführte, eine besonders tiefgehende Form von Massage, die sehr tiefe und frühe Verspannungen zu lösen imstande ist. Er hatte in seiner anderen Therapie immer wieder Fallübungen, also reine Streßübungen gemacht. Nun bat er mich, ihm die strukturelle Integration zu geben, und meinte dazu: „Weil die so hart ist, komme ich bestimmt an meine Geschichte ran." Dieser Wunsch, mehr über sich zu erfahren, war jedoch nur oberflächlich, denn tatsächlich war er psychosegefährdet. Er konnte bezeichnenderweise keine Stille ertragen und fühlte sich nur so lange sicher, wie er den Therapeuten dazu bewegen konnte, ihn Streßübungen machen zu lassen. Als sich einmal während einer Sitzung Stille einstellte, überfiel ihn panische Angst, die seine Augen erstarren ließ.

Dies war ein deutliches Warnzeichen, weswegen ich ihm die zehn von der strukturellen Integration vorgesehenen Sitzungen gab und unterstützende Arbeiten machte – natürlich auch Streßübungen, denn dabei fühlte er sich sicher. Ich vermied aber jegliches tiefer gehende Arbeiten, um keine Dekompensation zu riskieren.

Das Machen-Wollen

Mit diesen Überlegungen zu äußerem Streß an Stelle der Bewußtmachung tiefgehender Ängste kommen wir zum häufigsten Widerstand in der Körpertherapie, nämlich dem *Machen-Wollen*. Er tritt so häufig auf, daß ich ihn zum Standardwunsch bzw. *Standardwiderstand* besonders in neuen Einzeltherapien und Gruppen zähle.

Wieviel sich mitunter hinter dem Machen-Wollen verbirgt, kann vielleicht folgendes Beispiel aus einer Gruppensitzung verdeutlichen.

Während dieser Gruppensitzung wurde viel geredet. Nach einer Weile wurde das Reden schleppender. Einige waren abwesend, einer schlief sogar – so sprach ich meine Vermutung aus, es könne sich hier um einen Widerstand handeln. Viele in der Gruppe bestritten dies entschieden. Vielmehr meinten sie, sie bräuchten diesen Gedankenaustausch, er helfe ihnen, vieles zu klären. Einige schlossen sich zwar auch dieser von der Mehrheit vertretenen Meinung an, fragten sich aber gleichzeitig, ob die Interaktion in der Gruppe klar sei oder ob durch das Reden nicht auch etwas vermieden werde.

Da sagte ein Mann unvermittelt: „Ich habe so Kopfschmerzen. Ich glaube, mir täten ein paar Bewegungen gut. Die Bewegungen, die wir gestern gemacht haben, bevor wir nach Hause gegangen sind, das wäre jetzt genau das richtige für mich." Ich fragte ihn, ob er dem nachspüren wollte, was ihm seine Kopfschmerzen vielleicht zu sagen hätten. Ich hatte kaum meinen Satz beendet, da sah ihn eine Frau aus der Gruppe an und meinte: „Mit dir muß ich noch was klären!" Ihre Stimme klang nicht so, als habe sie mit ihm eine ähnlich fröhliche Übung vor wie die, die wir am Vorabend machten. Aus dem, was sie ihm zu sagen hatte, ergab sich eine Paararbeit, während deren Verlauf er sich mit einigen Dingen auseinandersetzen mußte, die für ihn alles andere als angenehm waren. Interessant für unseren Zusammenhang war sein Satz nach der Paararbeit: „Jetzt verstehe ich, warum ich Übungen machen wollte. Das wäre viel weniger brenzlig gewesen!"

Durch diese Arbeit wurde der Gruppe deutlich, daß ihr anfängliches Reden eine Funktion gehabt hatte, die mehr agiert als klar ausgelebt wurde. Die einzelnen Gruppenmitglieder hatten zu dem Zeitpunkt nämlich viel miteinander zu klären. Da sie sich aber vor einer offenen Auseinandersetzung scheuten, zogen sie es vor, sich über ihre Erfahrungen in der Gruppe auszutauschen. Dieses Reden hatte somit vielerlei Funktionen, wie z.B. Kontaktaufnahme, Austausch von Freundlichkeiten und damit Abbau von Ängsten und vieles mehr. Um die Stimmung in der Gruppe zu verändern, war es nun nicht notwendig, daß die einzelnen Mitglieder ihre Probleme miteinander klärten, sondern es reichte, daß sie erlebten, daß ihre Interaktion von einem Widerstand bestimmt gewesen war.

Ungeduld mit sich selbst

Ein Widerstand, der dem des Machen-Wollens sehr ähnlich ist, ist die Ungeduld mit sich selbst und der eigenen Entwicklung. Der Patient beklagt sich dann, daß er sich nicht schnell genug entwickle, daß er schon „*so* lange" in therapeutischer Behandlung sei und trotzdem immer noch bestimmte Probleme habe. Dieser Widerstand kommt natürlich in jeder Therapieform vor, die Körpertherapie scheint ihm aber besonders Vorschub zu leisten, da sie eine sehr aktive Therapieform ist. Und je mehr Aktivitäten zwischen Patienten und Therapeuten stattfinden, um so leichter übersieht letzterer einen unbewußten Beweggrund. Deshalb kann der Körpertherapeut versucht sein, an Verspannungen zu arbeiten und Körperblocks zu lösen, anstatt der Frage nach dem Warum dieses Machen-Wollens bzw. dieser Ungeduld mit sich selbst nachzugehen. Erläge er dieser Versuchung, dann würde er erstens nichts an dem Problem des Patienten ändern, da hier ein Widerstand vorliegt, und zweitens würde er dem Patienten unbewußt vermitteln, daß er ihn nicht versteht, und dies, obwohl er auf seinen bewußten Wunsch eingeht. Dies ist deshalb der Fall, weil der Therapeut eine unbewußte Identifikation mit dem Angreifer eingeht (A. Freud, 1936, S. 293 f.). Seine Ungeduld spiegelt nämlich die Ungeduld wider, die ein Elternteil oder beide dem Patienten gegenüber hatten. Sie wurde verinnerlicht und wird heute gegen das Ich (Hartmann, 1972) bzw. das Selbst (Kohut, 1976) gerichtet. Der Patient hat somit die Erwartung verinnerlicht, alles schnell und problemlos erledigen zu müssen und niemandem zur Last fallen zu dürfen. Versteht der Therapeut den Wunsch nach schneller Veränderung nicht als Widerstand und bringt er ihn nicht in Verbindung mit der Haltung, die die Elternfiguren dem Patienten gegenüber hatten, sondern unterstützt die Situation auch noch dadurch, daß er sich um eine schnelle Veränderung bemüht, so verhält er sich in der Übertragung ebenso wie Elternfiguren des Patienten.

Diese Interaktion hat aber noch einen weiteren Aspekt. Der Patient erlebt nämlich unbewußt seinen Therapeuten in dieser Situation nicht nur ähnlich seinen bedrohlichen Elternfiguren, sondern spürt und registriert außerdem, daß ihm der Therapeut nicht wirklich helfen, da er nicht nachempfinden und verstehen kann, was in der Tiefe seines Selbst vorgeht.

Keine Übungen ohne vorherige Klärung

Aus diesen Ausführungen wird vielleicht verständlich, warum ich zu Beginn einer Gruppe oder einer Einzelstunde keine Übungen machen lasse, solange nicht geklärt ist, welche Themen und Probleme vorliegen. Ich finde es nicht nur wichtig, sondern *entscheidend*, daß der Therapeut weiß – und ebenso die Menschen, mit denen er arbeitet –, *warum* er jetzt eben *diese* Übungen machen läßt und keine anderen und daß die Patienten spüren und wissen, daß diese Übungen nicht wahllos und ohne tiefere Bedeutung angewendet werden. Viel sinnvoller als ein Arbeiten ins Blaue finde ich die beiden Möglichkeiten, die die analytische Körpertherapie bietet. *Das ist, einerseits anhand des analytischen Wissens die Widerstände zu erkennen und zu deuten und anschließend so mit dem Körper zu arbeiten, daß die Dimension dieser Widerstände noch tiefer erlebt wird. Oder aber gezielt über den Körper eine Klärung zu erarbeiten, die verbal noch nicht bzw. nicht so schnell möglich wäre.* Daraus ergeben sich drei Schritte:

Erstens mittels der Übertragung und Gegenübertragung zu spüren, welche Widerstände das Verhalten des Patienten bestimmen, und mit ihnen entsprechend der Situation zu arbeiten.

Zweitens sie durch passende Übungen nochmals auf der Körperebene erleben zu lassen.

Und *drittens* anschließend im Feedback darüber zu sprechen, um eine Verbindung zwischen den anfänglichen Gefühlen, dem Erleben in den Übungen und möglichen Problemen in der Kindheit herzustellen.

Wie wichtig diese drei Schritte sind, veranschaulicht das folgende Beispiel. Es war der zweite Tag eines dreitägigen Workshops einer regelmäßigen Gruppe. Kurz nach Beginn spürte ich eine starke depressive Stimmung in der Gruppe. Ich sprach dies an, und ungefähr ein Drittel der Gruppenmitglieder bestätigte, sie fühlten sich tatsächlich depressiv. Hier „spukte" nun mein bioenergetisches Wissen durch meinen Kopf: Ich dachte mir, wo Depression ist, da ist auch unterdrückte Wut (Lowen, 1978). So erwog ich zunächst, an Wut zu arbeiten.

Ein starkes Gefühl hielt mich aber zurück, denn ich spürte, ich würde hier über etwas Wichtiges hinweggehen. So arbeitete ich nicht an Wut, sondern bat die Gruppenteilnehmer, über den Körper auszudrücken, wie sie ihre Depression erlebten. Viele zogen sich Decken über den Kopf und rollten sich in sich zusammen. Ich bat sie nun, genau zu spüren, wie die Depression sich für sie anfühlte.

Nach einer Weile fragte ich, was sie gewöhnlich für Techniken anwendeten, um aus der Depression wieder herauszukommen. Ich forderte sie auf, sich dies genau vorzustellen, und wenn sie eine Antwort gefunden hätten, sollten sie langsam wieder in den Kreis kommen.

Ich war ziemlich überrascht, als fast alle sagten, sie kämen durch *Aktivitäten*, besonders durch Aktivitäten *anderer*, aus ihrer Depression! Hätte ich Übungen gemacht, dann hätte ich ihnen genau die Energie gegeben, die sie benötigt hätten, um aus ihrer Depression herauszufinden. Wutarbeit wäre damit nichts anderes als Agieren im Widerstand gewesen! Ich war wirklich sehr verblüfft.

Nach diesem Vorfall wurde mir klar, daß die nun folgende Körperarbeit genau ein Zwischenschritt sein mußte, nämlich weder den „schnellen" Sprung aus der Depression darstellen noch ein Verharren *in* ihr bedingen durfte. Was mir dazu einfiel, war, daß sich die Gruppe in Paare aufteilte. In den Paaren war jeweils einer die Elternfigur und der andere das Kind. Die Aufgabe des Elternteils war, das Kind wahllos durch den Raum zu ziehen. Die Aufgabe des Kindes war, zu spüren, was es bedeutet, derart herumgezerrt zu werden.

Fast alle Gruppenteilnehmer kamen in Kontakt mit ganz frühen Gefühlen von Ausgeliefertsein und Hilflosigkeit – Gefühlen also, die ihr Verhalten bisher bestimmt hatten und die ihnen nun bewußt und erlebbar wurden.

Während ich dies niederschreibe, wird mir wieder einmal deutlich, wie aktiv die Rolle des Körpertherapeuten ist. Dabei fällt mir ein, was Kohut über die Analyse schreibt (1976). Er meint, nur sie sei in der Lage, die tiefen Zusammenhänge zwischen der psychischen Verfassung eines Menschen und dessen Kindheit aufzudecken. Meiner Ansicht nach hat er recht, denn es liegt auf der Hand, daß alle Theorien über die psychische Entwicklung, die die Körpertherapie verwendet, von der Analyse entlehnt sind.

Zu große Aktivität des Therapeuten

Durch diese Gedanken kommen wir zu einem weiteren Widerstand in der Körpertherapie. Er äußert sich im Vermeiden des Gruppenprozesses, das primär durch die Aktivität des Therapeuten bewirkt wird. Der Widerstand entsteht dann, wenn der Therapeut unter Gruppenarbeit vornehmlich Einzelarbeiten *vor* und Körperübungen *mit* der Gruppe versteht. Das bedingt nämlich, daß die Gruppenprobleme, die Gruppendynamik und natürlich die Kontaktschwierigkeiten kaum, manchmal überhaupt nicht behandelt werden.

Dazu kommt, daß diese Arbeitsweise die Gruppenmitglieder notwendigerweise ermüden, d.h. auf die Dauer in eine Depression führen muß. Denn die Gefühle der arbeitenden Patienten übertragen sich zwangsläufig auf die anderen. Wird dem nicht nachgegangen, d.h. werden diese Gefühle nicht durch Deuten, Erklären, Nachempfinden bewußt erlebbar gemacht, so müssen die Patienten, die nicht arbeiten, früher oder später ihre Gefühle abschneiden und z.B. einschlafen, denn sie können die Gefühle im Raum und in ihnen nicht verarbeiten.

Wird dem Therapeuten die entstandene Lähmung zu groß, so bietet er Übungen an, in denen häufig auch Aggressionsübungen enthalten sind. Dadurch kann sich die Gruppe austoben, und die Energie im Raum scheint nach den Übungen wie verwandelt zu sein.

Was der Therapeut dabei übersieht, ist, daß ein Teil der Aggressionen, die in der Gruppe ausgedrückt werden, ihm selbst gelten. Denn die Gruppe macht ihn, bewußt oder unbewußt, dafür verantwortlich, daß sie so viel aufnehmen und so viel Geduld aufbringen muß.

Da aber kein Gruppenprozeß gemacht wird und der Therapeut durch seine Leistungen in den Einzelarbeiten – und die Zuwendung, die er darin gibt – der unangreifbare Leiter ist, bleiben die Gefühle, die sich gegen ihn richten, unausgesprochen. Damit wird den Patienten aber die Möglichkeit genommen, an ihren negativen Gefühlen einer Autoritätsperson gegenüber zu arbeiten. Dies bedingt wiederum ein Steigen der Widerstände, d.i. die Wut nimmt allmählich wieder zu. Da es die Gruppe nicht wagt, dem Therapeuten gegenüber Kritik auszudrücken, wird die Wut unterdrückt. Der Widerstand wird damit zur Depression, womit ein neuer Kreislauf beginnt. Diese Depression stellt für die Gruppe eine sehr ungefährliche Form dar, ihre Negativität dem Therapeuten gegenüber auszudrücken. Seine Reaktion auf die depressive Stimmung besteht nun darin, Übungen anzubieten.

Vermeidung der Klärung

Interessant ist in diesem Zusammenhang, daß es immer wieder Situationen gibt, in denen die Gruppe keine Übungen machen will. Dies ist meiner Ansicht nach nicht allein mit der Lethargie zu erklären, sondern auch mit der Wut, die in der Verweigerung steckt – der Verweigerung der Übungen und des aktiven Mitmachens in der Gruppe. Meiner Erfahrung nach gewinnt der Therapeut die Gruppe schließlich doch dafür, Übungen zu machen, entweder durch einen Witz, der die Spannung abmildert, oder dadurch, daß er gute Gründe für die Übungen anführt. Die Gruppe nimmt diese „guten Gründe" dann doch an, erstens weil sie Angst vor dem Therapeuten hat und deshalb froh ist, wenn sie ihn – als Elternfigur – in einem positiven Licht sehen kann, und zweitens weil es ihr am Ende doch lieber ist, aktiv etwas Lebendiges zu tun, als passiv gegen den Therapeuten zu opponieren.

Das heißt mit anderen Worten: Langanhaltende Widerstände sind immer iatrogen, also vom Therapeuten geschaffen. Die hier be-schriebenen sind es aber in doppelter Hinsicht, denn sie bleiben nicht nur dadurch bestehen, daß sie nicht gedeutet werden, sondern sie sind zudem durch das Verhalten des Therapeuten überhaupt erst entstanden. Durch diese Konstellation bedingen sie auch die bereits beschriebene Kreisbewegung von Agieren und „Gegenagieren", die sich von unangenehmen zu angenehmeren Gefühlen und wieder zurück dreht. Diese Kreisbewegung erbringt aber zum Schluß kein Mehr an Einsicht über das eigene Verhalten, sondern bleibt als ungeklärte Dynamik häufig so lange zwischen Therapeuten und Patienten bestehen, wie die Therapie dauert.

DIE DEUTUNG

Eine weitere Technik, die für den Körpertherapeuten von unschätzbarem Nutzen ist, stellt die Deutung dar.

Unter Deutung versteht man die Lösung dessen, was durch Übertragung und Widerstand an psychischer Energie aufgebaut wurde. Denn bei der Übertragung werden, wie wir gesehen haben, alte, aus der Kindheit stammende Gefühle reaktiviert, die den Widerstand gegen den Therapeuten und gegen die Therapie bedingen. *Letztere bleiben so lange unbewußt, bis die Deutung einen Zusammenhang zwischen dem Jetzt und der Vergangenheit herstellt bzw. dem Patienten sein Verhalten bewußtmacht.*

Das Warum

Somit stellt die Deutung häufig auch eine Beziehung zwischen Gegenwart und Vergangenheit her, indem sie das *Warum* einer Verhaltensweise durch einen Rückgriff auf die Vergangenheit erklärt. Womit dieses *Warum* die Erklärung eines Verhaltens darstellt, das so lange unverständlich bleibt, bis durch das Aufdecken der unbewußten Motive in der Gegenwart erklärt wird, was in der Vergangenheit geschah.

Dieses Warum ist aber auf keinen Fall logisch zu verstehen, sondern primär vom Gefühl her – wobei der logische Zusammenhang sekundär ist. Denn das Ziel einer Deutung besteht im Auslösen von Gefühlen, die bis dahin unbewußt, ich möchte sagen, blockiert waren. Die Deutung löst diese Blockade und erreicht damit eine sogenannte Gefühlsabfuhr.

Hierbei entsteht zweierlei. Zunächst stellt sich das Erleben von Gefühlen ein, die aus der Kindheit stammen und die durch die

Übertragung reaktiviert, mittels des Widerstandes und der Deutung nochmals durchlebt werden. Erst der nächste Schritt ist ein kognitiver. Denn der Mensch, dem ein Verhalten gedeutet wird, versteht neben dem Erleben auch, *warum* er vorher so handelte, warum er sich im Widerstand befand und was dies mit seiner Kindheit zu tun hatte. Dieser Schritt findet nämlich nicht statt, „wenn der Patient nur den freien Einfällen überlassen wird und keine Deutung bekommt" (Loewenstein, 1968, S. 189). Somit bedingt eine Deutung einmal ein gefühlsmäßiges Erlebnis und darüber hinaus ein Mehr an Wissen über das eigene Verhalten und dessen Beziehung zur eigenen Vergangenheit.

Besteht eine Deutung nur aus dem zweiten Teil, also aus dem Verstehen, so bewirkt sie nur ein Steigern der Widerstände und keine Veränderung, da dieses Wissen als Abwehr verwendet wird. Fenichel (1941) berichtet dazu die Anekdote „vom Analytiker, der seinem Patienten wochenlang ohne jeden Erfolg gedeutet hatte, der Patient habe den Wunsch, ihn umzubringen. Während der Analytiker wohl den unbewußten Wunsch des Patienten richtig verstanden hatte, war die Art, wie der Analytiker es dem Patienten sagte, offenbar unrichtig. ,Eine solche Deutung in dieser Situation *steigert* die Angst und damit die Abwehr des Ich, statt sie zu mindern. Die richtige Deutung wäre (nach Fenichel) gewesen: >Sie können nicht sprechen, weil Sie Angst haben, da dann bei Ihnen Gedanken und Gefühle erscheinen könnten, die gegen mich gerichtet sind.<'" (Sandler, op. cit., S. 99/100)

Deutungsfallen

Erkennt der Therapeut seinen Fehler in der Handhabung der Deutung jedoch nicht, so führt dies zumindest zu zwei Problemen. Entweder der Therapieverlauf wird gestört, was letztlich so weit gehen kann, daß der Patient die Therapie abbricht, oder der Patient lernt lediglich, sein Verhalten mit psychologischen Termini zu rationalisieren, ohne dabei irgend etwas Wichtiges zu erleben oder ein größeres Verständnis für seine psychische Situation, sprich seine unbewußten Beweggründe, zu bekommen.

Bei einem jungen Mann, der in meine Praxis kam, nachdem er eine andere Therapie abgebrochen hatte, war deutlich zu sehen und zu spüren, wie er sein psychologisches Wissen als Abwehr benutzte. Mir fiel während der ersten Stunde auf, daß er immer wieder die Fäuste ballte. Als ich ihn darauf hinwies, antwortete er prompt: „Ja, ja, ich weiß, ich habe viel Wut!" Ich war wirklich verblüfft von dieser schnellen Deutung seines Verhaltens. Dieses Erstaunen meinerseits (als Gegenübertragung) und seine Schnelligkeit machten aber auch deutlich, wieviel Angst er hatte, daß ich etwas deuten bzw. ihm zu schnell zu nah kommen könne. In der weiteren Arbeit stellte sich heraus, daß er eine ihn sehr einengende Mutter hatte. Erst die Deutung dieser Übertragung und die Arbeit an den dadurch aufkommenden Gefühlen veränderten seine Abwehr.

Das Wann und das Wie

Die wichtigste Frage, die sich hier für mich anschließt, ist, *wann* und *wie* wir eine richtige Deutung geben. Ich bin der Meinung, der wichtigste Leitfaden hierfür ist die Empathie des Therapeuten. Empathie ist bekanntlich die Leitlinie in Kohuts Arbeitsweise (1976, 1979). Doch bereits Freud betont den Takt, der bedingt, daß die Deutung so gegeben wird, daß der Patient sie annehmen kann.

Er verurteilt eine Haltung, die „dem Patienten die Übersetzungen seiner Symptome mitteilen wollte, sobald man sie selbst erraten hat, oder gar einen besonderen Triumph darin erblicken würde, ihm die ‚Lösungen' in der ersten Zusammenkunft ins Gesicht zu schleudern. Es wird einem geübteren Analytiker nicht schwerfallen, die verhaltenen Wünsche eines Kranken schon aus seinen Klagen und seinem Krankenbericht deutlich vernehmbar herauszuhören; aber welches Maß von Selbstgefälligkeit und Unbesonnenheit gehört dazu, um einem Fremden, mit allen analytischen Voraussetzungen Unvertrauten, nach der kürzesten Bekanntschaft zu eröffnen, er hänge inzestuös an seiner Mutter, er hege Todeswünsche gegen seine angeblich geliebte Frau, er trage sich mit dem Wunsch, seinen Chef zu betrügen und dergleichen!" (1913c, S. 474). Anstatt einen Menschen mit den Inhalten seines Unbewußten durch massive und unvorbereitete Deutungen zu verletzen, sollte der Therapeut vielmehr warten können, bis der richtige Moment gekommen ist. Dann soll er die Deutung so abfassen, daß sie auch angenommen werden kann.

Der Takt

Der Maßstab dazu ist nach Freud sein *Takt* (1926e, S. 250), nach heutigen Vorstellungen das Einfühlungsvermögen und die Fähigkeit des Therapeuten, mit seiner Gegenübertragung sachkundig umzugehen. Spürt der Patient dieses ernsthafte Bemühen seines Therapeuten, ihn nachzuempfinden und ihn zu verstehen, dann können sogar falsche Deutungen eine positive Wirkung haben (vgl. auch Glover, 1931). Z.B. dann, wenn der Therapeut sie revidiert, sich für seinen Fehler entschuldigt und dazu fähig ist, aus dem zu lernen, was in seiner Beziehung zum Patienten übersehen wurde.

Das Bemühen

Meiner Erfahrung nach ist aber das Entscheidende das *Bemühen des Therapeuten.* Wenn der Patient spürt, daß der Therapeut sich wirklich bemüht herauszufinden, was in der beiderseitigen Interaktion geschieht, dann entschuldigt er auch gern einen Fehler, denn er erlebt dieses Bemühen als sehr viel wertvoller, als die Feststellung ihn belasten mag, daß sein Therapeut nicht allwissend ist (dies gilt primär für neurotische Störungen). Im Gegenteil, ein Fehler kann insofern hilfreich sein, als er ein Stück Realität in die Beziehung bringt. Damit möchte ich selbstverständlich nicht dem unbekümmerten wilden Deuten das Wort reden, sondern meine, daß jeglicher Wunsch nach Perfektionismus weder dem Patienten noch dem Therapeuten guttut. Denn es ist eine Realität in der Therapie, daß selbst die besten Deutungen unvollständig bleiben. Daß es immer einen Rest gibt, der vom Therapeuten nicht entdeckt wurde und der erst im weiteren Verlauf der Therapie zutage tritt. Auf der anderen Seite ist dies auch der Motor der Therapie, denn bekanntlich ergeben sich aus gedeuteten Widerständen neue. Erst der fortlaufende Prozeß der

Deutungen und des damit verbundenen Erlebens schafft die Grundlage für das Bewußtsein des Patienten, die ihn befähigt, in immer größerem Umfang selbst mit den eigenen psychischen Spannungen umzugehen.

Der Begriff der Deutung

Im Gegensatz zu Freud, der in der Deutung besonders das Aufdecken der unbewußten Motive der Vergangenheit betont, ist die heutige Definition viel umfassender. Sie berücksichtigt damit besonders das Erleben der Patienten, die nicht nur das Aufzeigen der Kindheitserlebnisse als Deutung ansehen, sondern viele Äußerungen des Therapeuten, die sich auf ihr Verhalten beziehen. So sind sich die heutigen Autoren einig, „daß es am praktischsten wäre, unter dem *Begriff der Deutung* sämtliche Kommentare und sonstigen Interventionen zusammenzufassen, die darauf abzielen, den Patienten unmittelbar auf einen Aspekt seines seelischen Geschehens hinzuweisen, dessen er sich bisher noch nicht bewußt war. Es würde dann vieles *einbezogen*, was ‚Vorbereitung zur Deutung‘, Konfrontation, Klarifizierung, Rekonstruktion usw. genannt wird" (Sandler, op. cit., S. 102). Unter diese Klassifizierung würde damit als Deutung auch das „Spiegeln" der Gefühle des Patienten fallen (wobei dieses Spiegeln nicht mit der Kohutschen Spiegelübertragung verwechselt werden darf. Es ist eher mit Mahlers [1978] Begriff vergleichbar). Dieses Spiegeln besteht darin, daß der Therapeut dem Patienten z.B. sagt, *wie er ihn erlebt*.

Das Spiegeln

Beim Anwenden der Technik des Spiegelns bin ich immer wieder überrascht, wie sehr Menschen es brauchen, daß andere ihnen bestätigen, was sie vage fühlen. Ebenso verwundert es mich, so häufig festzustellen, wie viele Menschen sich kaum einschätzen können. Entweder sie glauben z.B., ganz klein und hilflos zu sein, obwohl sie viel Raum und Zeit in Anspruch nehmen und andere mit ihrer Intensität gleichsam an die Wand drücken. Oder sie halten sich für groß und stark, dabei ist leicht zu spüren, wie verletzbar und unsicher sie sind. Ein Beispiel hierfür ist eine Frau, die an einem meiner Workshops teilnahm und wie ein Maschinengewehr sprach. Sie redete ohne Punkt und Komma und mit einer Kraft, daß viele das Gefühl hatten, ihre Worte würden sie „durchbohren".

Ich deutete nun nicht ihr Verhalten, indem ich einen Bezug zu ihrer Kindheit herstellte, sondern sagte ihr, wie ich sie erlebte. Ich sagte: „Wenn du redest, kommt bei mir die Frage hoch, ob dir bewußt ist, wie intensiv du redest. Es kam mir auch das Bild von einem mit Worten geladenen Maschinengewehr." Sie sah mich zunächst verblüfft an und meinte dann: „Ich war mir dessen nicht bewußt. Aber jetzt klickert etwas. Wenn ich zu Hause sprach, wurde ich immer unterbrochen. So muß ich mir diese Redeweise angewöhnt haben ... Du sagst Maschinengewehr – das klingt aggressiv. Ich glaube, das trifft auch zu."

Ich schätze diese Form der Deutung deshalb sehr, weil sie dem Patienten vermittelt, wie er auf andere wirkt und wie er selbst die Verbindung von Gegenwart und Vergangenheit herstellen kann. Und er tut dies meiner Erfahrung nach selbständig, wenn er nur genügend Zeit zum Nachspüren hat.

Dies hat nicht nur den Vorteil, daß die Deutungen vorsichtiger ausfallen, sondern auch, daß dem Patienten das zutreffende Gefühl vermittelt wird, daß er für sich herausfinden kann, was an seinem Verhalten vergangenheitsbestimmt ist und daß er die Verbindung zwischen dem Jetzt und dem Damals herstellt. Dabei kommen Patienten zum Teil auf Zusammenhänge und Einsichten, auf die ich mit bestem Willen nicht gekommen wäre.

So aktiviert diese Form des gemeinsamen Deutens nicht nur die Selbständigkeit des Patienten, sondern unterstützt zugleich den Aufbau einer *tragfähigen* Beziehung zwischen Patient und Therapeut, da diese Interaktion in besonderem Maße deutlich werden läßt, wie sehr beide im therapeutischen Prozeß aufeinander angewiesen sind.

Die Deutung in der analytischen Körpertherapie

In der analytischen Körpertherapie gibt es nun *drei Formen der Deutung*. *Erstens* die aufgezeigte analytische, *dann* die Deutung von Körperreaktionen und *schließlich* die direkte Arbeit am Körperwiderstand.

Ich möchte mit letzterer beginnen. Wir haben gesehen, daß die Deutung die Funktion hat, Gefühle zu lösen, die sich im Widerstand manifestierten. In der reinen Arbeit am und mit dem Körper *besteht der Widerstand* nicht in dem, was jemand macht, sondern vielmehr *in dem, was nichts macht*. Ich verstehe darunter den Muskelblock. Er macht nichts aktiv. Er bewirkt nicht, daß der Patient z.B. dem Therapeuten nicht glaubt, wie dies beim Übertragungswiderstand der Fall sein kann. Er bedingt vielmehr, daß der Patient bestimmte Bewegungen oder Übungen nicht oder nur mit Mühe machen kann und daß die Energie in seinem Körper nicht so fließt, wie dies in einem Körper ohne Panzerungen geschieht. Somit stellen diese Blocks Widerstände gegen das Fließen von Energie dar, wodurch der Mensch mit einem „gepanzerten" Körper zwangsläufig in seinem Erleben gehemmt ist. Dazu haben diese Blocks auch noch die Funktion, daß Gefühle nicht wieder aktiviert werden können, die in der Kindheit verboten waren und jetzt immer noch gefürchtet werden. Damit stellen diese Körperblocks verständlicherweise auch einen Widerstand gegen die Therapie dar (vgl. Kap. „Die Widerstandsanalyse" ab S. 42).

Das aktive Arbeiten mit den Körperpanzerungen

Die Deutung in der Körpertherapie besteht somit im *aktiven* Arbeiten mit den Körperpanzerungen, wodurch Gefühle frei werden, die in den verspannten Muskeln gehalten wurden. Denn es ist eine Annahme der Körpertherapie, daß die verspannten Muskeln nicht nur ein intensiveres Leben behindern, sondern daß sie auch noch traumatische Erlebnisse beinhalten, die beim Entspannen dieser Muskeln frei bzw. bewußt werden.

Ich muß gestehen, daß ich drauf und dran war, über diesen Punkt kommentarlos hinwegzugehen, da er für mich heute eine Selbstverständlichkeit ist. Ich erinnere mich aber noch, daß dies für mich am Anfang meiner Ausbildung überhaupt nicht so klar war und ich zunächst nicht glauben konnte, Bioenergetiktherapeuten könnten am Körper sehen, was in der Kindheit geschehen sei, und daß sie dazu auch noch in der Lage seien, zu sagen, welche psychischen Probleme ein Mensch mit einer bestimmten Körperstruktur hat. Heute sind meine Zweifel gewichen, denn ich habe unzählige Male erleben können, daß ich nicht nur am Körper die psychischen Probleme erkennen konnte, wovon der Patient z.B. später berichtete, sondern auch, daß das „Öffnen" von Muskeln ganz bestimmte Gefühle freisetzt. Wie häufig habe ich es erlebt, daß jemand deshalb weinte, weil sich seine Mund- bzw. Halsmuskulatur lockerte und er dadurch mit all der Sehnsucht und dem Verlangen in Kontakt kam, die er seit langem unterdrückt hatte. Und wie viele Gefühle und Bilder kamen dadurch hoch, daß jemand in Berührung mit Muskeln kam, die bis dahin seinem Bewußtsein entzogen waren, weil sie vollkommen verspannt waren.

Die Deutung in der Körpertherapie

Die Deutung in der Körpertherapie besteht also einerseits darin, daß der Therapeut sich den Körper und seine Verspannungen ansieht und daraus schließt, welche Muskeln verspannt sind, und versteht, was dies bedeutet, und zum anderen, daß er an diesen Verspannungen über den Körper arbeitet.

Dies kann nun in einem oder in mehreren Schritten geschehen. Arbeite ich zum Beispiel mit jemandem, der Schwierigkeiten hat, sich fallenzulassen, so kann ich eine Fallübung machen. Der Patient muß dann so lange in einer Streßposition stehen, bis er *aus dem Körper* und *nicht willentlich* fällt.

Obwohl Fallübungen in manchen Situationen schnell eine klare Lösung erbringen, ziehe ich häufig mehrere Schritte vor, besonders auch aus dem Grund, daß ein Muskel, der sich unter Druck „öffnet" sich bald auch wieder verhärtet, wenn nicht wieder daran gearbeitet wird. Da das Sich-Fallenlassen mit Kontakt zu tun hat bzw. mit den Enttäuschungen und Verletzungen, die viele im Zusammenhang mit Kontakt und Nähe erlebt haben, bevorzuge ich Kontaktübungen statt Fallübungen. Nicht zuletzt deshalb, weil der Therapeut bei der Wahl einer Kontaktübung viel mehr Möglichkeiten der Auswahl und der Abwandlung hat als bei Fallübungen.

Er kann sich z.b. dem Patienten gegenüberstellen und dann auf ihn zugehen, bzw. beide gehen aufeinander zu.

Oder Therapeut und Patient stehen sich in Armlänge gegenüber, und der Kontakt wird dadurch aufgenommen, daß einer (oder beide) langsam den anderen mit einer oder beiden Händen berührt (vgl. Kap. „Das Berühren" ab S. 150).

Neben diesen Übungen, die sich, wie gesagt, unendlich abändern lassen, gibt es noch die vielen Formen des Stützens. Z.B. lehnt sich dabei der Patient (mit seiner Brust oder seinem Rücken) an die Hände des Therapeuten oder an dessen Rücken. Oder der Therapeut hält den Kopf des Patienten und vieles ähnliche mehr.

Schließlich gibt es noch die Möglichkeit, daß jeder aus der Gruppe, der dazu Lust hat, seine Hände auf den Patienten legt, der seinerseits entweder steht, sitzt oder liegt. Wird bei dieser Übung behutsam und einfühlsam mit dem Patienten umgegangen, so ist dies selbst für Menschen mit sehr großer Angst vor Nähe eine lehrreiche und erfüllende Erfahrung.

Je mehr körperliche Verspannungen vorliegen, desto fester ist natürlich auch der Panzer, der einen näheren Kontakt des Patienten zu sich selbst und zu anderen Menschen verhindert. Deshalb kann es manchmal hilfreich sein, erst die muskulären Verspannungen zu lockern und dann diese Übungen zu machen.

Die Reihenfolge bei der Lockerung der Verspannungen

Dabei gibt es auch bei der Lockerung der Verspannungen eine Reihenfolge. Spüre ich z.B., daß das Problem eines Patienten sein mangelndes Vertrauen ist und daß sich dies besonders in seinem verspannten Bauch ausdrückt, merke ich außerdem, daß sein Herz verschlossen ist, d.h. daß er Schwierigkeiten hat, seine liebevollen Gefühle auszudrücken, ein Problem, das an den Verspannungen im Brustbereich sichtbar ist, dann arbeite ich zunächst mit dem Brustkorb und erst anschließend mit dem Bauch. Es hat nämlich wenig Sinn, am Vertrauen zu arbeiten, solange der Patient sich mit seinem Herzen und den damit zusammenhängenden Ängsten aus dem Kontakt zum Therapeuten heraushalten kann.

Erst wenn auf der Ebene des Herzens eine engere Beziehung möglich ist, kann ich an den Verspannungen arbeiten, die mit seinem mangelnden Vertrauen zusammenhängen.

Während der Arbeit mit dem Brustkorb bzw. mit dem Herzen wird dann von allein der Punkt kommen, wo es um das Vertrauen geht. Spätestens in dem Moment, in dem der Patient mit den Schmerzen in Berührung kommt, die ihm die entstehende Nähe verursacht, kommt er in Kontakt mit seinem mangelnden Vertrauen.

Dadurch und durch etwas intensivere Atmung ist ein direkter Übergang zu den Verspannungen in der Bauchgegend gegeben. Ginge ich umgekehrt vor, erhöhten sich seine Widerstände womöglich noch, weil er mich für viel zu gefährlich hielte, um so viel Nähe zulassen zu können.

Reaktionen, die für den Therapieverlauf uninteressant sind

Damit kommen wir zu einem entscheidenden Punkt in der Körpertherapie. Da wir so nah und direkt am Körper arbeiten und dazu noch so schnell so viele Gefühle auslösen, sind wir besonders gefährdet, uns von Reaktionen leiten zu lassen, die im Grunde uninteressant sind.

So kann ich stundenlang mit jemandem an seinen Gefühlen arbeiten. Er weint und tobt und ballt die Fäuste. Von außen betrachtet ein Bild größter Intensität. Im Inneren des Patienten kann es dagegen ganz anders aussehen. Es kann durchaus sein, daß er deshalb so tobt, damit ich nicht auf die Idee komme, daß er seine Gefühle bereits vollkommen abgeschnitten hat. Würde ich nämlich mit seinem Abschneiden arbeiten, wäre die Situation für ihn bedrohlich. Solange ich aber mit den für ihn weniger beängstigenden Gefühlen beschäftigt bin, fühlt er sich sicher und kann mit aller Kraft ein starkes Gefühl ausdrücken. Natürlich ist dies ein Widerstand, deshalb darf dieses Verhalten nicht als ein bewußtes An-der-Nase-Herumführen interpretiert werden, sondern als ein unbewußter Versuch, sich vor Schmerzen zu bewahren (vgl. Kap. „Die Widerstandsanalyse" ab S. 42).

Deshalb ist es häufig wichtig, zunächst den Widerstand selbst und erst dann dessen Inhalt zu deuten (zur Einschränkung dieser Reichschen Forderung: s. Dieckmann, 1979, S. 170). Auf die Körpertherapie übertragen bedeutet das, daß zuerst abgeklärt wird, *wo* und *wie* der wichtigste Widerstand (in Form von Verspannung) ist. Anschließend wird dann an und mit dem Körper gearbeitet.

Deutung der Körperreaktionen

Diese Überlegungen leiten über zu einer weiteren Form der Deutung, die sich direkt mit dem Körper beschäftigt. Diese Deutung der Körperreaktionen erklärt einerseits, was im Körper geschieht, und andererseits verdeutlicht sie das Erleben über den Körper.

Eine Deutung als Erklärung liegt zum Beispiel dann vor, wenn ich sage: „Du zitterst, weil die Muskeln dadurch die vermehrte Energie abführen, die dein Körper durch die vertiefte Atmung entwickeln kann."

Diese Form der Deutung macht einen grundlegenden Unterschied zwischen Körpertherapie und Psychoanalyse deutlich. Die Analyse kann natürlich auch durch Deuten und Durcharbeiten körperliche Prozesse in Gang bringen und körperliche Veränderungen bewirken (vgl. z.B. das „operative Denken" in Verbindung mit psychosomatischen Krankheiten bei de M'Uzan, 1977, S. 322).

Der Unterschied zwischen Körperarbeit und Psychoanalyse besteht aber darin, daß körperliche Prozesse, die durch Körperarbeit, also durch den Körper selbst bewirkt wurden, *nur über den Körper* und *nicht über die Psyche*, etwa durch Deutungen, *erfolgreich* zu verändern sind.

80

Bei der *Tetanie* nützt eine Deutung z.B. überhaupt nichts. (Tetanie ist eine Verkrampfung der Hände und der Lippen, die infolge der erhöhten CO_2-Zufuhr entsteht. Der Therapeut muß hier schnell handeln, weil dieser Zustand bis zur Atemlähmung führen kann.) Die Verspannungen der Hände und der Lippen rühren aber auch daher, daß durch das Mehr an Atmung unbewußte Wünsche, Hemmungen und Aggressionen aktiviert werden, die durch diese Muskelblockierung zurückgehalten werden. Ich arbeite mit diesen Prozessen z.B. so, daß ich zuerst eine Deutung gebe, damit der Patient weiß, was geschieht – was die Tetanie aber nicht beeinflußt –, und ihn anschließend seine Verspannungen durch Schlagen auf die Matte mit Händen und Füßen ausdrücken lasse. Dies löst erfahrungsgemäß nach kurzer Zeit starke Gefühle aus und damit die Tetanie auf.

Ähnlich verhält es sich, wenn jemand während einer Arbeit das Gefühl bekommt, sich übergeben zu müssen. Auch hier arbeite ich weiter am Körper. Dies besonders, wenn ich spüre, daß *Patienten in dem Moment eine Deutung als Bremse bzw. Ablehnung interpretieren* („Der ekelt sich vor mir!"). Die Deutung auf der Körperebene besteht darin, den Patienten spucken zu lassen – häufig reicht es, daß er etwas Speichel ausspucken kann – und ihm dabei Stütze zu geben (z.B. seine Stirn halten und/oder seinen Rücken stützen).

Nach der Arbeit ist dagegen ein verbales Aufarbeiten, also Deuten, nicht nur hilfreich, sondern häufig dringend nötig.

Es hängt dann von meiner Gegenübertragung ab, ob ich die Übelkeit als ein „Zum-Kotzen-Fühlen" oder als ein „Sich-nicht-übergeben-Können" deute. Das erste hat offensichtlich mit Wut, das zweite mit der Unfähigkeit loszulassen zu tun, weil der Patient befürchtet, daß niemand da sein wird, der ihn auffängt, oder daß er verletzt wird, sobald er Schwäche zeigt. Ähnliche Formen der Deutung sind die folgenden Sätze: „Du hustest, weil du deine Gefühle wegdrücken möchtest"; „Es ist dir schwindelig, weil du dich ‚wegschwindeln' möchtest".

Verblüffend ist für mich immer wieder, wieviel diese einfachen Deutungen an Gefühlen freisetzen können.

Eine andere Form ist die *Deutung körperlicher Erlebnisse, die unvermittelt auftreten und den Patienten erschrecken.* Dies kommt häufig bei Patienten vor, die entweder neu in der Therapie oder sehr verspannt sind oder in eine tiefe Regression kommen. Wenn jemand z.B. plötzlich in unkoordiniertes Strampeln verfällt, das er sich selber nicht erklären kann, dann deute ich dies – entsprechend dem, was ich in dem Moment sehe und spüre – unter Umständen als Versuch, sich durch diese Bewegung bei aller Verlassenheit noch lebendig zu fühlen; oder als Wutausbruch oder ähnliches.

Wenn jemand trotz gleichbleibender Atmung *zu ersticken meint,* dann deute ich dies als Notbremse gegen unerlaubte Gefühle und rate ihm – sofern ich kein gegenteiliges Gefühl habe –, noch tiefer in die Arbeit zu gehen. Häufig hat er bereits durch die Deutung das Gefühl, wieder tief Luft holen zu können. Wenn jemand *die Augen ganz weit aufreißt,* deute ich dies entweder als große Angst oder als Entsetzen oder ähnliches, je nachdem, was mir der Ausdruck seiner Augen vermittelt.

Somit bekommen diese Deutungen eine doppelte Funktion: Einerseits helfen sie zu integrieren, was geschehen ist oder immer noch geschieht, und auf der anderen Seite lösen sie neue Gefühle aus, die mit der Deutung zusammenhängen bzw. mit dem, was ich erklärt und welche Verbindungen ich zur Vergangenheit hergestellt habe.

Therapie bzw. Sport

Ich halte diese stabilisierenden Deutungen (Morgenthaler, 1978, S. 107) nicht nur deshalb für besonders wichtig, weil mit ihrer Hilfe traumatische Erlebnisse integriert werden können, sondern auch, weil ohne diese verbale Integration Körpertherapie auf die Stufe von Schwimmen, Joggen oder Holzhacken gerät. Auch bei diesen Betätigungen können schließlich Gefühle zutage treten, die die Gemütslage verändern. Der entscheidende Unterschied zwischen analytischer Körpertherapie und einer Sportart sollte aber darin bestehen, daß in der Therapie eine Kommunikation zwischen zwei Menschen stattfindet, die bedingt, daß z.T. unbewußte Erlebnisse bewußtgemacht werden und möglicherweise mit solchen in der

Vergangenheit in Verbindung gesetzt werden können. Gelingt dies nicht, werden Probleme kurzzeitig weggeschoben, um alsbald entweder in derselben oder veränderter Form erneut aufzutauchen.

Deutungen als Hilfe nach der Körperarbeit

Abgesehen davon sind Deutungen auch deshalb so wichtig, weil sie die Gefühle auffangen, die *nach* der Körperarbeit zutage treten. Wie soll jemand mit der Depression zurechtkommen, die sich nach einer Arbeit an seiner Wut einstellt, wenn der Therapeut diese nicht als das schlechte Gewissen, das heißt als Strafe gerade *wegen* des Schlagens deutet?

Oder was soll jemand mit der Angst anfangen, die ihn überkommt, nachdem er auf dem Rücken liegend die Arme hochgestreckt und nach seiner Mutter gerufen hat, wenn ihm nicht zum Beispiel gedeutet wird, daß er als Kind Angst hatte, seine Mutter würde nicht kommen – oder auch, daß sie tatsächlich nicht gekommen ist? Oder daß er befürchtete, seine Mutter mit seinen Bedürfnissen zu überfordern, da sie ihm vermittelte, daß seine Bedürfnisse schlecht waren? Oder daß er Angst vor ihrem Blick hatte – und ähnliches mehr.

Negative therapeutische Reaktion

Ferner ist die Deutung auch die einzig wirkungsvolle Möglichkeit zur Vermeidung der negativen therapeutischen Reaktion (vgl. Grunert, 1979). Darunter sind die strafenden Reaktionen des Über-Ichs zu verstehen (siehe Kap. „Übertragung und Gegenübertragung" ab S. 14), die dann auftreten können, wenn ein Patient in der Therapie etwas getan hat, was in seiner Kindheit streng verboten war. Da hilft es wenig, wenn der Therapeut ihn nach der Arbeit lobt oder ihm seine Gefühle bestätigt. Er kann damit die Situation sogar noch verschlimmern, denn sein (des Patienten) strafendes Über-Ich wird sich nun auch noch – und wenn es bereits der Fall war, noch mehr – gegen den Therapeuten wenden, was nichts anderes bewirkt als ein Ansteigen der Widerstände. Viel sinnvoller ist es dagegen, sofort anzusprechen, was das Gewissen zu alledem sagt, und dann möglicherweise das Gesagte stabilisierend zu deuten.

Deutung und die Dauer der Veränderung

Hinzu kommt, daß nur die verbale Deutung und das Sprechen über das Erlebte bewirken, daß dem körperlichen Erlebnis Dauer verliehen wird und daß der Patient nicht nach kurzer Zeit wieder in die alten Probleme zurückfällt. Nur das Reden und die verbalen Deutungen ermöglichen es dem Patienten, von der Körperebene – und das ist die Ebene des Unbewußten – so weit ins Bewußtsein zu kommen, daß er das Leben außerhalb der Therapie positiv und nicht als Schock erlebt. Das Reden und Deuten seines Verhaltens gibt ihm dazu die Möglichkeit, die therapeutische Situation mit der seines Alltags mehr und mehr in Einklang zu bringen.

Aus diesen Ausführungen wird deutlich, daß die Deutung eine doppelte Funktion hat. Sie ist einerseits ein Mittel des Therapeuten, seinem Patienten etwas bewußtzumachen, andererseits beschreibt sie dessen Bewußtwerdungsprozeß. So hilft sie die Erlebnisse in der Therapie integrieren, die ohne Erklärung zum Teil nicht nur unverständlich, sondern sogar „wahnsinnig" erschienen. Auf der anderen Seite soll sie das Bewußtsein befähigen, mit dem Erlebten und dem durch sie Verstandenen so umzugehen, daß das Leben außerhalb der Therapie problemloser und damit freudvoller wird. Die Deutung enthält demnach einen Innen- und einen Außenaspekt.

Innen- und Außenaspekt der Deutung

Der Innenaspekt der Deutung besteht darin, daß die in der Therapie gemachten Erlebnisse so gedeutet werden, daß der Patient sie aufnehmen und integrieren kann. Der Außenaspekt spiegelt sich darin, daß die in der Therapie gemachten Erfahrungen sich auch auf das Leben außerhalb dieses geschützten Rahmens auswirken. Dabei muß der Therapeut darauf achten, daß der Patient nicht eine radikale Trennung zwischen Leben *in* und *außerhalb* der Therapie vornimmt. Geschieht dies, so muß er den möglichen Ursachen nachgehen und versuchen, den Konflikt (Widerstand) des Patienten zu verstehen und so zu deuten, daß dieser die grundsätzliche Trennung zwischen Therapie und Außenwelt allmählich abbauen kann.

Der Prozeß stockt

Dabei erhebt sich die Frage, was ein Körpertherapeut machen kann, wenn er spürt, daß die Therapie ins Stocken gerät, daß vielleicht eine „progressive Deutung" (Morgenthaler, 1978, S. 107), also eine weiterführende Deutung, wichtig wäre, er aber nicht genau ausmachen kann, in welche Richtung diese Deutung gehen sollte.

In der Analyse wäre die Antwort auf diese Frage nicht besonders schwierig: Der Analytiker würde abwarten und seinem Analysanden das rechte Maß an Unterstützung geben, damit keine neuen Widerstände allein deshalb entstehen, weil der Patient sich abgelehnt fühlt. Der Analytiker kann dann mit ziemlicher Sicherheit davon ausgehen, daß sich die gesuchte Antwort früher oder später von selbst einstellt.

In der Körpertherapie dagegen ist dies nicht so einfach. Hier stellt die schon mehrmals erwähnte Aktivität dieser Therapie ein Hindernis dar. Hier kann der Therapeut z.B. nicht mit jemandem vor der Gruppe arbeiten und sich plötzlich hinsetzen und warten, bis der Patient auf die entscheidenden Einfälle kommt. Es würde ihm höchstwahrscheinlich überhaupt nichts einfallen, da er hauptsächlich damit beschäftigt wäre, den entstehenden Druck zu verarbeiten.

Dazu wäre es nicht sehr förderlich für die Beziehung zwischen Therapeut und Patient (vgl. Bräutigam, 1984, S. 127), da dieser sich mit Sicherheit im Stich gelassen fühlen würde.

Aus diesem Aspekt heraus könnte die Frage aufkommen: Warum werden überhaupt Einzelarbeiten vor einer Gruppe gemacht, wenn sie derartige Komplikationen nach sich ziehen können?

Die Antwort lautet für mich: Weil durch diese besondere Konstellation eine Intensität entsteht, die einzigartig ist und dementsprechend viel bewirkt. Auf der anderen Seite hat natürlich alles seine Vor- und Nachteile. Es ist aber unrealistisch, etwas deshalb abzulehnen, weil es Nachteile hat. Denn dann kämen wir dahin, alles abzulehnen, weil alles, was einen Vorteil hat, auch irgendeinen Nachteil hat (siehe dazu die schöne Geschichte in I. Shah, 1970, S. 100). Es geht vielmehr darum, die Nachteile zu sehen, bewußt mit ihnen umzugehen und sie dadurch soweit wie möglich in Grenzen zu halten.

Gestalttechnik zur Klärung

Eine Form, durch die ich den Nachteil der Aktivität der Körpertherapie in Grenzen zu halten versuche, ist neben dem bereits Beschriebenen das Anwenden der Gestalttechnik – d.i., daß psychische Konstellationen bzw. Probleme z.B. mittels Kissen dargestellt werden (vgl. dazu Kap. „Die Traumdeutung" ab S. 89).

Diese Technik gibt den Patienten und damit auch mir oft erstaunlich schnelle Einblicke in die verblüffendsten Zusammenhänge.

Ein Beispiel soll diese Arbeitsweise verdeutlichen. Eine meiner Patientinnen kam einmal in die Einzelstunde, und es schien ihr ganz gut zu gehen. Als sie über ihr Befinden sprach, verstärkte sich dieser Eindruck bei mir. Sie meinte aber, sie müsse noch mehr in Kontakt mit sich kommen, deshalb wolle sie eine Fallübung machen. Ich bekam bei diesem Wunsch ein merkwürdiges Gefühl. In solchen Fällen habe ich es mir zur Gewohnheit gemacht, mir nochmals die psychische Struktur des Patienten vor Augen zu führen und mir dabei zu überlegen, welche Anteile im Augenblick für das Verhalten bestimmend sind. In dieser Situation fielen mir ihre masochistischen Züge besonders auf, so daß sich mein Wunsch verstärkte, erst einmal herauszufinden, *warum* sie so unvermittelt eine Streßübung machen wollte.

So schlug ich ihr eine Gestaltarbeit vor. Ich legte zwei Kissen auf den Boden. Das eine symbolisierte den Anteil in ihr, der Streß haben wollte, das andere einen Teil, der vielleicht anderer Ansicht war.

Kaum saß sie auf dem „Streßkissen", bekam sie eine harte Stimme und forderte: „Du sollst machen! Du machst nie genug! Du bist immer faul. Ich kann es mir nicht ansehen, wie wenig du machst! Ich finde das entsetzlich! Und machst du so weiter, dann wird nie etwas aus dir!"

Dann wechselte sie das Kissen, bekam die Stimme eines kleinen Mädchens und sagte in hilflosem Ton, der nur einen Hauch von Trotz hatte: „Ich mag nicht, ich arbeite doch schon so viel. Es wird mir alles zuviel. Ich kann nicht mehr. Ich möchte so gern verreisen."

Sie wechselte wieder das Kissen, ihre Stimme und ihr Ausdruck veränderten sich vollkommen, und sie sagte wieder mit herrischem Tonfall: „Du mußt, du mußt, du mußt."

Als sie erneut auf dem Kissen saß, von dem aus sie als kleines Mädchen gesprochen hatte, brach plötzlich der ganze Schmerz heraus, den sie als Kind erlitten hatte, als sie sich von ihrer Mutter nie verstanden und geliebt, sondern nur von deren Forderungen beherrscht und unterdrückt gefühlt hatte.

Aus diesen unbewußten Motiven heraus hatte sie versucht, durch einen Kraftakt diesen schmerzhaften Gefühlen aus der Kindheit zu entfliehen. Deshalb hätte sie sich lieber einer Streßübung unterzogen, anstatt sich dem Wohlergehen und damit den beherrschenden Forderungen ihres Unbewußten (d.i. unbewußter Über-Ich-Anteil) in Gestalt ihrer Mutter auszusetzen.

Diese Streßübung hätte aber nichts anderes bewirkt, als ihre masochistischen Anteile zu verstärken, denn sie hätte in der Therapie genau das getan, was sie auch sonst tat: sich Schmerzen zufügen, um sich damit das Wohlergehen zu „verdienen".

Nach dieser Gestaltarbeit war ihr klargeworden, warum sie eine Fallübung hatte machen wollen, und wir verbrachten den verbleibenden Teil der Stunde damit, den „herrischen" Seiten ihres Über-Ichs nachzugehen.

Weiterhin ist eine Gestaltarbeit sehr hilfreich, wenn ein Patient das Bedürfnis hat zu verstehen, was in ihm vorgeht, und weder er noch ich das Geschehen einordnen können. Z.B. bei der Frage, warum jemand plötzlich einen Migräne-Anfall bekommt. Oder Bauchschmerzen. Oder ein Brennen in den Augen etc. Ich nehme in solchen Fällen wiederum zwei Kissen. Das eine symbolisiert den Patienten, also sein Bewußtsein; das andere sein Unbewußtes, d.i. in den angeführten Beispielen seinen Kopf, seinen Bauch, seine Augen und ähnliches mehr.

Es ist häufig sehr überraschend, mit welcher Ehrlichkeit und Unmittelbarkeit die Antworten auf die Frage nach den Ursachen für die körperlichen Symptome gegeben werden.

Vielen Patienten macht diese Art der Suche nach der richtigen Deutung so viel Spaß, und sie wird ihnen so wichtig, daß sie sie auch zu Hause anwenden, um sich Entscheidungshilfen zu holen. Oder die andere Möglichkeit: Sie machen es ohne Kissen und wechseln einfach in ihrer Vorstellung, z.B. dann, wenn sie nach einer Arbeit die entsprechende Deutung für ihr Verhalten suchen, was einen wichtigen Schritt auf dem Weg zur Selbständigkeit darstellt.

DIE TRAUMDEUTUNG

Es fällt mir immer wieder auf, daß viele Körpertherapeuten sehr wenig, wenn überhaupt mit Träumen arbeiten. Dies ist bedauerlich, denn gerade die Vielschichtigkeit der Traumwelt kann uns lehren, wie reichhaltig unser Leben ist, wodurch sie uns eine Welt eröffnet, deren Schätze leicht die Mühen aufwiegen, die wir erbringen müssen, um sie zu finden.

Es würde den Rahmen dieses Buches überschreiten, wollte ich an dieser Stelle die verschiedenen Deutungsansätze würdigen, die sich seit Freuds „Traumdeutung" entwickelten. Statt dessen möchte ich anhand mehrerer Beispiele darlegen, wieso ich die Arbeit mit Träumen als eine der entscheidenden Hilfen in der Therapie und so auch in der Körpertherapie ansehe.

In meiner Ausbildung zum Bioenergetik-Therapeuten kam immer wieder die Vorstellung zur Sprache, eine Trauminterpretation zu entwickeln, die ebenso wie die Bioenergetik auf den Körper bezogen ist. Der Gedanke hat mich sehr angesprochen, und ich habe immer wieder versucht, Traumbilder in bioenergetische Übungen umzusetzen. Es gelang mir auch manchmal ganz gut, ein Rest von Unbefriedigtsein blieb aber bei mir übrig. Als ich mich gründlicher mit der Traumwelt auseinandersetzte, wurde mir klar, warum.

Die Bioenergetik aktiviert mehr oder minder die unteren drei Chakren. Was darunter zu verstehen ist, werde ich sogleich erklären. In seinen Büchern und in seinem Denken setzt Lowen den Menschen mit seinem Körper gleich. Das ist auch ein guter Ansatz, um an den Verspannungen des modernen Menschen zu arbeiten. Was aber nicht geschehen darf, ist, daß er darauf festgeschrieben bzw. reduziert wird. Denn der Mensch ist eben nicht nur sein Körper, sondern sehr viel mehr. Sehen wir ihn nur als Körper, so legen wir ihn fest auf die untersten Chakren und schaffen damit neue Probleme, die wir mit diesem materialistischen Ansatz nie heilen können. Aber nun erst einmal zu den Chakren.

Die Chakren

Bekanntlich werden in der indischen Philosophie Chakren die feinkörperlichen Energiezentren im Körper genannt. K. Dychtwald gibt in seinem Buch „Körperbewußtsein" eine gute Beschreibung der verschiedenen Chakren, die ich hier zitiere (S. 101 f.).

„Chakra 1: Wurzel-Chakra oder ‚Muladhara'. Es befindet sich an der Basis des Rückgrats und ist mit dem allgemeinen großen menschlichen Potential, der Urenergie und den grundlegenden Überlebensbedürfnissen verbunden. (Wie sexuelle Funktionen, Ausscheidungen etc. Zusatz von mir.)

Chakra 2: Milz-Chakra oder ‚Svadhisthana'. Es befindet sich auf der Höhe der Genitalien und ist überwiegend mit dem Geschlechtstrieb und den zwischenmenschlichen Beziehungen verbunden. (Auf der Ebene von allem, was auf die Vergrößerung des Ego abzielt. Zusatz von mir.)

Chakra 3: Nabel-Chakra oder ‚Manipura'. Es befindet sich am Nabel und ist verbunden mit groben, unverfeinerten Emotionen, Machttrieb und gesellschaftlicher Identifikation.

Chakra 4: Herz-Chakra oder ‚Anahata' – befindet sich über dem Herzen und ist verbunden mit Mitleidsgefühl, Liebe und Selbstausdruck.

Chakra 5: Hals-Chakra oder ‚Vishuddha'. Es befindet sich an der Vorderseite des Halses und ist verbunden mit Gedanken, Kommunikation, Ausdruck und Selbstidentifikation.

Chakra 6: Brauen-Chakra oder ‚Ajna'. Es befindet sich im Raum zwischen den Augenbrauen und ist verbunden mit Geisteskräften und erhöhter Selbst-Bewußtheit.

Chakra 7: Kronen-Chakra oder ‚Sahasrara' – befindet sich am Scheitel und ist verbunden mit der Erfahrung der Selbstverwirklichung oder Erleuchtung."

Diese Sichtweise des Körpers mit seinen verschiedenen Energiezentren ist nun für die Traumdeutung von großer Bedeutung, denn sie erweitert den Aussagebereich der Träume erheblich.

Hier zeigen sich auch die Grenzen des bioenergetischen Versuchs, Träume körperlich zu deuten. Es gibt zwar viele Träume, die sich auf die unteren Chakren beziehen, z.B. die Träume von Essen, Trinken und Sexualität, Träume, die uns auf körperliche Probleme aufmerksam machen, und ebenso die Träume, die unseren Wunsch nach Macht und Ansehen veranschaulichen.

Große Träume

Wie ich bereits sagte, gibt es aber auch ganz andere Träume, nämlich die sogenannten großen Träume (Jung, 1945/71, S. 320). Sie machen uns z.B. auf höhere Aufgaben aufmerksam. Das Buch von C. G. Jung „Erinnerungen, Träume, Gedanken" ist voll davon, denn er ließ sich in seiner Suche nach der Bedeutung des Psychischen vornehmlich von seinen Träumen leiten. Und so gibt es Träume, die uns auf unseren bevorstehenden Tod nicht nur aufmerksam machen, sondern vorbereiten und uns sogar Hinweise geben, was uns nach dem Tod erwartet (s. v. Franz, 1984; Jaffé, 1978). Und es gibt die erwähnten Träume, die ganz genaue Angaben von Ergebnissen enthalten, die in der Zukunft geschehen werden.

All diese Träume sind nun nicht mehr mit den niederen Chakren zu erklären, sondern weisen deutlich auf höhere Bewußtseinsstufen, die das rein Körperliche weit überragen.

Freuds Traumdeutung

Damit komme ich zu einem weiteren Punkt: Als ich anfing, Träume zu analysieren, ließ ich mich von Freuds Traumdeutung leiten. Und obwohl ich heute noch die Ansicht E. Eriksons (1954) teile, daß Freuds Traumdeutung einen Meilenstein auf dem Entdeckungsweg des Psychischen darstellt und dazu in eindringlicher Weise von Freuds Mut zeugt, so kann ich heute dieser Form der Traumdeutung nur noch in eingeschränktem Maße folgen. Ich finde, daß die Sexualität eine zu große Rolle spielt, wodurch manche Interpretationen sehr eng sind und andere wichtige Botschaften überhaupt nicht mehr berücksichtigt werden.

Diese Sichtweise Freuds befriedigte mich in meiner therapeutischen Arbeit immer weniger, da mir immer deutlicher wurde, daß sie zwar etwas Richtiges sah, gleichzeitig aber Entscheidendes unberücksichtigt ließ. Ebenso hatte ich immer größere Schwierigkeiten mit der freien Assoziation, d.h. daß der Träumer zu jedem Trauminhalt seine spontanen Einfälle mitteilt (vgl. Freud, 1900, S. 535). Obwohl das Assoziieren von großem Nutzen ist, stellte ich dennoch fest, daß mich das freie Assoziieren nicht immer einer richtigen Deutung näherbrachte. Denn häufig verdunkelte das Assoziieren die Mitteilung der Träume, anstatt sie zu erhellen. Ich teile deshalb in diesem Zusammenhang die Meinung von C. G. Jung (1934/69, S. 159), daß wir zu allem assoziieren können und auch ein Ergebnis erhalten. Die Frage ist nur, inwieweit das Assoziierte noch etwas mit dem Traum zu tun hat. Oder ob es nicht einfach Inhalte des Unbewußten des Assoziierenden widerspiegelt, die sehr wohl wichtig sein mögen, die aber nicht unmittelbar mit dem Traum zusammenhängen müssen (vgl. Jung, 1934/69b, S. 159 und 1905/8).

Die Gestaltarbeit

Auch der Versuch, mit der Gestaltmethode an Träumen zu arbeiten, brachte mich einer befriedigenden Trauminterpretation nicht entscheidend näher. Diese Methode besteht bekanntlich darin, daß alle Figuren, die im Traum vorkommen, gespielt werden. D.h., wenn ein Patient träumt, er habe z.B. seinen Vater und seine Mutter getroffen, so wird er sowohl seinen Vater als auch seine Mutter und sich selbst spielen und sich vorstellen, daß die Figuren, die er im Moment nicht spielt, durch Kissen repräsentiert sind, mit denen er sich auseinandersetzt (vgl. auch Faraday, 1980, S. 13).

Der Vorteil dieser Methode ist zwar, daß bestimmte Trauminhalte unmittelbar bewußt werden und durch das Spiel die Identifikation mit der Traumaussage manchmal leichter fällt. Ebenso kann diese Methode sehr nützlich sein, wenn weder dem Träumer noch dem Deuter der latente Traumgedanke, d.i. die Aussage des Traumes, deutlich wird (vgl. dazu die Jungsche Amplifikationsmethode, wobei zu jedem Traumbild assoziiert wird, Jung, 1943/66, S. 88; Jacobi, 1978, S. 87).

Bei umfassenden und großen Träumen ist sie aber kaum durchzuführen und kann vielmehr leicht zum Agieren führen. Der Analysand produziert dann immer neue Träume, deren Bearbeitung Stunden über Stunden in Anspruch nimmt. Dadurch kann er vermeiden, offen sagen zu müssen, was er über seine Träume ausdrückt. Ebenso kann er vermeiden, an schwierige Punkte zu gelangen, z.B. an seine Widerstände gegenüber der Therapie und dem Therapeuten.

Deshalb befriedigte mich die gestalttherapeutische Arbeit mit den Träumen wenig, und ich empfand sie mehr als einen Notbehelf denn als eine wirkliche Arbeit mit Träumen und deren Inhalten.

Traumsymbole

In meiner Arbeit mit Träumen fiel mir auf, daß immer wieder bestimmte Bilder vorkamen, mit denen weder ich noch die Träumer so viel anfangen konnten, daß ein Aha-Erlebnis auf die Deutung folgte. Dabei war mir bewußt, daß ein Traum nur dann richtig gedeutet ist, wenn sich beim Träumer solch ein Aha-Erlebnis einstellt. Geschieht dies nicht, so traf die Deutung nicht die Mitteilung des Traumes.

Folgende Fragen gingen mir z.B. häufig durch den Kopf: Warum träumten Menschen, daß schwarze Hunde sie verfolgten? Warum befanden sie sich auf einem Schiff? Warum träumten sie von einer unbekannten Frau bzw. von einem unbekannten Mann? Was bedeutet es, wenn jemand von einem alten Weisen träumte?

Die Antworten auf diese Fragen fand ich bei Günter Scharnowski, einem Mann, der sich seit über dreißig Jahren mit Träumen beschäftigt. Günter sieht Träume als Bilder der Seele (vgl. Hillmann, 1983). Er versetzt sich so lange in die Welt eines Traumes, bis er deren Bildmitteilung versteht. Dabei wird die Logik zu einem Teil aus dieser Welt ausgeschlossen. Denn es geht primär um die Bilder bzw. um das, was dem Träumer zu den Bildern einfällt (Jung, 1928/66, S. 144).

Durch diese Art, mit Träumen zu arbeiten, klärte sich plötzlich vieles von dem auf, was ich vorher nicht verstand und was ich als Anhänger der Freudschen Traumdeutung in Bausch und Bogen abgelehnt hätte. Bei der Arbeit mit der Bedeutung von Traumsymbolen wird die Freudsche freie Assoziation aber nicht aufgehoben, sondern nur in einen engeren Rahmen gesetzt (vgl. Jung, 1961, S. 207).

Träume von schwarzen Hunden bekamen nun einen Sinn, denn sie bedeuteten in dieser Symbolsprache, daß der Träumer negativ mit seiner Sexualität umging (Jacobi, 1969, S. 140 f.). Die Fahrt auf einem Schiff war das Symbol für die persönliche Entwicklung, da das Schiff „das Vehikel" ist, das „über das Meer und die Tiefen des Unbewußten führt" (Jung, 1961, S. 205). Eine unbekannte Frau bzw. ein unbekannter Mann sind Anima- bzw. Animussymbole (Jung, 1936, S. 140). Ein weiser Mann ist ein Symbol für das Selbst (Jung, 1936, S. 116).

Dadurch ergaben sich zwei Ebenen, zu denen der Träumer assoziieren konnte. Einmal z.B. zu Schiff und ein andermal zu Lebensreise. Damit bekam die Traumdeutung zwei Richtschnüre, an die sie sich halten konnte: Einmal die Einfälle zu dem individuellen Bild des geträumten Schiffes und dann diejenigen zu dessen Bedeutung als Lebensreise (vgl. Drewermann, 1984, S. 204). Dies bewirkte eine derartige Vertiefung, wie ich sie vorher nicht kennengelernt hatte. Womit die Traumdeutung für mich *die* Hilfe und Richtschnur in der Therapie wurde, die mir manch einen schwierigen Engpaß überwinden half (vgl. Jung, 1935b, S. 130).

Elisabeths Traum

Wie groß diese Hilfe sein kann, verdeutlicht vielleicht ein Traum von Elisabeth. Sie träumte: *„Ich bin oder ich sehe einen dunklen Gang, schwach beleuchtet, mit vielen Türen auf beiden Seiten. Auf der rechten Seite (an den Wandzwischenstücken) stehen drei Gestalten. Die eine ist klein, ca. 1,30 Meter, soll wohl ein Baby oder Kleinkind darstellen. Das Kind hat dunklere Haut und dunklen Flaum auf dem Kopf. Es ist mir irgendwie widerlich, es sieht auch leicht verwachsen oder verkrüppelt aus.*

Entweder laufe ich an den Gestalten vorbei oder komme aus einer der Türen zwischen ihnen. Ich komme aber jedesmal (zweimal geträumt) nur bis zu dem Kind, das mich angreift und sich in meiner linken Hand festbeißt. Ich spüre einen irrsinnigen Schmerz, brauche lange, um mich von dem Kind loszumachen. Am Ende des Ganges steht eine Putzfrau, die mich anlächelt.

Beim zweiten Mal: Ich schreie vor Schmerz, als mich das Kind beißt, und ich weiß, daß ich so laut schreien muß, daß ich auch in der Realität schreie – um wach zu werden. Werde dann auch durch leises Wimmern wach.“

Elisabeth ist eine attraktive, intelligente junge Frau, die in ihrer Kindheit sehr viel gelitten hat, weil sie sich weder von ihrer Mutter noch von ihrem Vater verstanden fühlte. Nach der Scheidung der Eltern mußte sie die ganze Spannung, die zwischen den Eltern bestand, ertragen, wobei offenbar keiner der Elternteile auf ihre Bedürfnisse Rücksicht nahm oder sich gar in ihr stummes Leiden einfühlen konnte. Vielmehr sprach der eine mit ihr über den anderen und sagte stets dazu, sie dürfe dies nicht dem anderen erzählen. Eine Situation also, wie sie in Batesons (et. al.) Buch „Schizophrenie und Familie" hätte stehen können.

Während der Übungen und der Arbeiten in der Gruppe schrie Elisabeth häufig so laut und so unvermittelt, daß ich manchmal Angst hatte, sie könnte dekompensieren, d.h. einen psychotischen Schub bekommen. Deshalb beruhigte mich der obige Traum sehr, denn er machte deutlich, daß ihr Problem in dem „verkrüppelten Kind" in ihr zu sehen sei, also in ihrer Gefühlswelt, die noch stark mit ihrer Kindheit und den damaligen Gefühlen verbunden war. Ein deutlicher Hinweis darauf war der dunkle Gang, der eine klare Anspielung aufs Unbewußte darstellte. (Dabei ist bemerkenswert, daß ihr hierzu nichts einfiel, ebensowenig zu dem verkrüppelten Kind.) Weiter sagte der Traum, es würde lange dauern, bis sie sich von dem Kind befreien könnte. Das bestätigte meinen Eindruck, denn ich hatte gesehen und gespürt, wie schwer es ihr besonders bei Paarübungen fiel, in Kontakt mit sich und den anderen zu bleiben. Aber die Putzfrau am Ende des Ganges lächelte. Dies war ein klarer Hinweis, daß das Unternehmen Therapie gut ausgehen würde (Putzen des Unbewußten). Der Traum teilte mir also mit, daß sie nicht dekompensieren würde.

Wären dagegen dunkle Gestalten am Ende des Tunnels gewesen, die sie womöglich in einen Abgrund hätten ziehen wollen, dann wäre höchste Alarmstufe geboten gewesen, und ich hätte mir überlegt, ob eine Gruppentherapie noch zu verantworten oder ob eine Einzeltherapie nicht eher zu empfehlen gewesen wäre.

Daß der Traum für Elisabeth von großer Wichtigkeit war, drückt sich auch darin aus, daß sie ihn zweimal träumte.

Damit macht der Traum eindringlich deutlich, wie sehr sie ihre Gefühlswelt ablehnte, wie sehr das Kind in ihr hungerte und deshalb aggressiv war. Das Kind im Traum beißt sie in die Hand. Die Hand steht hier für „Handlung". Der Traum beinhaltet eine wichtige Mitteilung: Ihre Gefühlswelt (das Kind) ist vernachlässigt, d.h. sie kümmert sich nicht um ihre Gefühle und folglich auch nicht um die Therapie. So blieb Elisabeth nur so lange in der Gruppe, bis sich für sie die Frage stellte, ob sie sich überhaupt einlassen, d.i. mehr mit sich in Kontakt kommen wollte. Sie verneinte diese Frage und hörte mit der Therapie auf.

Diesen Punkt betont auch die Putzfrau im Traum. Ihre Einfälle dazu waren, daß es eine alte, unbekannte Frau war, die eine beruhigende Wirkung auf sie hatte. Die Putzfrau stellt also in diesem Traum eine Animafigur dar. Diese Frau gab die Lösung dieses Traumes: Wenn die Träumerin sich so verhielt wie diese Frau, nämlich ihre Gefühlswelt säubern und schlicht und einfach das tun würde, was anfiel, dann würde alles gut ausgehen.

Monikas Traum

Ein weiteres Beispiel für einen Traum, der beschreibt, wo sich jemand befindet, ist ein Teil aus einem Traum von Monika. Sie kam vor etwa einem Jahr in die Gruppe und war damals sehr niedergeschlagen, da ihre langjährige Beziehung zu Ende gegangen war. Diese Tatsache hatte sie zutiefst verletzt und alte Wunden in ihrem Selbstwertgefühl aufgerissen. In den letzten Monaten hatte sie nun mehr zu sich gefunden, und es war zu sehen, wie ihre Weiblichkeit mehr und mehr aufblühte. Vor kurzem nun hatte sie den folgenden Traum: *„Es ist abends (dunkel) in einer Sommernacht. Ich gehe am Kanal in Kreuzberg spazieren. Sternenhimmel, rötlicher Mond, der sich in den Fensterscheiben spiegelt – kurz: wunderschöne Stimmung!"*

Dieses schöne Bild umschreibt genau, wo Monika im Moment war. Der Mond ist ein Symbol für Weiblichkeit (Jung, 1937, S. 462). Der Traum sagt also, daß sie immer mehr in Kontakt mit ihrer Weiblichkeit kommt, und er betont dies dadurch, daß der Mond rötlich ist und sich in den Fensterscheiben spiegelt.

Vor dem Hintergrund dieses Bildes erhielten alle ihre Aussagen bezüglich ihrer Veränderung, von der sie viel in der besagten Stunde sprach, eine ganz andere Tragweite. Ich konnte ihnen unvoreingenommener zuhören, da ich nicht der Möglichkeit eines Widerstandes nachgehen mußte. Der Traum hatte bereits in diesem kleinen Ausschnitt deutlich gesagt, daß sie eine neue Einstellung zu ihrer Identität als Frau bekam. Und das war deutlich in der Stunde zu spüren. Durch ihre Mitteilung kam aber noch etwas zum Vorschein, das sich hinter diesem Bild des sich spiegelnden Mondes verbarg: Monika hatte sich in eine Frau verliebt. Dies füllte sie im Moment vollkommen aus. Hier bekam sie nicht nur Glück und Romantik (wofür der Mond ja bekanntlich auch steht), sondern auch einen weiteren Teil Weiblichkeit, den sie sehr intensiv erlebte und aufnahm.

Damit ist bereits in diesem kleinen Teil eines sehr wichtigen Traumes eine genaue Beschreibung ihres seelischen Erlebens und Befindens enthalten.

Es gibt aber außer den Träumen, die genau ein spezielles psychisches Befinden beschreiben, auch solche, die ganz direkt Bezug auf das Körperempfinden des Träumers nehmen und damit aufzeigen, wo dessen Probleme liegen.

Traum und Körperarbeit

Träumt z.B. jemand, er laufe mit einem riesigen Stein auf den Schultern, so deute ich, daß der Träumer wohl eine schwere Last zu tragen hat.

Ein derartiger Traum läßt sich gut in eine Körperarbeit umsetzen. Ich bitte den Träumer dann z.B., sich hinzustellen und die Last auf seinen Schultern zu spüren. Ich sage ihm etwa, er möge versuchen zu spüren, wie diese Last ihn niederdrückt, wie sie ihn be-lastet, wie sie ihn klein macht, und ich fordere ihn auf, hörbar auszuatmen. Wenn er deutlich die Last spürt, sage ich ihm, er solle sich nun mit all seiner Energie gegen diese Kraft stemmen und mit noch mehr Ton als vorher ausatmen.

Wenn diese Arbeit nicht zu früh durchgeführt wird bzw. wichtige Warnsignale im Traum nicht übersehen wurden, so ist sie in der Regel sehr befreiend und gibt dem Patienten die Möglichkeit, über den Körper zu erleben, was der Traum ihm mitteilen wollte.

Noch ein weiteres Beispiel soll zeigen, wie Träume, die auf den Körper bezogen sind, auf psychische Probleme hinweisen können. Z.B. träumt jemand, daß er bis zum Becken in kaltem Wasser steht. Dies könnte bedeuten, falls der Träumer zu diesem Bild nicht etwas anderes assoziieren sollte, daß der Körper des Träumers zweigeteilt ist: Bis zum Becken ist seine Energie „gefroren", vom Becken an aufwärts spürt er sich dagegen.

Hier ist die Umsetzung in eine Körperarbeit nicht so leicht, denn ich bin der Meinung, daß man nicht am Becken arbeiten sollte, wenn der Brustkorb nicht frei ist. Die Energie, die im Becken frei wird, kann sonst nämlich möglicherweise nicht durch den Brustkorb gehen und deshalb zu Komplikationen wie Atembeschwerden, Herz-schmerzen und ähnlichem mehr führen.

Bei der Umsetzung dieses Traumes auf die Körperebene – nachdem er gedeutet wurde – prüfe ich zunächst, ob das Traumbild tatsäch-lich meinem Eindruck vom Körper dieses Menschen entspricht, ob also wirklich nur seine untere Hälfte blockiert ist. Sehe ich, daß dies zutrifft, dann arbeite ich mit dem Becken und den Beinen und versuche dadurch, diesem Menschen „aus dem kalten Wasser" zu helfen.

Träume als Hinweise auf Geschehen im Körper

Nicht zu verwechseln mit den soeben beschriebenen Träumen sind solche, die einen Hinweis auf das tatsächliche Geschehen im Körper eines Menschen geben. Dazu fallen mir zwei Träume ein.

So träumte Thomas immer wieder davon, daß ihm die Haare ausfielen. Haare sind nun etwas, was der Mensch mit dem Tier gemeinsam hat, sie versinnbildlichen somit die Vitalität (vgl. Jung, 1955/56, S. 120). Da Thomas jedoch voller Lebenskraft war und von Vitalitätsverlust nichts zu sehen und zu spüren war, der Traum aber immer wieder kam, so mußte es noch eine andere Deutung geben. Sie lag tatsächlich auf der reinen Körperebene. Thomas verlor nämlich auch in Wirklichkeit seine Haare. Der Traum hatte damit zweierlei Bedeutung. Einerseits machte er ihn auf seinen tatsächlichen Haarverlust aufmerksam, und andererseits sprach er Thomas' Angst vor einem möglichen Energieverlust bzw. vor dem Altwerden an.

Wie sehr die Bildersprache der Träume den psychologisch geschulten Deuter in die Irre führen kann, sehen wir an einem weiteren Traum, der sich ebenfalls auf ein körperliches Geschehen bezieht. So träumte Alexander, daß ihm die Backenzähne ausfielen. Von Ann Faraday geschult (1980, S. 75 f.), fragte ich den Träumer, ob seine Zähne in Ordnung seien. Er antwortete, er sei vor kurzem beim Zahnarzt gewesen, der seine Zähne in Ordnung fand. So stellte sich die nächste Frage, ob der Patient also unter Energie- bzw. unter Potenzverlust leide (vgl. Montagu und Zimmermann, 1986, S. 98). Auch das traf nicht zu. Wir gingen viele Deutungsmöglichkeiten durch, ohne ein befriedigendes Ergebnis finden zu können. Ich rätselte eine Weile an diesem Traum herum, ohne mir einen rechten Reim darauf machen zu können. Mir fielen nur allgemeine Aussagen ein: Er würde sich verausgaben, zu wenig durchsetzen, Deutungen, die in seinem Inneren wenig Nachhall fanden. Erst die nächste zahnärztliche Routineuntersuchung erklärte ihm den Traum schlagartig: Alexander hatte sich damals getäuscht, seine Zähne waren nicht in Ordnung. Ein Inlay hatte sich gelöst und lag nur noch lose im Zahnbett!

Dieser Traum weist uns auf ein Problem im Umgang mit Träumen hin: „Da der Traum seinem Wesen nach ein subliminaler Prozeß ist, kann er keine klar umrissenen Gedanken hervorbringen, es sei denn, er hörte auf, Traum zu sein, und würde sofort zum Bewußtseinsinhalt." (Jung, 1961, S. 242) So hatte Alexander nicht geträumt, daß ein Inlay lose war, sondern generalisierend, daß er die Zähne verlieren würde. Deshalb ist es notwendig, Träume immer wieder von allen nur erdenklichen Seiten zu betrachten, bis eine Aussage gefunden wird, die einen Aha-Effekt auslöst, d.h. beim Träumer muß „ein deutliches Zustimmungserlebnis eintreten" (Jacobi, 1978, S. 76).

Wichtig bei Träumen, die etwas Körperliches ausdrücken, ist, daß wir sie primär wörtlich nehmen. Träume ich, daß ich die Zähne verliere, dann muß ich zunächst einmal zum Zahnarzt. Dazu ist mein Umgang mit Alexanders Traum ein gutes Beispiel dafür, wie man es *nicht* machen sollte. D.h. nicht zu glauben: Er war vor kurzem beim Zahnarzt, da kann nichts sein, sondern trotzdem zuerst dem Wissen der Träume glauben und dann erst eine psychische Bedeutung suchen.

Die Traumwelt als vielfältiges, kreatives Leben ist aber nicht auf eine einfache Formel zu bringen. So ungenau, wie z.B. die Aussage in dem Zahntraum war, so präzise war die Hilfe und Anleitung, die ich selbst in einem Traum erhielt.

In einer Zeit, als ich mit der Arbeit an diesem Buch nicht recht weiterkam, hatte ich folgenden Traum: *Ich befand mich in einer sehr schönen Bibliothek, um dort die Bücher für eine Arbeit zusammenzusuchen. Eine hübsche Bibliothekarin half mir dabei. Als ich meine Sachen zusammen hatte, ging ich die Treppen hinunter, die groß und prunkvoll wie die eines Schlosses waren. Auf der Hälfte angelangt, sah ich einen Putto auf dem Geländer sitzen, der mich ansprach. Er sah mich dabei sehr freundlich an und sagte: „Du schaffst die Prüfung. Du mußt glauben, vertrauen und das tun, was anliegt."*

Ich wachte auf und konnte sofort weiterarbeiten.

Und dazu brachte mir die genauere Analyse dieses Traumes noch viele interessante Informationen, die mich aber weniger berührten als die erste unmittelbare Aussage dieses Traumes.

Träume als Hilfe

Anhand dieses Traumes möchte ich noch ein paar grundsätzliche Gedanken zu Träumen anführen. Ich bin immer wieder beeindruckt, wie sehr Träume sich bemühen, dem Träumer zu helfen und ihm das zu vermitteln, was er offensichtlich nicht weiß und dessen Kenntnis so wichtig für ihn wäre. So kann ich auch nicht die Meinung Freuds teilen, der latente Traumgedanke sei verstellt bzw. verschlüsselt (vgl. Jung, 1961, S. 222). Ich glaube vielmehr, daß wir es mit einer anderen Welt zu tun haben, in der nicht die Logik des Verstandes, sondern die des Herzens herrscht. Bemühen wir uns aber, die Sprache dieser Welt zu verstehen, so erleben wir nicht nur unsere Gefühlswelt tiefer, sondern wir können in vielen Fällen Träume so verstehen, wie man eine fremde Sprache verstehen kann, nachdem man deren Vokabeln gelernt hat. Gehen wir auf deren Symbolik ein, dann können wir durchaus Träume so entschlüsseln, wie man eine fremde Sprache mit Hilfe eines Wörterbuchs versteht. Leider scheuen wir häufig diese Mühe, und so bleiben die feinsinnigen Gebilde, die wir nachts schaffen, für unser Wachbewußtsein unverständlich. Und so liegt es eher am Mangel unseres Einsatzes denn an der Unverständlichkeit der Träume, daß wir diese nicht entschlüsseln können.

Einen weiteren Hinweis, wie sehr uns unsere Traumwelt helfen und nicht etwa hinters Licht führen will, sehe ich darin, daß wir beim Schlafengehen unsere Traumwelt um Hilfe bitten können.

Um einen Traum bitten

Dies tat z.B. Georg, ein Mann, der mehrere Enttäuschungen in Beziehungen hinter sich hatte und nicht willens war, eine weitere zu erleben. Er hatte eine Frau, Brigitte, kennengelernt, die ihn sehr ansprach. Trotzdem blieb bei ihm aber ein Unbehagen zurück, das er nicht deuten konnte. Er wußte nun nicht, ob dies von seinen Enttäuschungen und Ängsten herrührte oder ob diese Empfindung mit dieser Frau zu tun hatte. Er bat deshalb seine Traumwelt, d.h. sein Unbewußtes um einen klärenden Traum. Mit folgendem Traum wurde ihm seine Bitte erfüllt: *„Ich will Brigitte anrufen. Es ist da ein graues Telephon. Von diesem kann ich aber nicht anrufen, sondern nur einen Knopf drücken, wodurch ich auf einem anderen Apparat das Amt bekomme. Zu meiner Überraschung ist auf dem anderen Telephon keine Wählscheibe. Dann sagt mir jemand: ‚Wenn du sie erreichst, dann fangen die Probleme an!‘ Ich sehe dann Brigitte in einer Turnhalle, wie sie unter der Decke schwebt."*

Dieser Traum spricht eine eindeutige Sprache. Ganz klar ist das Bild mit dem Telephon, es macht deutlich, daß Brigitte für Georg nicht erreichbar ist bzw. daß eine Kommunikation zwischen ihnen nicht zustande kommt. Dann sagt ihm noch jemand, daß er Probleme mit ihr haben wird; und schließlich sieht er sie unter der Decke in einer Turnhalle schweben. Dies ist ein klares Bild dafür, daß sie körperlich, also auch sexuell, nicht erreichbar ist – zumindest für ihn nicht.

Träume als Aussagen über andere

Durch diese Trauminterpretation wird deutlich, daß ich Träume *auch* als Aussagen über andere ansehe. Denn ich habe immer wieder die Erfahrung gemacht, daß Träume jenes Gesicht von unseren Mitmenschen zeigen, das wir im Wachen entweder nicht sehen können oder nicht sehen wollen. Damit übernimmt die Traumwelt eine entscheidende Funktion, nämlich den Träumer zu warnen. So träumte eine Frau, die sich von ihrem Mann getrennt hatte, sie würde ihn liebevoll an der Wange berühren, während deutlich war, daß er sie umbringen wollte. Dieser Traum machte der Frau eindringlich klar, wie gefährlich ihr Mann war und wie falsch ihre Einschätzung und ihr Verhalten ihm gegenüber gewesen waren.

Träume als Hilfe für den Therapeuten

In der Therapie können Träume den Therapeuten insofern warnen, als sie ihn auf Seiten seines Patienten aufmerksam machen, die er entweder bis dahin übersehen oder zu wenig in Betracht gezogen hat. C. G. Jung führt in diesem Zusammenhang zwei so eindringliche Träume an, daß ich sie gerne zitieren möchte (1934/69, S. 160): „Es handelt sich um einen ärztlichen Kollegen, der, etwas älter als ich, mich bei gelegentlichen Zusammentreffen jeweils wegen Traumdeuterei zu necken pflegte. So traf ich ihn auch einmal auf der Straße an, und er rief mir zu: ‚Na, wie geht es denn? Immer noch Träume deuten? Apropos, ich habe neulich einen blödsinnigen Traum gehabt. Bedeutet der auch was?' Er hatte geträumt: ‚Ich steige auf einen hohen Berg auf steiler Firnhalde. Es geht immer höher, und es ist wunderschönes Wetter. Je höher ich komme, desto wohler wird mir zumute, ich habe das Gefühl, wenn ich nur ewig so steigen könnte. Mein Glücksgefühl und meine Erhobenheit, als ich den Gipfel erreiche, sind so groß, daß ich fühle, ich könne weiter hinauf in den Weltraum steigen. Ich kann dies nun auch tun und steige in die Luft hinauf. Ich erwache in völliger Ekstase.'

Ich antwortete ihm darauf: ‚Mein lieber Kollege, da ich weiß, daß Sie das Bergsteigen doch nicht lassen können, möchte ich Sie sozusagen inständig bitten, von aller Alleingängerei von nun an abzusehen. Wenn Sie gehen, nehmen Sie zwei Führer, denen Sie ehrenwörtlich absoluten Gehorsam versprechen.' Er lachte: ‚Unverbesserlich', und verabschiedete sich. Ich sah ihn nie wieder."

Der Kollege von C. G. Jung stürzte zweimal ab. Einmal konnte er noch gerettet werden, das zweite Mal trat er ins Leere und riß einen seiner beiden Führer mit sich in die Tiefe (Jung, 1928, S. 74 f.).

Bemerkenswert an diesem Traum ist, daß er meiner Ansicht nach eine klare Todesbotschaft beinhaltet – der Träumer sieht sich in den Weltraum steigen –, die keinen weiteren Handlungsspielraum gewährt, denn beim zweitenmal stürzt er in den Tod, obwohl er die zwei von Jung empfohlenen Führer hat.

Den anderen bedeutsamen Traum berichtet Jung in „Erinnerungen, Träume, Gedanken" (S. 140 f.). Ein Arzt wollte Analytiker werden und begann deshalb bei ihm eine Lehranalyse. Bei diesem Mann war nun alles „normal": die Arbeit, die Ehe, die Kinder. Er konnte sich nie an Träume erinnern. Als er die Analyse bei Jung anfing, hatte er folgenden Traum: „Er träumte, daß er in der Eisenbahn fuhr. Der Zug hatte in einer bestimmten Stadt zwei Stunden Aufenthalt. Da der Träumer diese Stadt nicht kannte und sie gerne kennenlernen wollte, machte er sich auf den Weg ins Stadtzentrum. Dort fand er ein mittelalterliches Haus, wahrscheinlich das Rathaus, und ging hinein. Er wanderte durch lange Korridore und kam in schöne Räume, an deren Wänden alte Bilder und schöne Gobelins hingen. Kostbare alte Gegenstände standen herum. Plötzlich sah er, daß es dunkler geworden und die Sonne untergegangen war. Er dachte: Ich muß ja zurück zum Bahnhof! – In diesem Augenblick entdeckte er, daß er sich verlaufen hatte und nicht mehr wußte, wo der Ausgang war. Er erschrak und realisierte gleichzeitig, daß er in diesem Haus keinem Menschen begegnet war. Es wurde ihm unheimlich, und er beschleunigte seine Schritte, in der Hoffnung, irgend jemandem zu begegnen. Aber er begegnete niemandem. Dann kam er zu einer großen Tür und dachte erleichtert: Da ist der Ausgang! – Er öffnete die Tür und entdeckte, daß er in einen riesigen Raum geraten war. Er war so dunkel, daß der Träumer nicht einmal die gegenüberliegende Wand deutlich erkennen konnte. Er erschrak zutiefst und rannte durch den leeren weiten Raum, denn er hoffte, die Ausgangstür an der anderen Seite der Halle zu finden. Da sah er – genau in der Mitte des Raumes – etwas Weißes am Boden, und als er näher kam, entdeckte er, daß es ein idiotisches Kind von etwa zwei Jahren war. Das saß auf dem Nachttopf und hatte sich mit Faeces angeschmiert. In diesem Augenblick erwachte er mit einem Schrei und in Panik.

Nun wußte ich genug: Das war eine latente Psychose!"

Jung zog aus diesem Traum die Konsequenz, die Analyse mit diesem Mann zu beenden, da ihm klargeworden war, daß das idiotische Kind die verdrängte Kehrseite der übergroßen Normalität seines Analysanden symbolisierte und diese „Normalität" die Kompensation der latenten Psychose war, die in der Analyse jederzeit hätte ausbrechen können.

Dieser Traum ist für mich als Therapeuten von großer Bedeutung. Er spiegelt in eindringlicher Weise die Stimmung wider, in der sich der Mann befunden hat, und ist damit ein gutes Beispiel, um das Ambiente und die Stimmung warnender Träume kennenzulernen.

Deshalb bitte ich im allgemeinen Patienten, die neu zu mir kommen, mir ihre Träume zu erzählen. Ich kann daraus ersehen, wie sie mit der Welt ihres Unbewußten umgehen, ob ihnen bestimmte Bilder ihrer Träume bekannt sind, wie sie mit den Einfällen umgehen und ob der Traum mich auf etwas Wichtiges aufmerksam macht.

Aus diesen Gründen teile ich die Meinung der Jungianischen Analytiker, daß Initialträume von großer Bedeutung sein können (Jung,

1936, S. 67 f.). Unter Initialtraum verstehen sie den Traum, der zu Beginn der Analyse gebracht wird. Er ist deshalb so wichtig, weil er richtungsweisend für den Verlauf der Therapie sein kann. M. L. v. Franz zitiert in ihrem Buch „Traum und Tod" mehrere Initialträume, in denen Patienten zu Beginn ihrer Therapie z.B. von ihrem bevorstehenden Tod träumten. Da die Autorin auf diese entscheidenden Mitteilungen einging, bekam die Therapie mehr die Funktion, auf die bevorstehende Wandlung vorzubereiten als die vergangenen Schädigungen aufzuarbeiten.

Objekt- und Subjektstufe

Wie wichtig die Informationen von Träumen sein können und wie sehr sie den Weg der Therapie bestimmen, möchte ich nun an verschiedenen Beispielen aus meiner therapeutischen Arbeit zeigen.

So kam Jerome zu mir mit einem Hexenschuß. Er wußte, daß ich strukturelle Integration machte – eine tiefgehende Form von Massage –, und erhoffte sich davon Hilfe. Er war zuerst bei einem Arzt gewesen, der ihm eine Spritze gegeben hatte, die aber nicht viel veränderte.

Wie ich schon sagte, halte ich nichts vom Arbeiten am Körper, ohne zu wissen, was psychisch vor sich geht. So bat ich ihn zuerst, mir einen Traum zu erzählen. Irgendeinen Traum, der ihm einfiel. Er sah mich verblüfft an, denn er hatte eine Arbeit am Körper und nicht an Träumen erwartet. Er erzählte mir dann folgenden Traum: *„Ich beuge mich über eine Liege, auf der meine Schwester in Trance liegt. Mein Gefühl ist, es handelt sich um eine Teufelsaustreibung. Ich frage sie wiederholt und eindringlich: ,Was hast du in dir erschlagen?' Sie antwortet aber nicht auf meine Frage. Erst als ich meine Mutter hinzurufe und meine Schwester sie – nicht mich – ansieht, gibt es eine Reaktion: Nach intensivem Fragen erscheint auf ihrer Stirn ein Marienbild. Meine Mutter und ich weichen entsetzt zurück, als ob uns der Teufel erschienen wäre. Von diesem Schreck wache ich auf – mit dem Gefühl, daß ich dort auf der Liege ebensogut hätte liegen können wie meine Schwester."*

Als ich ihn nach seiner Schwester fragte, sagte er mir, sie sei ihm sehr wichtig. Sie habe ihn vor kurzem mit ihrem Freund besucht, und er (der Träumer) habe Eifersuchtsgefühle verspürt.

Bevor ich aber die Deutung dieses Traumes weiter beschreiben kann, muß ich zunächst die beiden verschiedenen Ebenen ansprechen, auf denen Träume gedeutet werden können. Dies sind die Objekt- und die Subjektstufe (Jung, 1928/71, S. 295). Es handelt sich um die Objektstufe, wenn alle Gestalten des Traumes als real, zur Außenwelt des Träumers gehörig angesehen werden. D.h. in Jeromes Traum, daß sowohl die Schwester als auch die Mutter als seine tatsächlichen Familienangehörigen betrachtet werden.

Wir sprechen dagegen von einer subjektstufigen Interpretation, wenn alle Gestalten im Traum als *Eigenschaften* des Träumers angesehen werden. So betrachtet bedeuten z.B. Frauen im Traum eines Mannes Gefühle und Männer im Traum eines Mannes Überzeugungen (vgl. Birkhäuser-Oeri, 1976, S. 59). Da die Einfälle von Jerome bald versiegten, entschied ich, den Traum subjektstufig zu deuten. Dabei betrachtete ich seine Äußerung, er könne selber an der Stelle seiner Schwester liegen, als möglichen Hinweis, daß der Traum auf der Subjektstufe eine wichtige Mitteilung beinhalten könnte. Weiter ließ ich mich durch das Gegensatzpaar von Marienbild und Teufelsaustreibung leiten. Denn das Gegensatzpaar Maria und Teufel waren typische Eigenschaften für ihn. Jerome gab sich immer sehr sanft und zurückhaltend, seine Einfälle und Phantasien sprachen aber eine ganz andere Sprache. Hier herrschte nicht das Marienbild, sondern der Teufel in Form von starker zurückgehaltener Wut (er hatte ja einen Hexen-Schuß!). Diese negativen Gefühle verbarg er hinter einer „heiligen" Maske. Und offensichtlich hatte diese Haltung mit seiner Mutter zu tun, denn das Marienbild erschien erst, als sie anwesend war. Diese Deutung berührte ihn und löste viele Gefühle aus. Deshalb schlug ich ihm vor, auf der Körperebene weiterzuarbeiten. Ich bat ihn, sich auf eine Matte zu legen – nun lag *er* auf der Liege, nicht mehr seine Schwester! – und langsam mit Fäusten und Beinen zu schlagen. Um ihn in diesem Prozeß zu unterstützen, massierte ich seine Nackenmuskulatur, und die lang zurückgehaltene Wut brach heraus. Ich forderte ihn auf, diese Wut mit den Worten: „Du hast mich nie verstanden!" auszudrücken. Bald setzte er sich auf und brüllte diesen Satz mit aller Kraft heraus. Auch als ich ihm anbot, sich vorzustellen, seine Mutter stünde vor ihm, konnte er weiterschreien und ihr endlich alles sagen, was er ihr nie gesagt hatte und was ihn emotional so stark einengte.

Nach dieser Übung war sein Hexenschuß bis auf eine kleine restliche Verspannung weg, die ganz verschwand, als ich noch etwas an seiner Rückenmuskulatur arbeitete.

Interessant war, daß ihm nach der Arbeit auf der Körperebene spontan viele Ergänzungen zu seinem Traum einfielen, die das Bild abrundeten. Er kam dabei auf seine Beziehung zu Frauen im allgemeinen und zu seiner Freundin im besonderen zu sprechen. Er erkannte in dem Gegensatzpaar von Marienbild und Teufelsaustreibung seine Ambivalenz Frauen gegenüber. Denn einerseits suchte er ihre Nähe, andererseits aber fürchtete er diese „wie der Teufel das Weihwasser" und hatte deshalb große Schwierigkeiten, sich auf eine enge Beziehung einzulassen.

An diesen Traum schlossen sich weitere an, die diese Problematik aus verschiedenen Blickwinkeln beleuchteten und ihm wichtige Hinweise hinsichtlich seiner Art und Weise, Beziehungen einzugehen und führen, gaben (vgl. die Bedeutung der Traumserien bei Jung, 1936, S. 63 f.).

Träume als Wegweiser

Ebenso wie bei Jerome leitete auch bei Henriette die Deutung eines Traumes eine wichtige Arbeit ein und diente mir dabei als Wegweiser. Henriette war seit drei Jahren in einer meiner Gruppen. Sie war eine sehr begabte Therapeutin, die viel Einfühlsames in die Gruppe einbrachte, die aber Schwierigkeiten hatte, sich durchzusetzen. In der letzten Sitzung hatte sie eine Arbeit gemacht, in der es um das Akzeptieren ihrer Weiblichkeit und um ihre Angst vor Krebs ging. Im darauffolgenden Workshop erzählte sie folgenden Traum: *Sie schaut aus dem Fenster eines Hochhauses. Da sieht sie, wie zwei Wagen hintereinander herfahren. Als sie zu einer Kreuzung kom-*

men, machen sie eine Runde und fahren dann weiter. Dies geschieht mehrmals, bis ihr klar wird, daß die Wagen nicht hintereinander herfahren, sondern daß der eine den anderen verfolgt.

Plötzlich ist sie in dem verfolgten Wagen, der Feuer gefangen hat. Sie kann gerade noch sich und ihre Kinder herauszerren, bevor er explodiert.

Dieser Traum hat mich sehr betroffen gemacht. Ich sah die Verbindung zur letzten Arbeit, und mir schwante nichts Gutes.

Die Tatsache, daß sie von hoch oben die Anfangsszene betrachtet, bedeutet, daß es sich um etwas sehr Entferntes, d.h. Unbewußtes handelt. Diese Deutung wird noch dadurch unterstrichen, daß sie zuerst ein friedliches Hintereinanderherfahren sieht und erst später darin eine Verfolgungsjagd erkennt. D.h., sie ist außerhalb des Geschehens.

Das Auto kann im Traum die Bedeutung von Lebensreise haben oder auf eine sexuelle Thematik hinweisen (man denke an Verkehr, an das Auto als Statussymbol und den Geschwindigkeitsrausch). In diesem Fall weist es jedoch durch die Verfolgungsjagd auf das Gegensatzpaar von Verfolgung und Anziehung (Werbung) hin, das immer wieder in paranoischen Ängsten ausgedrückt wird (vgl. Freud, 1905d, S. 66).

Der Traum machte damit deutlich, daß in Henriettes Vorstellung von Beziehung etwas Explosives war. Um dies verstehen zu können, muß man wissen, daß Henriettes Ehe vor drei Jahren in die Brüche gegangen war und daß sie immer noch sehr unter den damit verbundenen Enttäuschungen litt. Diese Erfahrung bedingte, daß sie große Angst hatte, sich in eine Beziehung einzulassen, da sie fürchtete, sich darin zu verlieren und damit verletzt zu werden. Womit wieder die paranoische Ambivalenz zum Ausdruck kommt, die klar in dem Traum zu sehen ist: Einerseits drückt sich ihr Wunsch nach einer Beziehung darin aus, daß sie aus der Ferne zusieht, wie die beiden Wagen hintereinander herfahren. Andererseits konkretisiert sich ihre Befürchtung, sich in einer Beziehung zu verlieren, in dem Bild der Verfolgungsjagd.

Ich hatte nach diesem Traum zwei Gefühle: Einerseits wollte ich nicht an das rühren, was sie selber nur von hoch oben sah, auf der anderen Seite ging der Traum gut aus. Wenn auch knapp, so konnte sie sich und ihre Kinder doch retten. Also wagte ich es, diesen Traum auf die Körperebene umzusetzen, wenn auch mit etwas Unbehagen.

Das Wichtigste in diesem Traum war für mich das paranoische Moment. Da ich Henriette kannte und häufig mit ihr gearbeitet hatte, konnte ich es verantworten, direkt daran zu arbeiten. Ich bat sie, sich mit dem Rücken zu mir zu stellen – in einem Abstand von ca. drei Metern. Kaum stand sie, zeigte sie alle Erscheinungen großer Angst. Sie griff mit ihren Armen nach hinten und ruderte damit, als wollte sie mich abwehren oder feststellen, ob ich käme. Ihre Angst steigerte sich immer mehr. Durch meine Gegenüber-tragung (s. Kap. „Übertragung und Gegenübertragung" ab S. 14) wurde mir deutlich, daß ich sie auf dieser Ebene nur zu ihren Ängsten hinführen konnte, sie aber nie durch sie hindurchkäme.

Deshalb bat ich sie, sich umzudrehen. Sie sah mich entsetzt an, ohne den Grund für dieses Entsetzen formulieren zu können. So fragte ich sie, ob sie befürchte, daß ich sie berührte und wo sie diese Berüh-rung erwarte. Ihre Antwort, sie erwarte, daß ich sie am Hals berüh-ren könnte, entsprach jedoch keineswegs meiner Gegenübertragung. Ich hatte nämlich das Gefühl, sie befürchtete, an der Scheide berührt zu werden, was den paranoischen Ängsten auch entsprochen hätte, da bekanntlich Paranoia häufig von verdrängten sexuellen Erlebnis-sen, Ängsten und Wünschen bestimmt ist (vgl. Freud, 1911c, S. 298). Um mich zu vergewissern, daß mein Gefühl nicht allein ein Spiegelbild *meines* Unbewußten war, fragte ich die Gruppenteil-nehmer, was sie empfänden. Auch sie teilten mein Gefühl. So bat ich Henriette, sich auf eine Matte zu legen. In einer Entfernung von ca. 30 bis 40 Zentimetern führte ich meine Hand von ihrer Stirn über Brust und Bauch zum Becken. An dieser Stelle schrie sie mit einer solchen Kraft und Intensität, wie ich es noch nie gehört habe.

Das war also ein Teil der Explosion, von der der Traum berichtet hatte. Und der Traum hat auch mit dem Endbild recht behalten. Es ging gut aus. Sie konnte integrieren, was sie erlebt hatte, und ging Schritt für Schritt in ihrer Entwicklung weiter, ohne abzustürzen.

Träume von Patienten, die nichts spüren

Besonders hilfreich sind Träume dann, wenn jemand in der Körpertherapie nichts spürt. Ich arbeite immer wieder mit Menschen, die die anstrengendsten Übungen machen können und dabei nichts empfinden. Diese Schwierigkeit vieler Menschen, angemessen auf Wahrnehmungen bzw. Schmerzen zu reagieren, stellt einen wichtigen Schutzmechanismus der Psyche dar, den wir achten sollten, denn er teilt uns mit, daß das Ich dieses Menschen noch nicht handhaben kann, was sich in seinem Unbewußten verborgen hält (vgl. Jung, 1926/69, S. 111).

In solchen Fällen arbeite ich vornehmlich mit den Träumen und beobachte, wie sie den Weg des Patienten begleiten und häufig vorbereiten, um erst dann auf der Körperebene zu arbeiten, wenn die Träume und mein Gefühl mir sagen, daß die Zeit reif ist, in der die Psyche intensivere Gefühle aus der Vergangenheit verkraften kann.

Ein Beispiel hierfür ist Felix, der in einen meiner Workshops kam. Sein Körper zeigte mir deutlich, daß er jemand war, der viel litt, der viel gelitten hatte und der in seiner Kindheit die Erfahrung gemacht hatte, daß nicht seine Gefühle, sondern die der anderen – der „Erwachsenen" – wichtig waren. Felix war ein sehr einfühlsamer und intelligenter Mann. Er hatte aber Angst vor Überraschungen und Abenteuern, und es fiel ihm schwer, sich durchzusetzen und für etwas zu kämpfen. So ließ er Dinge gern schleifen und schaute ihnen zu. Dabei ging es ihm aber nicht gut, sondern er litt unter seiner Passivität.

Ich spürte im Feedback nach, wieviel ihm davon bewußt war. Da er aber überhaupt nicht darauf reagierte, ließ ich schnell davon ab. Statt dessen fragte ich ihn nach seinen Träumen. Er meinte, er träume wenig. Es fiel ihm aber ein Traum ein, der ihn auf einem beschwerlichen Weg beschrieb, wo es auf und ab ging, wo am Ende aber alles gut ausging. Damit hatte ich die Versicherung des Unbewußten, daß seine Entwicklung gut ausging, und konnte in Ruhe abwarten.

In den folgenden Sitzungen erzählte er eine Serie von Träumen. Der erste Traum dieser Serie ist folgender: *„Ich bin im Urlaub mit Christiane (seiner Freundin) und meiner Mutter. Wir schwimmen im Meer nahe dem Ufer mit leeren Bootsstegen. Wir haben mit beängstigend hohen Wellen zu kämpfen. Meine Mutter sagt mir, ich solle Christiane retten. Ich bin aber so mit meiner eigenen Rettung beschäftigt, daß ich nicht auf meine Mutter höre.*

Im nächsten Traumbild befindet sich am Ufer ein Zaun, hinter dem sich, im sicheren seichten Wasser, eine große Menschenmenge aus der nahe gelegenen Stadt tummelt.

Dann wechselt wieder die Szene. Wir drei wollen mit einem kleinen Linienschiff zu unserem Hotel zurückkehren. Damit das Boot fahren konnte, mußte erst der Schiffsführer in der Stadt geweckt werden. Als wir auf dem Boot sind, geht der Schiffsführer herum und verkauft Fahrkarten. Ich frage ihn, ob wir am Ziel Anschluß zu einem Bus haben, der uns zum Hotel bringt. Er sagt uns, die Anschlußzeit sei o.k. Sie stimmt aber nicht mit der Zeit überein, die ich vorher im Fahrplan gesehen habe.“

Felix schwimmt im Meer, d.h. er kommt durch die Therapie in Kontakt mit seinem Unbewußten (Jung, 1937, S. 378), was ihm offensichtlich angst macht („beängstigend hohe Wellen“). Ebenso scheint ihm seine neu begonnene Beziehung zu Christiane angst zu machen. Die Mutter symbolisiert hier eine Stimme des Unbewußten (vgl. Jung, 1936, S. 94), die ihm versichert, daß Christiane ihm guttut. Er ist aber noch nicht in der Lage, auf diese Stimme zu hören, denn er kümmert sich nicht um seine Freundin, obwohl seine Mutter ihm dies rät.

Der Abschnitt mit der Menschenmenge bedeutet, daß er nicht so lebt wie jedermann – bei ihm geht es im Gegensatz dazu hoch her. Gleichzeitig ist er aber ambivalent und beneidet die Menge um ihren Trott, denn er flüchtet sich schleunigst aus den hohen Wellen des Meeres.

Sein Unbewußtes (das Meer) verschlingt ihn aber nicht, sondern bildet den wichtigen Abschnitt dieses Traumes, der zu einer gemeinsamen Schiffsreise, d.i. zu einer gemeinsamen Lebensreise, führt. Bevor diese aber beginnen kann, muß der Bootsführer, d.i. sein Bewußtsein, noch geweckt werden. Er bekommt den Anschluß, den er braucht, nur anders, als er es sich *bewußt* vorgestellt hat, d.h. er wird den richtigen Kontakt auf seinem Lebensweg bekommen, sofern er umdenkt.

Es schließt sich hier ein weiterer Traum an, der ihn wieder mit seiner Freundin und seiner Mutter in einem Indianerreservat sein läßt, also im ursprünglichen, auf die Gefühle bezogenen Leben (vgl. Drewermann, 1984, S. 127 f.). Bemerkenswert ist, daß das Indianerreservat am Meer liegt: wieder ein deutlicher Hinweis auf das Unbewußte. Nur ist er dieses Mal nicht mehr im Wasser und wird von hohen Wellen bedroht, sondern er ist *am* Wasser. Als sie vom Reservat aus auf ihr Hotel blicken, sehen sie, daß es abbrennt. Die Mutter, die hier einer Animafigur entspricht (vgl. Jung, 1936, S. 92), rät, daß sie im Indianerreservat bleiben sollen, und alle drei sind zufrieden.

Im Gegensatz zu dem ersten hier angeführten Traum, in dem die Mutter Felix riet, die Freundin zu retten, er es aber nicht tat, kann er nun dem Rat der Mutter folgen. D.h., er ist nicht nur mehr in Kontakt mit seiner Anima, also mit seinem Gefühl, sondern hört auch mehr auf das, was er empfindet, was sich auch deutlich in seinem Verhalten in der Gruppe zeigt.

Das Bild des brennenden Hotels blieb unerörtert, bezieht sich aber möglicherweise auf das Scheitern von Felix' Ehe, das ihn sehr belastete und beschäftigte.

Den nächsten Traum möchte ich wieder vollständig zitieren. Er träumte: *„Christiane und ich sind auf einem großen Dampfer draußen auf dem Meer. Ich schaue in Fahrtrichtung zum Horizont, der ganz schwarz ist, weil sich dort ein Unwetter zusammenbraut. Wir fahren in das Unwetter hinein. Inzwischen befinden wir uns auf einem Fluß. Die Wellen sind bedrohlich hoch, aber ich fühle mich im Inneren des Schiffes sicher und geborgen.*

Schnitt.

Christiane und ich erkunden das Schiff. Sie öffnet eine Tür mit der Aufschrift ‚Nur für Personal'. Ich gehe mit, und vor uns liegt eine Metalltreppe, die tief hinunter zu den Maschinenräumen führt. Christiane geht die verbotene Treppe hinunter bis ganz nach unten, während ich abwartend oben stehenbleibe. Nachdem Christiane wieder oben ist, gehen wir hinaus, und ich atme erleichtert die frische Luft ein, weil es vorher so stickig nach Maschinen, Öl und dergleichen roch."

Er befindet sich wieder einmal auf seiner Lebensreise. Es kommen Schwierigkeiten auf ihn zu, aber es ist nur am Anfang das uferlose offene Meer, denn im zweiten Bild ist er auf einem Fluß. Dazu ist das Schiff so groß, daß er sich in dessen Innerem sehr „sicher und geborgen" fühlt. Ich sehe darin einen klaren Hinweis seines Unbewußten, daß seine Reise zu seinem Inneren gutgehen wird. Dies wird zusätzlich durch das Bild unterstrichen, daß er das Schiff erkundet, d.h. daß er Kontakt zu seinem Unbewußten aufnehmen wird. Aber er traut sich noch nicht bis ganz tief hinunter, in den „Maschinenraum", wie er es bezeichnenderweise nennt. Dies sehe ich auch als einen wichtigen Hinweis für mich an, ihm viel Zeit zu lassen und ihn nicht in Situationen zu stürzen, mit denen er zwar sicherlich in Zukunft, jetzt aber noch nicht umgehen kann.

Der Traum weist deutlich auf Felix' ungenutztes Kraftpotential hin (im Maschinenraum eines Dampfschiffes entsteht *Dampf*!), was auch der Realität entspricht, denn Felix nützt sein Energiepotential bei weitem nicht aus.

Bemerkenswert ist, daß im Traum Christiane ihn in den Maschinenraum führt. Dies kann zweierlei bedeuten: Einerseits – von der Objektstufe her betrachtet – ist seine Freundin tatsächlich eine wichtige Stütze für ihn, die ihm viel gibt und viel bewußtmacht, durch die er, mit anderen Worten, viel erlebt. Er erlebt somit durch sie einen Teil seiner Kraft, die er bisher nicht genutzt hat.

Andererseits ist Christiane auf der Subjektstufe als eine Animafigur zu betrachten. Sie zeigt, daß Felix dann seine Kraft spürt, wenn er sich von seiner Gefühlswelt (Anima) leiten läßt. Je mehr er seine Gefühle aber unterdrückte, desto weniger konnte er dieses Potential

114

leben. Der Traum sagte nun deutlich, daß er sich von dieser positiven Frauenfigur leiten ließ und mit ihrer Hilfe Neues entdeckte. Dieser Prozeß war auch deutlich an seinem veränderten Verhalten in der Gruppe zu erkennen, in der er sich immer offener und engagierter zeigte.

Nach diesem folgte nun der erste Traum, der offen von seiner Kindheit spricht: *„Ich bin mit meiner Mutter zu Besuch bei der Familie meines Onkels (Landgerichtsdirektor). Ich möchte gern allein sein und schlafen, finde aber in keinem Raum Ruhe. Sobald ich mich irgendwo hingelegt habe, kommt jemand herein und kocht Nudeln oder rasiert sich – ich habe das Gefühl, daß mich niemand sieht und beachtet."*

Durch diesen Traum kam ein Teil aus dem „Maschinenraum" zum Vorschein.

Ich deutete ihn dahingehend, daß er in seiner Kindheit keinerlei Raum für sich hatte. Vor allem aber muß er offensichtlich sowohl den Onkel als auch die Mutter als uneinfühlsam erlebt haben, denn keiner von ihnen nimmt Rücksicht auf seine Bedürfnisse. In Verbindung mit seinen Einfällen zu diesem Traum berichtete er, daß dieser Onkel eine wichtige Leitfigur seiner Kindheit gewesen sei. Durch den Traum wurde ihm nun aber deutlich, daß der Onkel zwar für Recht und Ordnung, nicht aber für Einfühlen und Fürsorge stand.

Diese Interpretation berührte ihn sehr und machte ihn nachdenklich.

Am darauffolgenden Tag sagte er, er habe Kopfschmerzen. Ich verstand diese Schmerzen als Anzeichen dafür, daß die Mitteilung des Traumes nun auf der Körperebene weiterarbeitete. Er war bereit, die Arbeit an diesem Traum nun in eine Körperarbeit übergehen zu lassen. Ich bat ihn, sich auf eine Matte zu legen, und massierte seinen Nacken. Er begann allmählich mit den Armen und den Beinen zu schlagen und konnte immer lauter werden, bis plötzlich der folgende Satz aus ihm herausbrach: „Ihr habt mich um meine Jugend betrogen, betrogen, betrogen, um *meine Jugend*, betrogen, betrogen!"

Das war die Arbeit, von der sein Körper bereits im ersten Workshop so deutlich „gesprochen" hatte. Er mußte aber erst im Meer mit hohen Wellen baden, dann im Indianerreservat bleiben, weil sein Hotel abgebrannt war, er mußte Kontakt mit dem Inneren seines Dampfers aufnehmen, und schließlich mußte er träumen, daß seine Familie gespürlos über seine Bedürfnisse hinweggegangen war, bis er diese Erfahrung wieder erleben konnte. Nach dem Workshop träumte er: *„Ich steuere allein eine ‚Concorde‘, ich schwebe sehr sanft und setze zur Landung an. Ich brauche keine Landebahn, sondern kann überall sehr schön auf Wiesen und zwischen Blumen landen. "*

Er hatte Kontakt aufgenommen mit seinen unbewußten Energien, sie waren stürmisch, schnell und stark wie ein Überschallflugzeug, aber er konnte damit umgehen und überall damit landen, und er war in Übereinstimmung mit sich selbst.

Vertrauen, verstehen, folgen

Die Träume von Felix sind ein schönes Beispiel für die Regel, daß man Träumen vertrauen, daß man sie verstehen und sich nach ihren Empfehlungen richten soll. Wir können dann erleben, daß ihre Mitteilungen immer hilfreich und viel klüger als unsere bewußten Entscheidungen sind. Sie geben aber nicht nur wichtige Ratschläge und bereiten auf Wichtiges vor, sondern arbeiten auch Unerledigtes auf (vgl. Jung, 1961, S. 229 f.). Für diese Fähigkeit ist Felix’ vorletzter Traum ein schönes Beispiel. Die Trauminterpretation und die anschließende Arbeit auf der Körperebene haben bei ihm viel in Bewegung gebracht. Er betonte selber nach der Arbeit, wie überrascht er sei und daß er erst einmal Zeit brauche, um all diese überraschenden Erlebnisse integrieren zu können. In seinen Worten klang neben dem Erstaunen auch etwas Angst mit, so daß ich noch der Frage nachging, ob sein Über-Ich sich in irgendeiner Form bemerkbar machte. Er verneinte und erfuhr tatsächlich auch in der Zeit nach dem Workshop keine negative therapeutische Reaktion. Trotzdem ist nach der Arbeit viel Unsicherheit in ihm aufgekommen, weswegen der Traum ihm das Bild des sicheren Piloten vermittelte – ein Bild, das er sofort verstand und das ihm viel Unterstützung gab.

Auch der folgende Traum von Angela ist ein Beispiel dafür, wie hilfreich die Traumwelt ist. Während einer Arbeit in der Gruppe war ihr ganzer Ekel Männern gegenüber zutage getreten. Er brach so stark und unvermittelt aus ihr heraus, daß sie selber überrascht war. In der darauffolgenden Nacht träumte sie: *„Ich bin mit meinem ersten Freund, Wolfgang, unterwegs. Wir sind in Spanien. Wir überlegen, was wir unternehmen können. Wir wollen schwimmen gehen, weil viel Wind angekündigt ist. Wir fahren zum Strand, sehen die hohen Wellen und freuen uns schon. Wir treffen Wolfgangs Freund Peter auf dem Parkplatz, dessen kleine Katze wir in Pflege hatten. Während ich meinen Schmuck ablege, überlegen sie, ob es der Katze gutgeht oder nicht. Sie war nämlich zwei oder drei Tage im Auto eingeschlossen. Peter macht sich Sorgen, mein Freund ist unsicher, ich sage dagegen, daß ihr gar nichts passieren kann, da immer irgendwelche Ritzen im Auto sind. Ich bin sehr bestimmt, fast genervt. Wir gehen sie holen, nachdem ich mein Schminkzeug auf den Sitz gelegt habe. Ich mache mir noch Sorgen, daß Peter mich im Badeanzug sieht und ob ich gut aussehe oder zu dick bin. Wir gehen aber vor dem Schwimmen erst zu einem Laden, um Peters Hamster (!) abzuholen. Ich gehe voraus und sehe nach. Es sind viele Kinder im Laden. Die Verkäuferin sieht mich an und kommt dann heraus, da die Käfige draußen sind. Wir sind nicht sicher, ob der Hamster noch da ist. Wir finden ihn dann zwischen leeren Käfigen in einem Käfig. Er ist ganz eingemummelt in Heu und eigenem Dreck. Die Frau entschuldigt sich, sie könne nichts für das Chaos, so seien Hamster eben!"*

In diesem Traum geht es um eine Katze, ein wichtiges Symbol für Weiblichkeit (Jung, 1935b, S. 159). Angela hatte nun große Schwierigkeiten mit ihrer weiblichen Identität, was sich auch deutlich in der negativen Beziehung zu ihrer Mutter ausdrückte. Ihre Attraktivität, durch die sie für viele Männer begehrenswert war, wirkte sich für ihre Entwicklung negativ aus. Sie hatte deshalb nicht die Möglichkeit, ihre „weibliche Persönlichkeit ... ungeschädigt durch die Probleme der Sexualität entwickeln und dann mit einer gewissen Reife ... ins Leben hinausgehen" zu können (v. Franz, 1977, S. 56).

Diese Schwierigkeit in bezug auf ihre Weiblichkeit drückt sich auch im vorliegenden Traum aus. Es geht hier ja nicht um *ihre* Katze, sondern um die von Peter – was eine weitere Schwierigkeit ihrer Entwicklung verdeutlicht, da sie mit Hilfe der Männer, mit denen sie befreundet war, versuchte, ihre Weiblichkeit zu finden und zu entwickeln – ein Unterfangen, das nur in beschränktem Maße gelingen konnte. (Im Traum ist ihr auch ihr Schminkzeug wichtiger als die Katze!)

Gleichzeitig kommt hier ein wichtiger Umstand ihrer Biographie zum Ausdruck: Sie war sehr in Peter verliebt, weil er aber der Freund ihres Freundes war, kamen sie nie zusammen. Sie meinte sogar, Peter sei ihr wichtiger als ihr Freund gewesen. Dieser habe sie nicht sehr geachtet und habe sich primär an seinen eigenen Bedürfnissen orientiert, sie zum Teil sehr gefühllos behandelt. Als sie das erzählte, spürte ich deutlich, wie sehr sie immer noch verletzt war. Ihre Stimme drückte Fassungslosigkeit und Empörung aus.

Der Traum kommt aber nicht von ungefähr nach der Arbeit des Vortages. Er macht deutlich, daß *sie* es ist, die sich nicht um ihre Weiblichkeit kümmert, denn sie ist es, die im Traum „bestimmt und fast genervt" sagt, die Katze habe im Auto genug Luft bekommen. Als ich sie darauf hinweise, bemerkt sie, sie habe nie geglaubt, daß sie ein Recht dazu habe, ihre Bedürfnisse zu artikulieren.

Dieser Aspekt wird durch den Hamster nochmals deutlich. Der Hamster ist ein Kuscheltier und ein Tier, das sich für den Winter – also für die Zeit der Einsamkeit – gut versorgt. Sein Zustand im Traum versinnbildlicht, wie gleichgültig Angela mit ihrem Bedürfnis nach Wärme und Zärtlichkeit umgeht: Bezeichnenderweise ist der Hamster in einem verwahrlosten Käfig eingesperrt, und die Katze wird im Auto vergessen! D.h., ihr Bedürfnis nach Zärtlichkeit ist ausgesperrt, untergebracht in einem verdreckten Käfig, um den sich offensichtlich keiner kümmert. Dieses Bedürfnis ist somit außerhalb ihres Bewußtseins, weil sie, wie sie selber sagt, kein Recht auf besondere Empfindsamkeit hat – sonst wäre sie auch mit einem einfühlsameren Freund zusammen.

Der Traum konfrontiert Angela mit dem Problem, daß sie nicht erwarten kann, von ihrem Partner etwas zu bekommen, um das sie sich selbst nicht kümmert. Damit stellt bereits dieser Teil der Interpretation eine wichtige Ergänzung zur vorangegangenen Arbeit dar.

Gleichzeitig macht der Traum den Unterschied zwischen ihrer bewußten und ihrer unbewußten Einstellung deutlich. Bewußt möchte sie in ihren Beziehungen Fürsorge und Zärtlichkeit finden. Der Traum sagt aber deutlich, daß sie sich unbewußt *nicht* um ihre Bedürfnisse kümmert. Er enthält also eine Mitteilung, die indirekt den Therapeuten anspricht, denn es stellt sich für ihn die Frage, *warum* Angela unbewußt das meidet, was sie bewußt sucht.

Ich nahm die Mitteilung dieses Traumes sehr ernst und ging in allen weiteren Arbeiten mit ihr dieser Frage nach. Es stellte sich heraus, daß es sich um eine der entscheidenden Fragen – und Antworten – in Angelas Leben handelte.

Wenn Patienten vom Therapeuten träumen

Bisher habe ich Träume beschrieben, in denen der Therapeut keine Rolle spielt. Jetzt möchte ich der Frage nachgehen, wie am besten mit Träumen gearbeitet werden kann, in denen es um den Therapeuten geht.

Dabei ist es zunächst wichtig, drei verschiedene Arten von Träumen mit dem Therapeuten zu unterscheiden: *Da ist erstens der Traum, der eine positive Übertragung darstellt, zweitens der, in dem eine negative Übertragung vorliegt, und drittens der Traum, der Aussagen über die Person des Therapeuten bzw. das Verhältnis zwischen Therapeut und Patient macht.*

Träume mit positiver Übertragung

Als Beispiel für einen Traum mit einer positiven Übertragung möchte ich einen Traum von Gisela anführen. Sie war seit einiger Zeit in einer meiner festen Gruppen. Sie war eine sehr künstlerische

Frau mit viel Witz und Ausdrucksvermögen. Da sie eine sehr schwere Kindheit hatte, hatte sie verständlicherweise Schwierigkeiten, Kontakt aufzunehmen.

Dies wurde auch deutlich in der Form, wie sie Feedback gab. Sie erzählte manchmal auf eine Weise, die die Zuhörer deutlich spüren ließ, daß sich hinter dem Gesagten ganz starke Gefühle verbargen, die sie aber nicht aussprach. Sie benötigte einige Zeit, bis sie diesen Schutz (Widerstand) aufgeben konnte und sich in der Gruppe so sicher fühlte, daß sie immer mehr ihre Gefühle zeigte.

In einer Gruppensitzung druckste sie herum. Sie meinte, sie hätte Probleme mit mir, dies und das passe ihr nicht.

Mein Gefühl und das der Gruppenteilnehmer aber war, daß es um etwas anderes ging. Eine Frau aus der Gruppe sagte dann: „Gisela, ich habe das Gefühl, daß dein Problem darin besteht, daß du Stephan magst. Ich habe das Gefühl, das macht dir angst, und deshalb sprichst du über Dinge, die irgendwie nicht Sache sind!" Das traf ins Schwarze. Gisela berichtete nun, daß ihr positive Gefühle noch mehr angst machten als negative, deshalb würde sie viel lieber auf die negativen sehen und so Kontakt aufnehmen.

Sie erzählte dann einen kurzen Traum, in dem sie mit mir im Bett lag. Das zu erzählen, war ihr sehr peinlich. Ich halte es nun nicht für besonders ergiebig, einen solchen Traum rein sexuell zu deuten (vgl. Jung, 1928/71, S. 294). Viel interessanter fand ich es deshalb, zu ergründen, wofür ich stand, warum sie sich mit mir im Bett träumte, was sie mit mir gemeinsam zu haben glaubte (wir steckten ja unter einer Decke!), und zu sehen, aus welcher Quelle sich die Peinlichkeit speiste. Ihre Einfälle zu dem Traum führten sie zu verschiedenen unbewußten und vorbewußten Schichten, die in diesen kurzen Traum eingegangen waren.

So kam sie auf ihren Vater zu sprechen, den sie sehr geliebt hatte, der aber nicht viel für sie dagewesen war und sie nicht einfühlsam hatte nachempfinden können.

Ähnlich war das Verhältnis zu ihrem Bruder. Sie erlebte ihn als eine Mischung aus Fürsorglichkeit, Aggression und Eifersucht ihr gegenüber. Die Einfälle, die ihr zu mir kamen, machten ihre Ambivalenz deutlich. Sie mochte mich, befürchtete aber, daß ich ihre Gefühle ebenso enttäuschen oder sie gar auslachen könnte, wie sie es in ihrer Kindheit immer wieder erlebt hatte. Deshalb hatte sie auch am Anfang die negativen Gefühle vorgeschoben bzw. vorweggenommen – als Schutz gegen mögliche Verletzungen durch mich.

Nachdem dieser Teil des Traums geklärt und noch andere wichtige Seiten angesprochen waren, auf die ich hier nicht weiter eingehe, sah ich die Aussage dieses Traumes als guten Ausgangspunkt für eine Einzelarbeit an. Ich wollte auch deshalb diesen Traum auf die Körperebene umsetzen, weil ich den Eindruck hatte, es könnte für Gisela wichtig sein, ihre Ängste und Empfindungen mir gegenüber *direkt* zu erleben.

Den Verlauf dieser Arbeit beschreibe ich eingehend im nächsten Kapitel (siehe S. 142). Hier möchte ich nur so viel anmerken, daß ich mich ganz auf die Mitteilung des Traumes verlassen konnte und daß die Arbeit damit endete, daß die Gruppe, Gisela und ich erleben konnten, wieviel Herzlichkeit sich hinter Giselas Wand von Angst und Scheu verbarg.

Ambivalente Träume

Es gibt aber auch Träume, die zunächst eine positive Übertragung auf den Therapeuten zeigen, bei der Analyse jedoch deutlich machen, daß unter dem ersten Anschein etwas ganz anderes liegt. Ein Beispiel hierfür ist der folgende Traum von Michael. Er träumte mich als Handwerker in seinem Haus. Da das Haus im Traum ein Symbol für die eigene Identität ist, liegt die Deutung nahe, daß ich als Therapeut der Handwerker bin, der Michael hilft, an seiner Identität zu arbeiten. Die Einfälle zu diesem Handwerker bzw. zu mir waren aber eher flach, das Positive schien mir nicht verankert. Dies ließ mich aufhorchen. Da ihm seine Negativität mir gegenüber aber noch vollkommen unbewußt war, betonte ich diesen Punkt nicht, sondern nahm die Aussage des Traumes vorerst als einen wichtigen Hinweis.

Bald zeigten sich tatsächlich immer deutlichere Anzeichen seiner Negativität, und zwar so unverhüllt, daß er selber darüber staunen mußte. Sein Traum hatte mir einen wichtigen Hinweis gegeben, der mir half, diese versteckte Seite seiner Seele mit größerer Aufmerksamkeit zu betrachten.

Träume mit negativer Übertragung

Ein Traum, der dagegen eine eindeutige negative Übertragung aufzeigt, ist ein weiterer Traum von Angela. Sie träumte, daß ich mich überhaupt nicht für sie und ihr Wohlergehen interessierte. Sie könne „verrecken", ohne daß es mich im geringsten berühren würde. Ihre Einfälle zu diesem Traum zeigten, worauf die Übertragung abzielte: Sie hatte ihre beiden Eltern als vollkommen unnahbar und nicht im mindesten einfühlsam erlebt. Kein Wunder also, daß sie im Traum mit der Katze und dem Hamster darauf hingewiesen wurde, daß sie Angst vor Nähe hatte. Dieser nachfolgende Traum war somit auch die Antwort auf die Frage, die der vorhin zitierte Traum aufgeworfen hatte: Sie suchte sich nicht nur wenig einfühlsame und egoistische Männer aus, sondern projizierte diese Eigenschaften auf alle Männer, weswegen sie sich zwangsläufig negative Erfahrungen schuf. Denn wenn ich jemanden primär aus einem negativen Blickwinkel sehe, so werde ich mit Sicherheit Erfahrungen machen, die mir diese Sichtweise bestätigen (Watzlawick, 1983).

Persönliche Aussagen über den Therapeuten

Im Gegensatz zu diesen eindeutigen Übertragungsträumen gibt es aber auch andere, die klar den Therapeuten mit seinen Stärken und Schwächen charakterisieren und die deutlich machen, wie der Patient ihn erlebt. Natürlich lassen sich auch in diesen Träumen Anzeichen für Übertragungen finden (Jung, 1945/71, S. 301 f.). Der Therapeut darf seine Arbeit aber auf keinen Fall auf die Deutung der Übertragung beschränken, sondern muß sich ehrlich fragen, was der Traum über ihn selbst aussagt, was er vielleicht nicht wahrhaben will, was er übersehen hat, wo er sich falsch einschätzt oder verhält. Andernfalls leidet einerseits die Therapie darunter, andererseits verpaßt der Therapeut eine Gelegenheit, etwas zu lernen, vor allem aber kann er sich und seinen Patienten in mehr oder minder große Schwierigkeiten bringen (vgl. Jung, 1935a, S. 18/19). Ein Traum von Nasrin soll dieses grundsätzliche Problem verdeutlichen. Er war im vierten Jahr seiner Therapie bei mir und hatte viel erreicht. Jetzt näherte er sich mehr und mehr seinen tiefsten Ängsten, über die wir während mehrerer Stunden sprachen. Da ich Nasrin als jemanden kennengelernt hatte, der mit viel Mut und Entschlossenheit selbst den tiefsten Ängsten gegenübertrat, war ich überrascht, daß er in keiner Weise an ihnen arbeiten wollte, seine Widerstände vielmehr immer größer wurden. Der folgende Traum gab die Erklärung seiner Widerstände. Er träumte: *„Ich gehe durch die Wüste und sehe endlich eine Oase. Da kommt ein Mann mit einem Schäferhund. Ein riesiges Tier. Ich habe Angst vor dem Hund. Sag' das auch dem Mann. Er meint, der Hund sei harmlos. Da springt mich der Hund von hinten an und beißt mich in den Nacken. Ich sehe den Mann an und denke mir, der ist irre!"*

Als ich ihn fragte, wer der Mann sei, sagte er mit seinem offenen Lachen, das typisch für ihn ist: „Ja, das bist du!" Das war deutlich. Offensichtlich bezweifelte er, ich könne mit Energien (Hund) umgehen, deren Gefährlichkeit ich gar nicht kannte. Ich weiß heute, daß er recht hatte. Zum Glück nahmen wir beide seinen Traum ernst, und er unterbrach die Therapie für zwei Jahre.

Bereits in der ersten Therapiestunde nach den zwei Jahren knüpften wir dort wieder an, wo wir aufgehört hatten. Mit dem Unterschied, daß wir uns in der Zwischenzeit beide weiterentwickelt hatten. Damit war die Voraussetzung dafür gegeben, daß er nun an diesen Ängsten arbeiten konnte. Es wurde eine sehr tiefe Arbeit, in der er aufhörte zu atmen und zum Teil dekompensierte. Da ich diese Arbeiten nun kannte, konnte ich ihn sicher hindurchführen.

Ich war aber am Ende der Arbeit froh, daß ich sie erst zu dem jetzigen Zeitpunkt gemacht hatte und nicht damals, als er mich mit dem Schäferhund in der Wüste geträumt hatte.

Dieser Traum von Nasrin führt uns zu Grundsätzlichem. Träume, in denen der Therapeut vorkommt, müssen wie andere Träume auch immer erst einmal vor dem Hintergrund betrachtet und untersucht werden, daß der Traum etwas über den Patienten aussagen will.

Es hat sich z.b. als Fehler herausgestellt, daß ich einmal Träume, die von mir handelten, als berechtigte Aussagen und Kritik ansah. Das brachte nicht nur die Therapie ins Stocken und mich in eine schwierige Situation, sondern bedeutete auch insofern Zeitvergeudung, als alle Träume entweder in den nächsten Stunden wieder Thema oder ähnliche neu geträumt wurden.

Nachdem die Übertragungsmitteilung dagegen verstanden war, kamen sie nicht wieder.

Andererseits müssen aber alle Träume, in denen der Therapeut eine Rolle spielt, auch als Mitteilungen an den Therapeuten angesehen werden, und er muß sich fragen, ob der Traum nicht auch etwas enthält, was er nicht einfach als Übertragung abtun kann (Jung, 1928/71, S. 297). Dies könnte nämlich zur Folge haben, daß eine wichtige Mitteilung, wie sie z.B. der Traum von Nasrin enthält, übersehen wird, was sich nachhaltig auf das Vertrauensverhältnis zwischen Therapeut und Patient auswirken kann, denn dieser weiß zumindest vorbewußt, was sein Traum sagen möchte. Und vielleicht muß er in Form eines Traumes das mitteilen, was er nicht offen anzusprechen wagt. Geht der Therapeut nicht auf solche Mitteilungen ein, so vermittelt er ihm, daß er bei sich selbst über etwas hinweggehen, daß er sich vor Kritik oder besserer Einsicht schützen möchte. Damit bekommt der Patient das berechtigte Gefühl, von ihm werde verlangt, stets seinen Widerständen nachzugehen, der Therapeut habe dagegen die Macht und damit die Freiheit, über seine eigenen hinweggehen zu dürfen.

Wenn der Therapeut von seinen Patienten träumt

Zum Schluß möchte ich noch die Träume ansprechen, in denen der Therapeut von seinen Patienten träumt. Ich halte sie für eminent wichtig, denn ich kann durch sie lernen, was ich falsch mache, was ich nicht sehe, worauf ich achten muß (vgl. auch Jung, 1943/66,

S. 122 f.). So leitete ich vor einiger Zeit einen Drei-Tage-Work-shop, der nicht gut lief, da viel Negativität im Raum war, die keiner anzusprechen wagte. In der Nacht vom zweiten zum dritten Tag hatte ich folgenden Traum: Ich sah, wie ein Teilnehmer und nicht ich den Workshop leitete. Ich verstand den Sinn dieses Traumes sofort. In der Gruppe war ein Mann, der auch Therapeut war. Der Traum machte mir bewußt, was ich mir nicht eingestanden hatte, daß ich mich nämlich von ihm einschüchtern ließ. Das hinderte mich, denn ich schenkte ihm mehr Aufmerksamkeit als den anderen. Kein Wunder, daß die Gruppe nicht lief. Nach diesem Traum veränderte ich mein Verhalten, und der Workshop kam zu einem guten Ende.

Ein anderes Mal träumte ich, daß eine Gruppenteilnehmerin wie ein verschüchtertes Reh in einer Ecke lag. Dieser Traum machte mir deutlich, daß ich ihre Ängste zu wenig gesehen hatte. Durch eine Einzelarbeit konnte ich sie daraufhin mehr in die Gruppe integrieren.

Wie weit die Hilfe der Traumwelt gehen kann, möchte ich mit einem weiteren Beispiel erläutern. Ich beginne die Workshops immer am Freitag. In der Nacht von Donnerstag auf Freitag vor einem Workshop träumte ich folgendes: *Ein Mann tritt mir sofort am Anfang mit Aggressivität entgegen. Daraufhin denke ich, es sei das beste, ihn aufzufordern, mir seine Wut über den Körper auszudrük-ken, z.B. durch Schlagen oder ähnliches, wobei er mir sagt, was ihm nicht paßt.*

Als ich dies gerade tun will, steht ein Mann aus der Gruppe auf, der halb wie Sokrates, halb wie Günter Scharnowski aussieht und dazu auch noch weibliche Züge hat. Er sagt mir, ich solle den Mann reden lassen, das sei viel wichtiger, als eine Körperarbeit zu machen.

Ich konnte mit dem Traum zwar insoweit etwas anfangen, als ich darin die Bestätigung meiner Einstellung sah, nicht zu früh und zu schnell mit dem Körper zu arbeiten. Auch, daß Günter sehr behutsam und vorsichtig ist. Aber mehr fiel mir beim besten Willen nicht ein.

Dann fing die Gruppe an. Sofort sagte mir ein Teilnehmer, er habe Wut auf mich. Ich überlegte, ob ich eine Körperarbeit machen sollte, als mir der Traum einfiel. Das hielt mich zurück. Dann äußerten zwei Frauen sehr wichtige Gedanken zu ihm. Als ich deren Gesichter mit dem von Günter in Gedanken zusammenfügte, sah ich genau das Gesicht, das mir im Traum erschienen war. Ich war natürlich sehr überrascht, und dies, obwohl ich mich daran gewöhnt habe, der Traumwelt die wundersamsten Dinge zuzutrauen!

In diesen Bereich wundersamer Träume passen auch die, durch die ich neue Übungen und Spiele bekomme. Ich träume häufig während der Workshops, welche Spiele ich am nächsten Tag machen soll, und wache mehr als einmal überrascht auf, weil ich denke, daß dieses oder jenes Spiel überhaupt nicht paßt. Meine Verblüffung ist dann vollständig, wenn am Anfang des nächsten Workshoptages, also bevor ich durch meine Beeinflussung die Gruppe hätte in diese Richtung lenken können, Teilnehmer mir im Feedback sagen, sie wollten an diesem oder jenem arbeiten und ob ich eine Übung dazu wisse, und ich in der Nacht gerade eine dazu passende Übung geträumt habe.

Durch diese Erlebnisse bin ich immer mehr zu der Überzeugung gekommen, daß sich im zwischenmenschlichen Bereich Dinge abspielen, von denen unsere Theorien kaum etwas wissen und sich auch nichts „träumen lassen"! – D.h., daß wir Träume niemals zu wichtig nehmen können.

Patienten, die ihre Träume nicht erinnern

Was können wir aber tun, wenn jemand nicht träumt? Ann Faraday, deren herzliche Art, mit Träumen umzugehen, ich sehr schätze, schreibt in ihrem Buch „Die positive Kraft der Träume" (S. 38 ff.) viel über die Eigenschaften der „Nichterinnerer". Sie zitiert neuere Untersuchungen, die auf ein „Wegschauen" der Nichterinnerer hinweisen. Interessant dabei ist die Feststellung, daß Menschen, die angeblich nicht träumen, im Schlaf ebenso häufige Augenbewegungen haben wie Menschen im Wachzustand, die von einem unangenehmen Bild wegsehen, wohingegen die, die hinsehen, weniger Augenbewegungen haben. Dies unterstreicht die bekannte These, daß es ein Widerstand ist, der uns unsere Träume vergessen läßt. Womit deutlich wird, daß die Nichterinnerer offensichtlich nicht sehen wollen, was jenseits ihres bewußten Selbst geschieht. Ann Faraday beschreibt sie im Gegensatz zu Menschen, die sich an ihre Träume erinnern, als „im allgemeinen gehemmter, konformistischer und selbstbeherrschter" (S. 40) als Erinnerer.

Meine Erfahrung stimmt insofern mit diesen Ausführungen überein, als diejenigen, die nicht träumen, auch die sind, die sich am schlechtesten in Gruppen einbringen können und ebenso in Einzelstunden große Schwierigkeiten haben, ihre Gefühle wahrzunehmen und zu äußern. Bei den meisten verändert sich ihr Verhältnis zu ihrem Unbewußten während der Therapie häufig so weit, daß sie sich ihre Träume zunehmend besser merken können – was ebenfalls auf das „Wegschauen" der Nichterinnerer hinweist.

Diejenigen, die sich trotz Therapie und Arbeit an ihren Widerständen nicht an Träume erinnern können, haben meiner Erfahrung nach sehr frühe und tiefe Traumata erlebt, weswegen die Amnesie in Form des Nichterinnerns sie vor den unangenehmen Inhalten ihres Unbewußten bewahrt (wobei hier keine Umkehrschlüsse möglich sind nach dem Motto: Wer sich erinnert, hat keine tiefen Probleme, und jeder, der tiefe Probleme hat, kann sich nicht erinnern). Ich bin nun kein Freund des gewaltsamen Beseitigens von Widerständen – sie haben ihren Sinn und sollten als Schutz respektiert werden. Spüre ich aber, daß ein Patient in der Lage ist, seine Widerstände gegen seine Traumwelt anzusehen, und habe ich auch das Gefühl, daß er durch direktes Erleben mehr profitieren könnte als durch eine Deutung, dann schlage ich ihm eine Gestaltarbeit vor.

Ich nehme dazu zwei Kissen. Das eine Kissen symbolisiert ihn, das andere seine Traumwelt. Er setzt sich auf das Kissen, das ihn symbolisiert, und fragt seine Traumwelt, warum er sich nicht an seine Träume erinnern kann. Dann wechselt er auf das andere Kissen, wo er die Antwort auf seine Frage erhält. Es ist verblüffend, was da ans Licht kommt. Einem Mann antwortete die Traumwelt: „Das ist vielleicht eine Frage! Du kümmerst dich doch einen Dreck um uns! Da sollen wir uns noch für dich anstrengen: Streng du dich erst einmal an!"

Mit großen Augen setzte er sich wieder auf sein Kissen und fragte seine Traumwelt ganz schüchtern, was er denn machen solle. Wieder kam eine prompte Antwort, diesmal in freundlichem, hilfsbereitem Ton: „Kauf dir ein schönes Buch und schreib von nun an alle deine Träume hinein." Er hat es getan und erinnert seitdem seine Träume.

Eine Frau, die sich ebenfalls nicht erinnern konnte, hatte ein gutes Rezept gefunden. Sie kaufte sich nämlich ein Buch, das sie zu ihrem Traumbuch machte. Sie schrieb auf die erste Seite folgenden Text: „Liebe Traumwelt, ich habe dich lange mißachtet. Ich verspreche, daß ich dies von nun an ändern werde. Ich werde jeden Traum hier hineinschreiben und mich um seine Bedeutung kümmern." In derselben Nacht hatte sie einen Traum. Sie hat bis heute Wort gehalten und ist eine derjenigen, die am sorgsamsten mit ihren Träumen umgehen, und wird dafür mit sehr hilfreichen Träumen belohnt.

DAS AUSZIEHEN

Im Rahmen meiner Ausbildung habe ich auch eine Zeit in der Psychiatrie gearbeitet. Eine meiner Aufgaben dort bestand darin, die Patienten mit verschiedensten Tests zu untersuchen und diese Tests dann auszuwerten. Ich habe diese Arbeit nicht besonders geschätzt. Ich hatte damals das Gefühl, mich anhand der Tests irgendwie hintenherum in die Psyche von Menschen zu schleichen, die dann mittels Schablonen mehr oder minder treffend gedeutet werden (vgl. dagegen die einfühlsamen Gutachten von H. March, 1953). Ich teilte mein Unbehagen dem anderen Psychologen mit, der dort arbeitete, und er gab sich viel Mühe, mir mit Hilfe guter Argumente den Nutzen der Tests zu erklären. Mein Unbehagen blieb aber bestehen und ist seit dieser Zeit eher gewachsen.

Vorteile des „Körperlesens"

So war es für mich eine wunderbare Erfahrung zu sehen, wie die bioenergetischen Trainer mit dem Medium des Körpers auf die Erlebnisse der Kindheit und die daraus resultierenden Schwierigkeiten schließen können. Lowen zuzusehen war für mich ein besonderes Vergnügen. Seine Fähigkeit, einen Körper zu lesen, versetzte mich immer wieder in Erstaunen und Bewunderung.

Diese Praxis stellt nun aber besondere Anforderungen an Patient und Therapeut. Da die Diagnose anhand des Körpers gestellt wird, muß sich der Patient bis auf die Unterwäsche entkleiden. Anhand seines Körperbaus, seiner Haltung, seiner sicht- und tastbaren Verspannungen, der Durchblutung der einzelnen Körperteile und vieler weiterer Anzeichen kann der Therapeut erkennen, welche Blocks der Patient hat, und kann damit auf seine psychische Verfassung schließen.

Die bioenergetische Analyse geht nämlich von Reichs Annahme aus, daß Neurosen sich nicht nur psychisch, sondern auch physisch in Form von Körperblocks manifestieren. Jedem Block im Körper wird dabei eine bestimmte Bedeutung zugeschrieben, ebenso wie der Gesamterscheinung, dem Gesichtsausdruck oder der Fähigkeit bzw. Unfähigkeit, bestimmte Bewegungen bzw. Übungen durchzuführen.

Die so erstellten Diagnosen sind erstaunlich treffsicher und haben den Vorteil, daß sie schnell und, wie ich sagen möchte, „unbürokratisch" sind.

Ein weiterer Vorteil dieser Methode besteht für mich darin, daß sie *mit* dem Patienten arbeitet. Er wird z.B. gefragt, was er an einer bestimmten Stelle empfindet, ob er diese Verspannung kennt, ob er diese oder jene Übung machen kann und vieles mehr. Damit erlebt der Patient unmittelbar, wieviel er von seinem Körper, seinen Reaktionen – eben von sich selbst – kennt oder nicht, was er womöglich noch nie wahrgenommen hat. Nicht selten kommen dabei Patienten ins Staunen, können sie doch durch eine Übung *erleben*, inwieweit Beobachtungen des Therapeuten in bezug auf ihren Körper zutreffen.

Dabei kann der Patient die Erfahrung machen – vielleicht zum erstenmal in seinem Leben –, daß jemand *seinen* Körper ernst nimmt, ihn ansieht und anfaßt, um ihn in seiner *Bedeutung* zu verstehen. Dies ist für viele Menschen eine ganz wichtige neue Erfahrung, die viele Gefühle auslösen kann.

Die Körpertherapie vermittelt dem Patienten aber nicht nur, daß *sein* Körper wichtig ist, sondern ebenso, daß der *Körper an sich* wichtig ist. Ich sage dies auch aus eigener Erfahrung, denn es war auch für mich ein wichtiges Erlebnis, endlich auf Menschen zu treffen, die den Körper mit seinem einzigartigen Sein in den Brennpunkt ihrer Aufmerksamkeit rückten. Dabei spielte es für mich auch eine Rolle, wie über Sexualität gesprochen wurde. Sie war nicht mehr allein eine psychische Dimension, in der wir alle „irgendwie verklemmt" sind, sondern es wurde das rein Körperliche in einer sehr schönen, annehmenden und würdigenden Art gesehen.

Körperübungen

Nun bleibt das Ausziehen bei vielen Therapeuten nicht allein auf die Diagnose bzw. die Einzelarbeiten beschränkt. Lowen bittet z.B. grundsätzlich die Teilnehmer eines Workshops, sich zu entkleiden, wenn er mit der Gruppe Körperübungen macht. Ebenso gingen einige Trainer während unserer Ausbildung vor.

Für diese Arbeitsweise spricht auch einiges: Wieder wird der Körper in den Brennpunkt des Interesses gestellt. Für ihn und mit ihm werden Übungen gemacht. Der Patient kann und *soll* sich dabei zeigen, wie er ist, und sich dabei unverhüllt bewegen können. Für viele stellt dies eine wahre Befreiung dar. Dazu erhält der Therapeut eine weitere Möglichkeit, Rückschlüsse auf die Charakterstruktur der Patienten zu ziehen, wenn er beobachten kann, wie sie sich so ohne Kleider bewegen oder in Übungen und Spielen Kontakt aufnehmen.

Und für viele Patienten ist es eine neue und zum Teil sehr wichtige Erfahrung, so ohne die Maske der Kleidung in Kontakt mit anderen zu sein, mit ihnen in Berührung zu kommen und selbst so gesehen zu werden, wie sie sind, ohne die Möglichkeit, unter Kleidern das zu verstecken, was sie an sich nicht mögen und wofür sie vielleicht fürchten, abgelehnt zu werden.

Ebenso kann es an sich schon ein wichtiges Erlebnis sein, nur in Unterwäsche vor anderen zu stehen, besonders wenn diese wenig oder gar nicht bekannt sind, wie dies z.B. zu Beginn eines Workshops in einer neuen Gruppe der Fall ist.

Kleider als Maske

Der springende Punkt bei alledem ist, daß mit den Kleidern die Maske fällt. Zum Phänomen der Maske schreibt G. Bally: „Masken werden (gemäß der Mythologie) an jenen Festtagen getragen, an denen die Erdgeister und die chthonischen Dämonen heraufbeschworen werden, die wir in und mit unserem täglichen Leben bannen. Es sind die kurzen Festtage, an denen wir die Grenzen, die unsere Kultur uns einzuhalten gebietet, im Maskenspiel übertanzen. In unserem Karneval wie in den römischen Saturnalien oder den griechischen Dionysos-, Artemis- und Demeterfesten fallen die Grenzpfähle unserer menschlichen Ordnung, und hier tritt die verbergende Maske an die Stelle des offenbarenden Gesichts als das immer nur verhüllend-offenbarende Antlitz des ewig Verborgenen." (1951, S. 28; vgl. Jung, 1916, S. 311) Wegen der Diskrepanz zwischen Maske und wahrem Gesicht ist es manchmal kaum zu glauben, wie verschieden der Eindruck ist, den ein Mensch macht, wenn er angezogen ist, verglichen mit dem *ohne seine Kleider*. So kann jemand, der bekleidet sehr selbstsicher und unabhängig auf uns wirkte, plötzlich einen ganz hilflosen und schwachen Körper zeigen, der den ersten Eindruck in einem ganz neuen Licht erscheinen läßt. Oder umgekehrt: Ein ganz schüchterner und zurückgezogener Mensch offenbart einen Körper, der nur so vor Kraft strotzt.

Da der Körper bekanntlich nicht lügen kann – es ist ihm eben heiß oder kalt, daran läßt sich „mit dem besten Willen" nichts ändern –, läßt jeder, der entkleidet dasteht, einen großen Teil seiner alltäglichen Maske fallen. Das kann dem therapeutischen Prozeß sehr helfen, da es nun möglich ist, *direkt* mit dem zu arbeiten, was tatsächlich da ist und nicht nur einen oberflächlichen Eindruck darstellt.

Interessant in diesem Zusammenhang von Maske und Entkleiden war für mich die Mitteilung einer Therapeutin, die mir sagte, sie würde Patienten, die versuchen, sich hinter „Tricks" zu verstecken, auffordern, sich ganz auszuziehen. Wenn sie völlig nackt vor ihr stünden, wären die Tricks wie weggeblasen!

Direkte Arbeit am Körper

Abgesehen von der Arbeit an der Maske als Mittel zur Verkleidung und damit Tarnung hat das Ausziehen den entscheidenden Vorzug, daß der Körper nicht allein gesehen, sondern *direkt* angefaßt und an ihm gearbeitet werden kann. Die Muskelverspannungen können massiert, gedrückt, bewegt und es kann genau beobachtet werden, wie sich der Energiefluß während der Arbeit verändert, wie die Hautfarbe von verschiedenen Körperteilen nicht nur unterschiedlich ist, sondern sogar wirkliche Gegensätze darstellen kann. So war es interessant für mich zu sehen, wie Lowen mit einem Mann arbeitete, dessen Körper am Anfang der Sitzung im Gegensatz zu seinem Kopf gut aufgeladen war, sein Kopf dagegen überhaupt nicht. Lowen arbeitete mit ihm intensiv, anschließend war der Kopf deutlich besser durchblutet und stimmte mit dem Kolorit des übrigen Körpers überein.

Die Kehrseite des Ausziehens

Alles Positive hat nun auch eine Kehrseite, die dieses Positive nicht unbedingt aufheben muß, wenn auch kann. Was stellt also die Kehrseite des Ausziehens dar?

Ein Nachteil des Ausziehens kann darin bestehen, daß es jemandem sehr unangenehm ist, fast nackt vor einem bekleideten Therapeuten oder in einer Gruppe vor vielen anderen zu stehen, auch wenn diese ebenfalls entkleidet sind. Das Problem kann sich noch erheblich verschärfen, wenn bei Einzelarbeiten ein Patient allein mit dem Therapeuten vor der Gruppe steht und er als einziger nur mit Unterwäsche bekleidet ist.

Dies kann dazu führen, daß er seine Gefühle abschneidet, um überhaupt der Situation gewachsen zu sein. Was wiederum eine paradoxe Situation heraufbeschwören kann. Der Patient arbeitet z.B. mit einem Therapeuten, *dessen* Bedingung es ist, daß sich der Patient auszieht, während er die Wut, die er z.B. seinen autoritären Eltern gegenüber empfand, ausdrückt. Die Arbeit kann dabei sehr tief gehen und wirklich überzeugend wirken. Trotzdem vermeidet sie das Wesentliche.

Das eigentliche Thema wären nämlich die negativen Gefühle, die der Patient seinem Therapeuten gegenüber empfindet, erlebt er ihn doch als ebenso autoritär wie seine Eltern. Da es aber für ihn viel gefährlicher ist, diese Gefühle seinem Therapeuten gegenüber auszudrücken, wählt er dankbar die einfachere Möglichkeit und bezieht sich auf seine Eltern.

Damit werden die Gefühle, die jetzt vorhanden sind, auf die Kindheit bezogen, was deshalb eine Vermeidung darstellt, weil nicht analysiert wird, wie sich der Patient im Verhältnis zum Therapeuten fühlt. Statt dessen werden seine Gefühle unterschiedslos auf seine Kindheit bezogen bzw. verschoben.

Schamgefühl

Das Abschneiden von Gefühlen in dieser Situation kann weiter dahin führen, daß die eigene Schamgrenze überhaupt nicht mehr wahrgenommen wird. Der Patient kann dann durch andere und sich selbst leicht dahin gebracht werden, über seine Grenzen hinwegzugehen, ohne es überhaupt zu bemerken. Wird diese Haltung in der Therapie nicht analysiert, sondern vielmehr auch noch unterstützt, so erhalten Menschen „offene Körper" – wenn dies bei dieser Einstellung überhaupt möglich ist, was ich bezweifle – zum Preis des Verlustes ihrer natürlichen Scham und ihrer Identität.

Das Schamgefühl ist bekanntlich aufs engste mit der Identität verbunden und verkörpert einen bedeutenden Teil unseres Gewissens (vgl. auch Lynd, 1958; Lowenfeld, 1977; Jacobson, 1978). Haben wir keine Scham mehr und können uns nicht schämen, dann werden weder unsere Grenzen respektiert, noch sind wir in der Lage, taktvollen Abstand zu unseren Mitmenschen zu wahren. Konsequent zu Ende gedacht, wäre dies ein monströses Ergebnis einer Therapie.

Warum dies glücklicherweise nicht die Konsequenz von Bioenergetik ist, rührt zum Teil daher, daß diese Therapieform trotz aller vordergründiger Freiheiten rigoros moralisch ist. Lowens Artikel über den psychopathischen Charakter (vgl. Kap. „Psychopathie und Narzißmus" ab S. 303) gibt eindringlich Zeugnis davon. Meine Erfahrung mit einigen Anhängern des indischen Gurus Shree Rashneesh hat meine Ansichten über die Identitätsprobleme, die der Verlust des Schamgefühls mit sich bringt, bestätigt. Erstaunlich war, daß sie sich alle bei der strukturellen Integration ganz nackt auszogen und vollkommen erstaunt waren, wenn ich ihnen sagte, ich würde in Unterwäsche arbeiten. Dabei zeichneten sie sich alle eben nicht durch einen besonders nahen Kontakt zu ihrem Körper aus, sondern eher dadurch, daß sie sehr leicht über ihn hinweggehen konnten – offenbar indem sie ihre Schamgefühle abschnitten.

Bravsein

Die Gefahr bei dieser Form von Abschneiden besteht nun darin, daß etwas getan wird, weil es entweder wirklich oder angeblich gefordert wird. Wird dies nicht analysiert, so wird ein wichtiger Widerstand übersehen, womit dem Patienten die Möglichkeit genommen wird zu sehen, wie autoritätshörig er z.B. ist.

Analysiert und deutet der Therapeut ein derartiges Verhalten nicht, so wird nicht allein ein wichtiger Teil der Kindheitsgeschichte übergangen, sondern es wird auch ein ebenso bedeutsamer Teil an Selbstverwirklichung verhindert, da der Patient in seiner Autoritätsgläubigkeit immer darauf achten wird, was andere von ihm wollen, und nicht darauf, was er will, d.i. *wer er ist*.

Hier schließt sich ein weiteres Problem an, das durch das Abschneiden der Schamgefühle entstehen kann. Es kann z.B. sein, daß jemand sich widerspruchslos auszieht, um mir zu gefallen. In dieser Situation spielt er gleichermaßen die Rolle des braven Jungen bzw. des lieben Mädchens, weil er befürchtet, sich anderenfalls meine Sympathien zu verscherzen.

So entkleidete sich eine meiner Patientinnen, die strukturelle Integration bei mir nahm, immer sofort, kaum daß sie den Therapieraum betreten hatte. Ich fühlte mich dabei unbehaglich. Ihr Verhalten täuschte für mein Gefühl eine Vertrautheit und Nähe vor, die in solchem Maße keineswegs bestanden. Ich fragte sie, was sie empfand, als sie so entkleidet vor mir saß. Daraus ergab sich eine sehr wichtige Sitzung, die auch mich viel lehrte. Es wurde nämlich deutlich, daß sie sehr unsicher in ihrem Verhalten anderen gegenüber war und daß sie unsagbare Angst davor hatte, abgelehnt zu werden. Ein Weg, dem zu entgehen, bestand darin, daß sie sich bemühte, besonders gut zu sein und all das zu erfüllen, was sie als die Erwartungen der anderen ihr gegenüber ansah. Sie hatte gehört, daß man sich bei der Körpertherapie auszieht, besonders bei der Massage, also sah sie dies als eine Anforderung an, der sie zu entsprechen hatte. Diesem Gespräch schloß sich eine Arbeit an, die sie wiedererleben ließ, wie wenig ihre Grenzen in ihrer Kindheit geachtet wurden. Dadurch wurde ihr bewußt, wieviel sie damals erlitten hatte, ohne fähig zu sein, es je auszudrücken. Denn das grenzenmißachtende Verhalten der Eltern ihr gegenüber wurde als vollkommen selbstverständlich ausgegeben. Das nahm ihr jegliche Möglichkeit, etwas dagegen zu sagen, geschweige denn zu lernen, daß sie ein Recht dazu hat, ihre Bedürfnisse zu artikulieren.

Mißachtung des eigenen Körpers

Das Verhalten dieser Patientin führt uns zu einem weiteren Grund, warum Menschen über eigene Grenzen hinweggehen. Es sind dies Vorstellungen, die sie darüber haben, wie sie sein sollten. Auch hinter dieser Haltung verbergen sich häufig frühkindliche Erfahrungen. So kam eine Frau zu mir (ebenfalls der strukturellen Integration wegen), weil sie gehört hatte, „daß dies tief geht. Damit möchte ich meine Unfähigkeit kurieren, einen Orgasmus zu bekommen, wenn ich mit einem Mann schlafe". Als ich sie fragte, ob dies auch eine psychische Ursache haben könne, lehnte sie kategorisch ab und meinte nur, sie wollte eine Massage probieren. Nach der Sitzung sagte sie: „Die tun doch gar nicht so weh, wie mir gesagt wurde!" und kam nie wieder. Da ich sie nicht mehr sah, kann ich hier nur mein damaliges Gefühl wiedergeben. Ich hatte den Eindruck, daß sie so radikal mit sich umging, wie sie es in ihrer Kindheit gelernt hatte. Deshalb wollte sie auch nicht erfahren, *warum* sie keinen Orgasmus bekam, sondern wollte nur ihren Körper „aufmachen lassen", koste es, was es wolle. Wobei der Anteil des Körpers nicht verstanden, sondern quasi mit Brachialgewalt zur Ordnung gerufen werden sollte. (Dies ist kein Einzelfall bei Patienten, die die strukturelle Integration haben wollen. Bei vielen von ihnen hält sich hinter dem Wunsch, diese Massagen zu bekommen, ein mehr oder weniger großer Selbsthaß versteckt, der unbedingt analysiert werden muß.)

Das Problem der Lockerheit

Zu dem angesprochenen Springen über die eigene Schamgrenze paßt auch die moderne Vorstellung von Lockerheit. Man hat heute eben keine Probleme mit Nacktheit und Sexualität zu haben, wenn man vorgibt, ein emanzipierter Mensch zu sein. Diese Scheinfreiheit stellt einen schrecklichen Druck dar, da sich niemand seine Ängste und Schwächen eingestehen kann, ohne befürchten zu müssen, von den anderen, den „Lockeren", ausgeschlossen zu werden.

In diesem Zusammenhang hatte ich eine sehr lehrreiche Erfahrung mit einer Frau, der ich die strukturelle Integration gab. Ich bemerkte bereits während der ersten Sitzung, daß sie sehr behutsam mit ihrer Nacktheit umging. Dabei war für mich deutlich zu spüren, daß sie sich vor mir schämte. Da ich damals das Entkleiden aber noch als zur Körpertherapie gehörig ansah, kamen wir erst über Umwege zum Problem. Ich beginne die Sitzungen nun immer damit, daß ich die Patienten frage, wie sich die vorherige Stunde ausgewirkt hat, was im Moment ihr Bedürfnis ist und ähnliches mehr. So kamen wir eines Tages darauf zu sprechen, daß sie sich häufig mit ihrem Freund unwohl fühlte. Sie sagte, sie schliefen häufig zusammen, ohne daß sie es wirklich wollte. „Und sagst du ihm das?" fragte ich. „Nein", antwortete sie, und ich spürte ganz deutlich, daß der Rest des Satzes war: „Ich habe kein Recht dazu." Mir drängte sich die Frage auf: „Und wie wäre es, wenn dir hier in der Therapie etwas nicht paßt?" – „Das sage ich doch auch nicht!" war die prompte Antwort. „Doch auch nicht?" wiederholte ich. „Ich weiß, daß das Ausziehen zu dieser Arbeit gehört. Aber ich fühle mich sehr ausgeliefert!" erwiderte sie. Die folgende gemeinsame Arbeit offenbarte, daß sie ganz ähnliche Übertragungsgefühle mir gegenüber empfand wie ihrem Freund bzw. ihrem Vater gegenüber. Die Männer bestimmten, und sie fügte sich. Ihre Abwehr bestand deshalb darin, daß sie zwar freundlich mitmachte, niemand aber wirklich an sie herankommen konnte.

Ansprechen und Übertragung

Diese Sitzung bewirkte bei mir, daß ich in den Therapiestunden mit Patientinnen genauer darauf achte, wie sie sich im Verhältnis zu ihren Freunden und Ehemännern fühlen und erleben. Ich war bestürzt, daß viele genau das gleiche berichteten, daß sie sich nämlich freundlich und kooperativ gaben, im Grunde sich aber unverstanden und allein gelassen fühlten. Ich mußte feststellen, daß sie mit mir offensichtlich ebenso umgingen wie mit ihren Partnern und daß mir dies bis dahin überhaupt nicht bewußt gewesen war. Naiv hatte ich geglaubt, die Arbeit am Körper und deren analytische Aufarbeitung würden ausreichen, und hatte dabei übersehen, daß ich die Beziehung der Patientinnen zu mir und deren tiefere Motive vollkommen unberücksichtigt gelassen hatte. Besonders paradox wird diese Feststellung, wenn ich mir vor Augen führe, daß viele der Patientinnen in die Therapie kommen, gerade *weil* sie Beziehungsprobleme haben. Ich hätte mit anderen Worten ewig an ihren Körperblocks arbeiten können, ohne daß sich auch nur das geringste geändert hätte, da es ja primär nicht um die körperlichen Verspannungen, sondern um ihre Beziehung und die Übertragung zu mir ging, die nicht zur Sprache gekommen waren, die sich allerdings in den Verspannungen ausdrückten.

Aus diesen Überlegungen wurde mir klar, daß jegliche Art von Körperarbeit, die das Setting selbst nicht hinterfragt, in sich als Artefakt anzusehen ist, das Vermeidung und Widerstände produziert (vgl. Kap. „Das Pushen" ab S. 176). Dies wird an folgendem Beispiel besonders deutlich. Ich arbeitete wieder mit einer Frau und spürte, während ich sie massierte, stark ihren Wunsch, mich zu verführen. Als mir ihre Wünsche bewußt wurden, fand ich die Situation sehr komisch – genau in den Bedeutungen, die dieses Wort hat, nämlich witzig und merkwürdig. Wie hätte ich einer halbnackten Frau sagen sollen, daß sie sich verführerisch gibt? Auf der bewußten Ebene hätte sie vielleicht verstehen können, was ich meinte. Aber auf der unbewußten, also auf der, auf die es ankam? Wohl kaum! Ist es doch sehr natürlich, daß eine Frau – ebenso wie ein Mann – durch den eigenen Körper anziehen möchte. Wie hätte ich in der ungleichgewichtigen Situation, in der sie fast nackt ist, ich jedoch Kleidung trage, den Unterschied zwischen Anziehen und Verführen deutlich machen sollen? Entweder hätte sie mich gar nicht oder moralisch verstanden. Und dazu ist das Anziehen durch das Setting gefordert, das wiederum ich bestimme.

Ausziehen und Sexualität

Dadurch rückt eine weitere Schattenseite des Ausziehens ins Blickfeld. Es schafft nämlich Situationen, die die Lösung bestimmter Schwierigkeiten, die zum Teil durch diese Arbeitsweise bedingt sind, unmöglich machen.

Das ist vor allem dann der Fall, wenn es um Nähe und Sexualität geht. Das mag mehr als erstaunlich klingen, denn die Bioenergetik hat besonders die Sexualität und den Orgasmus zum Gegenstand ihrer therapeutischen Aufmerksamkeit gemacht, und die Bücher von Reich und Lowen haben einiges zur Aufklärung unserer Sexualität beigetragen. Aber die Theorie muß nicht immer in Einklang mit der Praxis stehen.

Interessant in diesem Zusammenhang ist, daß wir in unserer Ausbildungsgruppe nie an Sexualität gearbeitet haben und die bestehenden Näheprobleme nie aufgearbeitet wurden.

Ich habe anfangs selbst viele sogenannte Sexualitätsübungen gemacht, bis mir klar wurde, wie schmerzhaft sie alle sind und wie wenig dabei tatsächlich Sexuelles berührt wurde. Auffällig war auch, daß wir uns in unserer Ausbildungsgruppe immer *weniger* auszogen, je mehr wir in Kontakt mit uns kamen und je besser wir uns untereinander kannten. Dazu geschah noch etwas sehr Erstaunliches, als in meiner festen Workshopgruppe das Thema auftauchte, wie sehr oder wie wenig erotisch jeder in der Gruppe den anderen fand. Der Raum war damals sehr warm, trotzdem zogen sich beinahe alle die Decken fast bis zu den Augen. Und einstimmig meinten später alle Gruppenteilnehmer, damals sei mehr Erotik und auch mehr Bedrohung zu spüren gewesen als jemals während der Körperübungen und Paararbeiten.

All das hat mich davon überzeugt, daß Sexualität und Erotik ganz eng mit dem Schamgefühl verbunden sind und daß wir niemals an ersteren arbeiten können, wenn wir letzteres nicht schützen und achten. Deshalb sind ja auch Erotik und Angst so eng miteinander verbunden. Wir öffnen uns, wenn wir erotische Gefühle zulassen, und sind deshalb besonders verletzbar.

Hierzu kommt noch ein weiteres Paradoxon. Es kann keine Sexualität zwischen Erwachsenen und Kindern geben. Es gibt Verführung, die mehr oder weniger schlecht ausgeht. In den meisten Fällen sehr schlecht. Und immer auf Kosten der Kinder, die großenteils Mädchen sind. Das Buch „Als Kind mißbraucht" von A. Gardiner-Sirtl und das, was ich in Therapien immer wieder erfahre, sprechen eine erschütternd deutliche Sprache. Aber stelle ich nicht gerade diese Verführungssituation her – besonders wenn ich als angezogener Mann mit einer entkleideten Frau arbeite und diese Entkleidung selber fordere? Dränge ich dadurch die Frau nicht in die Rolle eines kleinen Mädchens, das meine Anordnungen befolgen soll?

Einer Frau wird es heute immer noch schwerer als einem Mann gemacht, sich mit ihrer Sexualität zu identifizieren und damit auch die Fähigkeit zu erwerben, sagen zu können und zu *dürfen*, wo ihre Grenzen sind. Bin ich mir als männlicher Therapeut dieses Dilemmas einer Frau in unserer Gesellschaft nicht bewußt und frage sie deshalb nicht wenigstens, wie sie sich fühlt, wenn sie so entkleidet vor mir steht, so nehme ich ihr die Möglichkeit, ihre Rolle zu hinterfragen. Ich zwinge sie damit aber auch, entweder ihre Gefühle abzuschneiden oder auf die Stufe des kleinen Mädchens zu regredieren oder zu verführen, denn Verführung beinhaltet auch ein Streben nach Macht über den anderen. In den meisten Fällen wird sie entweder ihre Gefühle abschneiden oder auf die Rolle des kleinen Mädchens zurückweichen, da sie bewußt oder unbewußt weiß, daß dies für sie und den Therapeuten am wenigsten bedrohlich sein wird.

Gesellschaftlich betrachtet birgt dieses Verhältnis von Therapeut und Patientin eine Pikanterie, denn es spiegelt exakt das Rollenschema der männlichen Gesellschaft wider: Der Mann hat die Macht und ist bekleidet, und die Frau agiert vor ihm mit ihrem Körper und ist dabei entkleidet.

Dies klingt so absurd, wie es auch ist. Wobei dies natürlich nicht der Hauptgrund ist, warum dieses Setting frag-würdig ist. Das Problem entsteht und besteht vielmehr dann, wenn es unüberlegt und ohne jegliches Hinterfragen angewandt wird. Wendet der Therapeut das Setting aber *bewußt* an, z.B. um eine Frau bestimmte frühe Gefühle erleben zu lassen, die sie Männern gegenüber hat, dann ist dies kein Agieren und kann zweifellos seinen Sinn haben. Dieser Sinn hängt aber meiner Meinung nach davon ab, wie bewußt *und* vorsichtig der Therapeut mit dieser Situation umgehen kann. Unter Umständen drückt die Patientin ihm (und sich selbst) zuliebe „große" Gefühle aus und vermeidet damit gerade die stilleren, dafür aber entscheidenderen, weil gefährlicheren.

Vermeidung durch Ausziehen

D.h. mit anderen Worten, daß das Setting des Ausziehens für eine Frau insofern eine wichtige Erfahrung sein kann, als sie dadurch auch in Kontakt mit frühen Traumen kommen kann.

Problematisch wird es, wenn sie ins Agieren kommt und dies nicht gedeutet wird. Denn dann werden zwar viele negative Gefühle aktiviert. Wird die Situation im Hier und Jetzt aber nicht analysiert, so wird die Möglichkeit zu einer entscheidenden Neuerfahrung, Bewußtmachung und der Aufnahme einer ressentimentfreien Beziehung versäumt. Die Therapie arbeitet dann an der Vergangenheit, *um* das Hier und Jetzt zu vermeiden. Das hat aber zur Folge, daß die Patientin im Verhältnis zum Therapeuten nicht erleben kann, wie es ist, als *Frau* einer Machtperson (mit mehr oder weniger großen Übertragungsgefühlen) gegenüberzustehen und sich dennoch nicht aufgeben zu müssen. Mit anderen Worten, sie wird nicht erleben können, wie es ist, wirklich erwachsen zu werden.

Hier beginnen die Probleme für den *Therapeuten*. Solange er mit Rollenspielen arbeitet oder mit frühkindlichen Erfahrungen seiner Patienten zu tun hat, kann er sich sicher fühlen. Werden die Patienten aber erwachsen, wird es schwieriger, da er mehr und mehr als Mensch denn als „spiegelnder" Therapeut gefordert wird. So war ich nicht wenig erstaunt, als in der Anfangsphase der Veränderung meiner Therapiemethode meine Gruppe immer selbstbewußter wurde und sich manchmal einfach weigerte, bestimmte Übungen zu machen. Ich war gewohnt, daß die Teilnehmer stets das guthießen, was ich vorschlug. Nun kam aber plötzlich ein klares „Nein". Als sich dies das erste Mal so klar und deutlich offenbarte, war ich wirklich überrascht, da klar wurde, wie sehr sich diese Gruppe verändert hatte. Abgesehen von der Tatsache, daß dadurch die Interaktion viel offener ablief, war ich froh über dieses klare „Nein", weil die Teilnehmer nun offensichtlich gewillt waren, einen Teil Verantwortung zu übernehmen.

Wo ist der Therapeut?

Diese Probleme, die sich zwischen Therapeuten und „erwachsenen" Patienten ergeben, werden noch deutlicher, wenn ich mit einer Frau an Nähe arbeite und sie dabei in Kontakt mit ihrer weiblichen Identität kommt, ohne dies hinter einer Kleinmädchenmaske zu verstecken. In dieser Situation kann ich nicht mehr nur fragen: „Wie geht es dir?", „Bist du in Kontakt mit deiner Atmung?", „Hast du Angst?", sondern ich muß auch meinerseits meine Gefühle artikulieren. Andernfalls ginge die Frau auf einen Therapeuten zu und nicht auf einen Menschen, was in der Situation soviel bedeutet, wie „ins Leere" zu gehen.

Wieviel mehr diese Form von Interaktion zwischen Therapeut und Patient fordert, erlebte ich in der Arbeit mit Gisela. Es ging bei dieser Arbeit um ihre Angst vor Nähe. Gisela erzählte in der Gruppe, daß sie immer dann fliehen mußte, wenn eine Situation „nah" wurde. Sie geriet dann in Panik und fing entweder Streit an oder ergriff die Flucht, um auf diese Weise sowohl die Auseinandersetzung als auch die Nähe zu vermeiden.

Nachdem wir einen Traum besprochen hatten (siehe S. 120), fragte ich sie, ob sie damit auf der Körperebene arbeiten wolle, was sie gerne bejahte. Ich bat sie, sich mir gegenüberzustellen – natürlich angezogen! – und langsam auf mich zuzukommen. Obwohl ich sie ausdrücklich dazu aufgefordert hatte, sich Zeit zu lassen und sorgsam in sich hineinzuspüren, wie sie die Distanz zu mir verringern wollte, hielt sie die Luft an und ging mir schnurstracks einige Schritte entgegen.

Ein solches Verhalten ist typisch für den Beginn einer Einzelarbeit, besonders aber wenn es um Nähe geht. Viele Patienten halten dann den Atem an und stürzen sich Hals über Kopf in die Situation – wobei nicht mehr erlebt, sondern nur mehr blind gehandelt wird.

Ich machte sie deshalb darauf aufmerksam, daß sie in Kontakt mit ihrer Atmung bleiben müsse. Wobei ich ihr sagte, daß es mir angst mache, wenn sie so schnell und unvermittelt auf mich zukäme. Diese Mitteilung half ihr, denn sie spürte dadurch – wie sie nach der Arbeit betonte –, daß nicht sie allein in dieser Situation Gefühle hatte, sondern auch ich. So konnte eine Arbeit entstehen, in der wir ganz langsam und Schritt für Schritt aufeinander zugingen, bis wir den Kontakt herstellen konnten, der für uns beide stimmig war. Während der Arbeit konnte ich noch ein weiteres Mal erleben, wie sinnvoll ein Feedback des Therapeuten unter Umständen ist. Ich spürte nämlich, daß meine Hände immer kälter wurden. Da ich nicht mehr unterscheiden konnte, ob dieses Phänomen von meinen oder ihren Ängsten (in der Gegenübertragung) hervorgerufen wurde, teilte ich ihr diese Empfindung mit. Ich sagte deshalb nur, daß ich kalte Hände bekäme.

Auch das half ihr, denn ich vermittelte ihr damit, daß sie etwas bewirkte und daß auch ich etwas erlebte und nicht sie allein. Als sie näher kam und vor mir stand, sagte sie, sie wolle dadurch Kontakt zu mir aufnehmen, daß sie meine Hände wärmte. Sie sagte dies mit viel spontaner Herzlichkeit, die mich sehr berührte. Und sie vermittelte mir darüber hinaus, daß wir auf einer gleichberechtigten Stufe standen, wo jeder dem anderen das gibt, was dieser braucht. Als sie am Ende der Arbeit ganz nah war und mich umarmte, empfanden wir noch eine weitere Gemeinsamkeit: Ich hatte kalte Hände, die durch sie etwas wärmer geworden waren, und sie konnte mich nicht richtig mit *ihren* Händen berühren. Sie lagen auf meinem Rücken und nahmen keinen Kontakt auf. Dies machte uns beiden im wahrsten Sinne des Wortes spürbar deutlich, daß Nähe eine ganz enge Interaktion zwischen zwei Menschen ist, in der die Energien des einen nicht getrennt von denen des anderen existieren können.

Anhand dieses Beispiels möchte ich nun folgendes zum Ausdruck bringen: Diese Übung konnte nur so verlaufen, weil sich hier zwei erwachsene Menschen gegenüberstanden, die ihre Schwierigkeiten mit dem Aufnehmen von Nähe offen zum Ausdruck brachten und nicht versuchten, sie damit zu verbergen, daß sie mögliche Schwierigkeiten immer nur beim anderen sahen bzw. diese als Folgen bestimmter Kindheitserfahrungen deuteten. Dazu war es wichtig, daß wir beide versuchten, verantwortungsvoll mit unseren Gefühlen im Hier und Jetzt umzugehen, und uns mitteilten, was wir empfanden, d.i. wie wir uns selbst und den anderen erlebten.

Dies möchte ich natürlich nicht so verstanden wissen, als sei das Beleuchten der Übertragung, der Widerstände und der Kindheitssituation überflüssig. Es geht mir nur darum, daß das Nachspüren von Widerständen in manchen Situationen selbst ein Widerstand sein kann.

Wäre Gisela entkleidet gewesen, wäre diese Arbeit mit Sicherheit anders verlaufen. Ich meine, daß sie entweder in die alte Mädchenrolle entwichen wäre oder die Arbeit abgebrochen hätte. Oder, was bei ihr das wahrscheinlichste ist, sie hätte offen gesagt, daß sie angezogen bleiben wollte.

Bisher habe ich ausschließlich Beispiele von Arbeiten mit Patientinnen angeführt, da durch die Spezifik des Mann-Frau-Verhältnisses die möglichen Übertragungsprobleme beim Ausziehen schneller deutlich werden.

Männer und das Ausziehen

Dies darf aber nicht so verstanden werden, als gäbe es diese Probleme bei Männern nicht. Meiner Erfahrung nach sind sie ebenso vorhanden, wenn auch nicht so ausgeprägt.

Ein Beispiel hierfür ist eine Arbeit mit Fabian. Fabian ist ein gutaussehender Mann mit einem durchtrainierten Körper. Obwohl ich wußte, daß er häufig Bestätigung in Form von Komplimenten hinsichtlich seines Aussehens bekam, war für mich deutlich spürbar, daß er sich selbst nicht entsprechend positiv erlebte. Ich bat ihn deshalb, seine Kleider abzulegen, und fragte ihn, welche Empfindungen ihm diese Bitte bereitete. Obwohl er, wie gesagt, viel Bestätigung bekam, war ihm das Entkleiden vor der Gruppe sehr unangenehm, denn er kannte im Grunde nicht seinen Wert bzw. er konnte seinen Wert nicht als etwas erleben, das tief in ihm wurzelte.

Dies wurde besonders deutlich, als ich ihn bat, sich vor einen Spiegel zu stellen und zu sagen, welche Teile seines Körpers er besonders möge. Er äußerte, die Brust- und Armpartie sei ihm besonders wichtig und vertraut, denn sie sei so stark. Die Beine dagegen möge er nicht so gern.

Es war nun interessant, daß ausgerechnet die Brustregion der schwächste Teil seines Körpers war, dagegen die Beine bei weitem der stärkste.

Seine Aussage über seine Ängste beim Ausziehen und sein Erleben vor dem Spiegel stimmten damit genau überein: Es war ihm trotz all der Bestätigung peinlich, sich auszuziehen, denn er kannte weder seine Stärken noch seine Schwächen. Deshalb halfen ihm auch die Komplimente nichts, denn sie vermittelten ihm vielmehr eine globale Anerkennung, die er in dieser Allgemeinheit so lange nicht integrieren konnte, bis er erlebte, daß er sich selbst falsch sah. Denn er kannte weder das Ausmaß seiner Standfestigkeit (seiner Beine) noch die Schwäche seiner Durchsetzungsfähigkeit (seiner Arme und Brust). Dies führte dazu, daß er sich in vielerlei Formen Bestätigung holte, weil er mit dieser Anerkennung sein unsicheres Selbstwertgefühl aufwerten wollte.

Interessant für unseren Zusammenhang ist auch, daß diese Arbeit den Anfang einer Serie tiefer Arbeiten darstellte, die sich um seine Beziehungsfähigkeit drehten. Da er keine klare Beziehung zu sich selbst hatte, konnte er auch keine eindeutige Beziehung zu anderen aufbauen und hatte dementsprechend einige Schwierigkeiten mit seiner Freundin. Diese Arbeit vor dem Spiegel erwies sich gleichsam als Wegweiser, der ihn Schritt für Schritt zu einem realistischeren Erleben seiner selbst *und* seiner Umwelt führte, wodurch sich zwangsläufig auch die Beziehung zu seiner Freundin sehr verbesserte.

So macht auch dieses Beispiel der Arbeit mit Fabian deutlich, welche Dynamik im Ausziehen und damit in der direkten Konfrontation eines Menschen mit seinem Körper liegt.

Sollen wir nun nach all diesen Beispielen und Einwänden den Schluß ziehen, daß wir überhaupt nicht mehr direkt am Körper arbeiten, daß sich kein Patient mehr ausziehen soll?

Keineswegs. Diese Erfahrungen haben mich allerdings zu dem Schluß geführt, mir *genau* zu überlegen, was ich mache und mit welchen Konsequenzen ich zu rechnen habe. Ist mir dies klar, so kann ich *bewußt* entscheiden, welche Form des Vorgehens ich wähle, und gerate nicht unversehens in ein Agieren hinein, das zwar durchaus auch immer zu gewissen Ergebnissen führt, die Frage aber unbeantwortet läßt, was vermieden wurde und in welche Widersprüche bzw. Paradoxa ich die Menschen zwänge, mit denen ich arbeite.

Klärung *vor* dem Ausziehen

Für meine eigene Arbeit habe ich die Konsequenz gezogen, niemanden mehr zu bitten, sich auszuziehen, *bevor* ich ihn nicht gefragt habe, was dieses Ansinnen für ihn bedeutet und welche Gefühle es bei ihm weckt. Die Folge davon ist, daß es häufig *zunächst* gar nicht mehr dazu kommt, daß der Patient sich auszieht. Statt dessen werden aber zum Teil Gefühle wieder wach und bewußt, die lange verschüttet waren und die unangesprochen immer zwischen mir und dem Patienten gestanden hätten.

So erlebte ich einmal einen Mann in einer Sitzung, der sich sofort ausziehen wollte, als ich sagte, ich würde gern seinen Körper sehen. Er hatte bezeichnenderweise meinen Zusatz „bis auf die Unterhose" überhört und dachte daher, er müsse sich ganz ausziehen. Als ich ihn nun fragte, welche Gefühle dadurch ausgelöst wurden, daß er vor mir seine Kleider ablegen sollte, stockte er in seinem schlafwandlerischen Tun. Er dachte einen Augenblick nach und erzählte mir dann, daß der Gedanke, nackt vor mir zu stehen, ihm Angst bereite, denn er hatte als Heranwachsender immer das Gefühl gehabt, sein

Penis sei zu klein. Er traute sich deshalb nicht, in die Sauna zu gehen, und vermied jede Situation, in der er mit anderen nackt sein mußte. Während er dies erzählte, wurde er traurig. Nach einer kurzen Pause fügte er hinzu, das schlimmste sei gewesen, daß er mit niemandem darüber habe sprechen können. Er sei mit seinem Problem ganz allein gewesen. Mir schoß dabei durch den Kopf, was für ein Glück es gewesen war, ihn zu fragen.

Diese Frage zu Beginn der Arbeit mit dem unbekleideten Körper ist also deshalb so wichtig, weil die Patienten dadurch eine direkte Möglichkeit haben, von ihren Problemen zu berichten. Der Therapeut seinerseits kann ihnen mit dieser Frage vermitteln, daß sie Raum und Zeit für ihre Ängste haben und daß er ihre Scham respektiert.

Bei vielen Frauen schließt sich an diese Frage eine Vielzahl von Berichten über ihre Erfahrungen mit Männern als Partnern, aber auch in der Funktion von Ärzten und besonders Gynäkologen an. Dabei ist es deprimierend zu hören, mit welcher Taktlosigkeit und Gefühlskälte sie zum Teil „behandelt" wurden. In diesem Zusammenhang kommt das Gespräch häufig auf die Ängste vor einer Vergewaltigung, oder es wird von Vergewaltigungen im übertragenen oder tatsächlichen Sinn berichtet. Und es wird Thema, wie sie sich überhaupt von Männern behandelt fühlen.

Verführung und Macht

Im Anschluß an diese Gedanken möchte ich zu einem weiteren Punkt in der Körpertherapie kommen, der durch ein unklares Handhaben des Ausziehens zu einem Problem werden kann. Es handelt sich um die *Verführung*, die in der Bioenergetik in sehr schlechtem Ruf steht. Verführung und Verführen sind nun aber Verhaltensmerkmale, die dem sogenannten Psychopathen zugesprochen werden. Psychopath ist in der Bioenergetik nicht nur der Begriff für eine bestimmte Charakterstruktur, sondern auch ein Pejorativum (vgl. S. 305 ff.). Mit dieser negativen Sichtweise gehen aber viele positive Möglichkeiten des therapeutischen Prozesses verloren, denn diese negative Wertung erschwert es nicht nur dem Therapeuten, *seine* verführerischen Anteile zu sehen, sondern in noch stärkerem Maße dem Patienten, diese Seiten bei sich zu sehen, geschweige denn anzunehmen.

Durch diese Haltung wird der Patient aber um die Möglichkeit gebracht, Gefühle *bewußt* zu erleben, die an sich – wenn auch in unterschiedlicher Ausformung – in uns allen sind, ebenso wie z.B. der Wunsch nach Macht und Ansehen, mögen sie auch vielleicht bei ihm besonders ausgeprägt sein. Die Frage, die sich hier anschließt, ist, inwieweit die Tatsache, daß Verführung so stark bewertet wird, mit dem Therapeuten und der Körpertherapie zu tun hat. Ich möchte an dieser Stelle nicht nochmals die Argumente anführen, die ich im Kapitel über den sogenannten psychopathischen Charakter nenne (vgl. S. 303 ff.). Ich möchte hier lediglich feststellen, daß nach einer so weit zurückreichenden Tradition, die den Körper mehr oder weniger offen bekämpfte, Nacktheit für uns alle noch ein Problem darstellt und daß wir dieser beinahe schon archetypischen Einstellung nicht dadurch entkommen, daß wir uns *bewußt*machen, wie hilfreich die Arbeit mit dem Körper sein kann. Wäre dies so problemlos möglich, dann hätte ich nicht gerade in der Körpertherapie so viel offensichtlich Körperfeindliches gesehen.

Dies führt uns zurück zu der anfangs erwähnten Therapeutin, die Menschen ihre Tricks dadurch „austreibt", daß sie sich vollständig ausziehen müssen. Dies mag zwar eine wirksame Maßnahme gegen sogenannte Spielchen sein, aber zu dem sehr hohen Preis der Demütigung des Patienten. Hier kommt zweifellos in die Handhabung des Ausziehens eine Bestrafung hinein, nach dem Motto: „Willst du nicht anständig sein, dann Hose runter!" Dazu kommt ein klarer Machtmißbrauch, denn die Therapeutin kann dies nur deshalb fordern, weil sie im Status der Macht steht. Und schließlich ist es ein trauriges Beispiel dafür, wie häufig Menschen in der Therapie genau das gleiche wie in ihrer Kindheit erleben und deshalb auch widerspruchslos so viel mit sich machen lassen, weil, wie A. Miller so treffend sagt (1980), man die Luft nicht riecht, die man atmet. Da sie nun in der Therapie das gleiche erleben wie in ihrer Kindheit, begehren sie nicht auf. Und die Therapeuten, die so handeln, können dazu noch auf Erfolge hinweisen, die sie zweifellos haben. Sie ergeben sich aber nicht aus *ihren* Tricks, sondern aus der Tatsache, daß hier ein Mensch vielleicht zum erstenmal in seinem Leben einem anderen gegenüber ist, der bereit ist, ihm zuzuhören, und der etwas macht, was nur ihm gilt – auch wenn es das Falsche ist. Außerdem muß der Patient für seine Therapie zahlen, wodurch er vielleicht ebenfalls zum erstenmal in seinem Leben für sich Verantwortung übernimmt (vgl. Kap. „Geld und Therapie" ab S. 203).

Womit wir beim letzten Punkt unserer Überlegungen angelangt sind. Ich hatte oben festgestellt, daß das Ausziehen einer Demaskierung gleichkommt. Die Frage ist, ob dieser Vorgang in jedem Fall grundsätzlich positiv zu bewerten ist. Es ist nämlich möglich, daß ein Mensch es noch bitter nötig hat, sich hinter einer Maske zu verbergen, da er sonst befürchten muß, ins Nichts abzustürzen (vgl. Klauber, 1977). Auch hier kommen wir also zu dem Schluß, daß es beim Ausziehen und der Nacktheit in der Körpertherapie weder an sich Schlechtes noch Gutes gibt, sondern daß es *allein* am Therapeuten liegt, wie er damit umgeht, wie vorsichtig und umsichtig er ist und wieviel Achtung und Respekt er sich und seinen Patienten entgegenbringt. Erfüllt er diese Voraussetzungen, so kann das Ausziehen eine wichtige Hilfe sein, die in die Therapie eine ganz neue Dimension einbringt.

Das Berühren

Genau besehen, ist es ein Widerspruch in sich, über das Berühren schreiben zu wollen. Denn Schreiben hat vorrangig mit dem Intellekt zu tun, Berühren dagegen ist aufs engste mit Gefühlen verbunden.

So kann man eine Berührung im Grunde nur erleben, aber kaum beschreiben, geschweige denn darüber schreiben. Erklärt mir z.B. jemand, wie er zu dem Schluß kommt, daß 2 x 4 = 8 ist, so *weiß* ich damit, daß die Multiplikation hier einer mehrmaligen Addition gleichkommt. Erklärt mir dagegen jemand, wie man bei einer bestimmten Form von Massage berührt, so weiß ich weder, ob ich so berühren kann, noch wie es sich anfühlt.

Aus diesen Gründen kann das Ziel dieses Kapitels nicht darin bestehen, zu erklären, wie man berührt, sondern höchstens, zu vermitteln, welche Bedeutung der Berührung in der Therapie zukommt.

Ich werde mich zunächst allgemein mit den Sichtweisen Freuds und Reichs in bezug auf die körperliche Berührung auseinandersetzen. Daran schließen sich einige Gedanken über das Berühren verschiedener Körperteile an. Und schließlich möchte ich mit zwei Beispielen die Auswirkung von Berührung in der Therapie beschreiben. Zunächst also zur Auseinandersetzung mit Freud und Reich.

Freud und das Berühren

In „Die Frage der Laienanalyse" betont Freud, daß in den psychoanalytischen Sitzungen zwischen Arzt und Patient nichts anderes vorgehe, „als daß sie miteinander reden" (1926e, S. 213).

Die Tatsache, daß Freud, als er „der Hypnose noch näher als der Psychoanalyse" stand, die Hand auf die Stirn der Patienten legte und sie aufforderte, ihre „Einfälle unmittelbar preiszugeben", wird heute als ein forderndes und beeinflussendes Vorgehen bezeichnet, dessen sich ein heutiger Analytiker enthalten soll (Morgenthaler, 1978, S. 50).

Cremerius erwähnt, daß Freud einem Patienten (Blanton, 1971) „in einer Stunde mitfühlend die Hand entgegengestreckt habe" (1982, S. 499).

Durch diese Zitate und die darin enthaltene Betonung von etwas Außerordentlichem wird deutlich, wie weit viele Psychoanalytiker auch heute noch davon entfernt sind, ihre Patienten zu berühren, geschweige denn direkt mit deren Körpern zu arbeiten.

Die meisten Analytiker würden solch ein Ansinnen mit den Worten Freuds als „Agieren" (1912d, S. 374) ablehnen und darauf hinweisen, daß die Psychoanalyse grundsätzlich gegen ein Ausleben von Gefühlen ist (Freud, 1916–17, S. 45 f.). Allerdings gibt es auch andere Stimmen, wenn auch sehr vorsichtige, wie wir am Artikel von H. Dieckmann (1981) ersehen können.

Auch „eine eingehende körperliche Untersuchung" der Patienten (Freud, 1920a, S. 280) erübrigt sich, da primär mit der Psyche und nicht mit dem Körper gearbeitet wird, ganz abgesehen davon, daß ein Analytiker nie auf den Gedanken käme, die diagnostische Beurteilung eines Patienten anhand von dessen Körper zu erstellen.

Reich und das Berühren

Reichs Ansatz steht in krassem Gegensatz zu dieser Auffassung. Er stellt nicht nur die These auf, daß die Neurose sich auch körperlich manifestiert, sondern ist darüber hinaus der Ansicht, der Therapeut müsse unmittelbar mit dem Körper des Patienten arbeiten (1976). Deshalb schreibt er in seinem Buch „Charakteranalyse", daß die Panzerungen im Körper gründlich untersucht werden müßten und die Therapie aus einer Verbindung von Psychoanalyse und einem graduellen Öffnen des Körpers bestehen müsse. Daß es ihm hier nicht nur um eine theoretische Forderung geht, zeigt die präzise Beschreibung einer Arbeit mit einer schizophrenen Patientin (1973, S. 405 ff.). Wie unterschiedlich seine Auffassung von der Freuds ist, wird aus folgendem Satz besonders deutlich: „Es ist unnötig und sogar schädlich, allen Details der zahllosen pathologischen Verzweigungen nachzugehen, um psychoneurotische oder psychotische Symptome zu zerstören; statt dessen führt die Öffnung des Kerns des Biosystems und die Etablierung einer ausgewogenen Energieökonomie automatisch zum Verschwinden der Symptome, da diese, energetisch gesehen, das Ergebnis eines in Unordnung geratenen Energiestoffwechsels im Biosystem sind." (a.a.O., S. 403)

Freud oder Reich?

Es wäre natürlich völlig sinnlos, einen derartigen Satz bei Freud suchen zu wollen, da er für ihn schlicht undenkbar ist.

Bei dieser unterschiedlichen Auffassung von Freud und Reich erhebt sich die Frage, was derjenige tun soll, der in der Praxis steht und tagtäglich unzählige Entscheidungen treffen muß und sich nicht damit aus der Verantwortung stehlen kann, daß er sich darauf beruft, die Theoretiker seien noch am Klären. Er fragt deshalb nach richtig oder falsch, nach anwendbar und nutzlos bzw. gefährlich. Er fragt, ob nun Reich recht hat, der meint, die therapeutische Arbeit schreite am sichersten fort, wenn der Therapeut sich nach den Bedürfnissen des Körpers ausrichtet, oder Freud, der dies als „wilde Analyse" (1910k) verurteilen würde.

Es ist nun typisch für Therapien aller Richtungen und Schattierungen, daß alle ihre Anhänger Erfolge aufweisen können und schon deshalb auf die Richtigkeit ihrer Theorien schwören. Ob diese Erfolge aber mit dem *bewußten* Anwenden ihrer Theorien zusammenhängen oder von etwas ihnen vollkommen *Unbewußtem* abhängen, bleibt dabei zuweilen eher unklar.

So beschäftigten mich diese Auffassungen von Freud und Reich über Jahre, ohne daß ich eine eindeutige Lösung fand. Ich konnte nur eine Form der *Handhabung* finden, indem ich es vermied, jemanden anzufassen, bei dem mir das Geschehen von Übertragung und Gegenübertragung nicht klar war. Dies bedeutete aber nicht viel mehr als eine Notlösung, da ich mich im Grunde ständig im Widerstreit mit meiner eigenen Unklarheit befand.

Als ein weiteres Problem erlebte ich die Tatsache, daß ich durch diese Unklarheit besonders stark auf meine Intuition angewiesen war, die, wie Freud sagt, kein guter Ratgeber ist, weil sie sehr wechselhaft sein kann (Freud, 1920g; Kohut, 1979, S. 147), wobei ich das nicht so negativ wie Freud sehe.

Weiterhin beschäftigte mich die grundsätzliche Frage, warum zwei so begabte Menschen wie Freud und Reich, die beide mit allem Einsatz und völliger Integrität die beste Hilfe für Leidende suchten, zu so unterschiedlichen Aussagen kommen konnten. Es gehört zwar allmählich zum alltäglichen Bild in der Psychologie, daß kreative Persönlichkeiten unterschiedliche Meinungen vertreten – trotzdem faszinierte mich diese Divergenz zwischen Freud und Reich besonders.

Körperausdruck und Körpersprache

Ein erster Schritt zu einer Klärung bestand darin, daß mir deutlich wurde, wie unterschiedlich für die beiden Forscher die Begriffe „Körperausdruck" und „Körpersprache" sind, die oberflächlich betrachtet ganz ähnlich klingen.

Freud ging z.B. sehr aufmerksam mit der *Körpersprache* seiner Patienten um und konnte sie präzise in Zusammenhang mit seiner Diagnostik setzen. So beschreibt er den Fall einer schizophrenen Frau und erläutert in diesem Kontext, daß eine Hysterika sich anders verhalten hätte, „sie hätte übrigens ... krampfhaft die Augen verdreht" (Freud, 1915e, S. 297).

Wir kommen damit zu einem entscheidenden Mißverständnis von Analytikern gegenüber der Körpertherapie. Was Freud beschrieben hat, ist Körpersprache im Sinne von Fasts „Body Language" und darf nicht mit dem „Körperausdruck" verwechselt werden, den z.B. Lowen meint (1981). Körpersprache bedeutet, daß über den Körper etwas mitgeteilt wird, das verbal nicht ausgesprochen wird – was aber in den meisten Fällen durchaus gesagt werden könnte, z.B. „Ich brauche dich", „Ich ärgere mich über dich" (Fast, 1970, S. 81). *Körperausdruck* im Sinne der analytischen Körpertherapie sagt nicht primär etwas über die Wünsche aus, die der Körper jetzt *ausdrückt*, sondern über das, was der Körper in der Kindheit erlebt hat bzw. was er über diese Erlebnisse mitteilt. D.h., der Therapeut sieht in diesem Zusammenhang die Ausprägung jedes Körperteils als das Ergebnis dessen, was sich aus Anlage und Zuwendung bzw. mangelnder Zuwendung entwickelt hat. Damit ist der Körper ein Bote, der mitteilt, was im Leben eines Menschen hinsichtlich von Liebe und Haß geschehen ist.

Damit treffen wir auf einen grundsätzlichen Unterschied zur Auffassung von Fast, der den Körper als reines Mitteilungsorgan ansieht, das Wünsche im Hier und Jetzt ausdrückt. Diesen Unterschied verkannte Bittner auch in seinem Artikel „Vernachlässigt die Psychoanalyse den Körper?" (1986), weswegen er das Anliegen der Körpertherapie zwangsläufig mißverstehen mußte.

Was mir im Zusammenhang mit diesem Artikel von Bittner wieder einmal auffiel, ist der unglaubliche Anspruch, den die jeweiligen Therapieschulen haben. Jede glaubt, die beste und alleinseligmachende zu sein. Verwunderlich ist für mich dabei, daß selbst Kohut, der sonst so vorsichtig ist und so genau weiß, wo die Ansprüche des Größenselbst (des Selbst, mit dem das Kind auf die Welt kommt) beginnen, dieser verbreiteten Versuchung der „Formen und Umformungen des Narzißmus" erliegt (Kohut, 1971, S. 307).

Damit sind wir über diesen Umweg wieder beim Problem des Anfassens bei Freud und Reich angelangt. Es geht offensichtlich nicht darum, entscheiden zu wollen und zu *können*, welcher von beiden recht hat. Vielmehr besteht der entscheidende Punkt darin, herauszufinden, inwiefern der eine den anderen ergänzt, ihn bereichert, aber auch, wo der eine den anderen zu schmälern scheint. Das heißt, wo Anfassen in der Therapie eine Hilfe darstellt, wo es überflüssig und wo es eindeutig schädlich ist.

Auffallend in bezug auf das Berühren in der Therapie ist die historische Entwicklung. Ashley Montagu, der das schöne Buch „Touching" (Berühren) geschrieben hat, das mit dem unglücklichen Titel „Körperkontakt" ins Deutsche übersetzt wurde, berichtet, daß ihm 1944, also fünf Jahre nach Freuds Tod, noch „sehr wenig an experimentell Erhärtetem zur Verfügung" stand (1971/78, S. 6). Erst in den darauffolgenden Jahren bekamen der Körper und dessen taktile Bedürfnisse jene wissenschaftliche Aufmerksamkeit, die ihnen sicherlich gebührt. D.h., es wurde den Wissenschaftlern erst zu dieser Zeit bewußt, wie wichtig die *Haut* und deren Bedürfnisse sind – Gedanken, die zu Freuds Lebzeiten noch nicht diese Relevanz hatten.

Die Entwicklung der Haut

In diesem Zusammenhang ist es bedeutsam und interessant, die embryonale Entwicklung zu verfolgen. „Die Haut entsteht aus der äußersten der drei embryonalen Zellschichten, dem Ektoderm", schreibt A. Montagu. „Aus dem Ektoderm wiederum bilden sich die Haare, die Augen, die Sinnesorgane des Geruchs, des Geschmacks, des Sehens, Hörens und der Empfindung – alles also, was die Verbindung mit den außerorganischen Vorgängen herstellt. Das Nervensystem mit seiner wesentlichen Aufgabe, den Organismus über äußere Geschehnisse zu informieren, ist die wichtigste aus dem Ektoderm gebildete Schicht. (...)

Es wurde bei anderen Lebewesen festgestellt, daß die Sensitivität der Haut während des vorgeburtlichen Stadiums sich offensichtlich früher und differenzierter als jede andere entwickelt. Es ist ein allgemeines Gesetz der embryonalen Entwicklung, daß eine Funktion um so wichtiger ist, je früher sie auftritt. Tatsächlich sind die funktionellen Fähigkeiten der Haut von großer Bedeutung." (S. 7 f.)

Die Bedeutung des Hautkontaktes

Die Haut hat außerdem eine deutliche Beziehung zum Magen-Darm-Trakt, was auch die Psychosomatik immer wieder feststellen konnte. Doch die Wechselwirkung von Haut, Kontakt mit der Außenwelt und Funktion der inneren Organe geht noch weiter. Margaret Ribble schreibt dazu: „Die Respiration, die in den ersten Wochen nach der Geburt im allgemeinen flach, unregelmäßig und unzulänglich ist, wird zweifellos durch das Saugen und durch den physischen Kontakt mit der Mutter stimuliert. Kinder, die nicht kräftig saugen, atmen auch nicht tief, und Säuglinge, die nicht genug auf dem Arm getragen werden, entwickeln, vor allem wenn sie Flaschenkinder waren, nicht nur Atmungsstörungen, sondern häufig auch Magen-Darm-Störungen. Sie schlucken oft Luft und leiden, wie man es allgemein nennt, unter Koliken. Sie haben Ausscheidungsschwierigkeiten oder neigen zu Erbrechen. Es scheint, als hänge der Tonus des Gastrointestinaltrakts in dieser frühen Lebensperiode ganz speziell von einer von der Peripherie ausgelösten Reflexstimulation ab. Die Berührung mit der Mutter hat also eine bestimmte biologische Bedeutung für die Atmung, Ernährungs- und Verdauungsfunktionen des Kindes." (in Montagu, S. 76 f.)

Bei dieser engen Verbindung von Körperkontakt und gesunder Entwicklung verwundert es nicht, „daß Menschen, die an sexuellen Abnormitäten leiden, so häufig auch Hautkrankheiten haben" (S. 138).

Doch die Beziehung zwischen Körper und Seele besteht nicht allein darin, daß ein Mensch sich gesund entwickelt, wenn er genügend Körperkontakt in seiner Kindheit bekommt, und viele Schwierigkeiten aufweist, wenn dieser Kontakt nicht ausreichend war. Körperkontakt kann vielmehr auch über Leben und Tod eines Menschen entscheiden.

So ist der Versuch von Friedrich II. von Hohenstaufen (1194–1250) bekannt, der herausfinden wollte, „welche Sprache und welche Art des Sprechens Kinder entwickeln würden, wenn sie heranwüchsen, ohne daß jemand mit ihnen redete. Er gebot also den Pflegemüttern und Ammen, den Kindern die Brust zu geben, sie zu baden und waschen, aber nicht mit ihnen zu sprechen. Er hoffte dadurch zu entdecken, ob sie die älteste Sprache, also Hebräisch, oder Griechisch, Lateinisch oder vielleicht die Sprache ihrer Eltern sprechen würden. Aber seine Bemühungen in dieser Hinsicht waren vergeblich, denn alle Kinder starben. Sie konnten ohne das Streicheln, die liebevollen Gesichter und die zärtlichen Worte ihrer Pflegemutter nicht leben. Deshalb sind die ‚Wiegenlieder‘, die eine Frau singt, während sie das Kind wiegt, und mit denen sie es einschläfert, so wichtig.“ (S. 68 f.)

In diesem Zusammenhang betrachtet, ist es nur konsequent, daß Montagu die Bedeutung des Stillens betont und dessen Funktion in der Herstellung einer guten Mutter-Kind-Beziehung unterstreicht. Dabei ist von Interesse, daß heute immer mehr Ärzte und Wissenschaftler die Wichtigkeit der Muttermilch hervorheben. Sie meinen, daß in ihr viele Stoffe enthalten sind, die entweder direkt immunologisch wirken oder das Immunsystem des Kindes entscheidend unterstützen.

Obiges Beispiel macht außerdem deutlich, daß der intensive Körperkontakt beim Stillen mindestens ebenso wichtig ist. Denn wir wissen, daß die Beziehung zwischen der Mutter und ihrem Kind besonders in dieser frühen Phase entscheidend ist (Mahler, 1985). So paßt zu dieser Überlegung, daß Kinder, die Körperkontakt haben, sich schneller entwickeln, aktiver sind und, wenn sie untergewichtig sind, schneller ihr Normalgewicht erreichen als Kinder, die weniger Körperkontakt haben (S. 105).

Dazu ist es bemerkenswert, was Montagu über die Therapie mit Schizophrenen schreibt: „Waal berichtet über die Massage-Therapie bei einem offensichtlich autistischen Jungen. Der Therapeut massierte den Patienten zart, beinahe mütterlich, mit den zusätzlichen Stimuli rhythmischen Tätschelns, sehr zartem Streicheln und Kitzeln. Die Region des Sonnengeflechts, der Nacken und die Wirbelsäule in ihrer ganzen Länge wurden massiert, während die Brust, das Kinn, die Hände und die Handflächen zart und vorsichtig gekitzelt wurden. Danach massierte der Therapeut die Augen und ging dann zu einer zweiten Phase über – zu der anregenden Massage der Kiefer, der Schultern und wiederum der Augen. In dieser zweiten Periode ist der Druck der Hände beim Massieren nicht mehr zart. Der Patient reagiert durch Schreien und wütendes Wälzen, und man sagt ihm, das seien die Reaktionen eines zornigen Säuglings und als solche ganz richtig. Nach diesen heftigen Ausbrüchen nahm der Patient die Beschwichtigung und das Bemuttern des Therapeuten in einer ruhigen, objektiven Weise hin. Waal stellte fest, daß die Therapie zu einer wesentlich rascheren Reife und zum Durchbrechen des autistischen Insichzurückziehens führte. Die Therapie scheint eine schnellere Wirkung zu haben als alle bisher angewandten Methoden." (S. 164 f.)

Das Taktgefühl

Bei dieser Beschreibung wird eines besonders deutlich: wie entscheidend es ist, die richtige Berührung, d.i. die Berührung mit Takt zu finden. Fehlt der Takt bei einer Berührung, dann kann ein leichtes Berühren schlimmer als eine Ohrfeige sein, da der Berührende nicht spürt, was der andere braucht, und damit zwangsläufig über dessen Grenzen hinweggeht.

Auch in der Körpertherapie ist der Takt die entscheidende Voraussetzung, damit eine Berührung auch tatsächlich eine positive Auswirkung hat. Und der Takt ist deshalb so wichtig, weil er nichts anderes als eine Beziehung zwischen dem Herzen und dem berührenden Körperteil herstellt. (Im Italienischen wird die Verbindung von Takt und Berührung besonders deutlich. Berührung heißt *contatto*, und „mit Takt" heißt *con tatto*.) Bestimmt das Herz wirklich die Berührung, so wird der Kontakt immer taktvoll sein und deshalb positiv erlebt werden, sogar dann, wenn die berührende Hand kalt ist. So habe ich immer wieder erlebt, daß Patienten mich mit sehr kalten Händen berührten und ich dennoch diese Berührung als angenehm erlebte, weil ich spürte, daß sie von Herzen kam.

Ebenso war das Feedback, das ich bekam, wenn ich mit kalten Händen berührte.

Mittelbare und unmittelbare Berührung

Wir müssen uns in der therapeutischen Arbeit also immer fragen, ob von Herzen, also „unmittelbar", oder „mittelbar" berührt wird. Unter „unmittelbar" verstehe ich, daß die Berührung ihren Sinn und ihr Ziel in sich selbst hat und nicht etwa in der Absicht berührt wird, daß der andere etwas macht, spürt oder erlebt. Dieses Berühren, *damit* jemand sich in eine bestimmte Richtung verhält, bezeichne ich als „mittelbares" Berühren. Bei dieser Unterscheidung müssen wir uns natürlich bewußt sein, daß sie eine starre Trennung vornimmt, wo die Grenzen tatsächlich eher fließend sind.

Die Bedeutung dieser Überlegungen für den Körpertherapeuten besteht nun darin, daß ihn sein verständlicher Wunsch, die Therapie fruchtbar für seinen Patienten zu gestalten, dazu verleiten kann, die mittelbare Berührung anzuwenden, damit sein Patient viel erleben möge, d.i. daß er ihm Stütze gibt (positives Berühren, siehe weiter unten) oder ihn massiert bzw. seine Muskeln drückt (negatives Berühren). Hier ist, wie in den meisten therapeutischen Situationen, weniger mehr. Denn meiner Erfahrung nach machen Patienten die größten Fortschritte, wenn sie sich der Unterstützung ihres Therapeuten sicher sind, ohne sich irgendwie gedrängt zu fühlen. Und genau hier liegt der Unterschied zwischen unmittelbarer und mittelbarer Berührung. Die unmittelbare Berührung wird als Stütze und Angenommensein erlebt, die mittelbare Berührung dagegen mehr als eine Form von Pushen angesehen (siehe nächstes Kap. ab S. 176).

So verstehe ich die nachfolgenden Beschreibungen nicht als allgemeine Handlungsanweisungen, sondern als Gedanken, die dann am besten aufgehoben sind, wenn wir sie nicht mehr denken, sondern in unser Gefühl einfließen lassen.

„Positives" Berühren

Zunächst möchte ich die oben erwähnte grundsätzliche Unterscheidung zwischen „positivem" und „negativem" Berühren noch einmal aufgreifen. Unter positivem Berühren verstehe ich alles, was mit Stützen, Halten, Nähegeben und ähnlichem mehr zu tun hat, während das negative Berühren mit kräftigem Massieren oder Drücken von Muskeln, Streßübungen und dergleichen zu tun hat. Ich möchte zuerst die verschiedenen Formen des positiven Berührens beschreiben.

Alles, was mit dem Kopf zu tun hat, betrifft gewöhnlich ganz frühe Gefühle. Wenn wir also den Kopf eines Patienten in beiden Händen halten, so geben wir dem ganz kleinen Kind in diesem Menschen Stütze. Häufig werden dadurch ganz frühe Gefühle der Verlassenheit, Verzweiflung oder große Angst ausgelöst (man denke an den Augenblock, Lowen, 1980, oder den „cephalen Schock", Lewis, 1986 A+B). Es ist gerade die positive Stütze, die diese Gefühle auslöst, denn nun hat dieser Mensch vielleicht zum erstenmal seit langem oder zum erstenmal *überhaupt* in seinem Leben das Gefühl, gehalten bzw. gestützt zu werden.

Bei dem Halten des Kopfes ist es sehr wichtig, daß der Therapeut Zeit hat, also keine Unruhe ausstrahlt. Vor allem muß er sich darüber im klaren sein, ob er mit den Gefühlen überhaupt arbeiten kann, die hier zutage treten können. Denn meiner Erfahrung nach ist die Arbeit am Kopf ein schneller Weg, mit tiefen Problemen von Patienten in Kontakt zu kommen. Was M. Barnes (1973) in langwieriger und langsamer Arbeit als „Reise durch den Wahnsinn" durchlebt hat, kann hier sehr schnell geschehen – mit dementsprechenden Folgen.

Der nächste Körperteil, dem wir Stütze geben können, ist der Nacken. Im Nacken sind viele Gefühle „gepanzert", die mit „Hartnäckigkeit", „Durchhalten", „Sich-nicht-unterkriegen-Lassen" zu tun haben. Wenn wir den Nacken stützen und den Patienten dabei auffordern, tiefer zu atmen, während er dabei z.B. steht oder auf einer Matte liegt, so vermittelt ihm die Hand im Nacken die Stütze, mit deren Hilfe er an Gedanken und Gefühle kommt, die sonst vielleicht von seinem Über-Ich verboten werden.

Das Stützen der Schultern und des gesamten Bereichs von einem Schulterblatt zum anderen bedeutet die Unterstützung der Wut und des Trotzes dieses Menschen (vgl. Kurtz/Prestera, 1979/81, S. 110). Denn in diesem Bereich sind all die nicht ausgeführten Schläge ebenso „eingemauert" wie das „Ich will nicht" (vgl. auch Reich, 1973, S. 380). Die Hand des Therapeuten am Rücken bedeutet damit für den Körper des Patienten, daß seine Wut bzw. sein Trotz akzeptiert werden und daß er sie ausdrücken kann, ohne befürchten zu müssen, daß er dafür abgelehnt oder sonstwie bestraft wird.

Es bestehen allerdings Unterschiede in der Reaktion des Patienten, je nachdem, in welcher Position er sich befindet. Steht oder sitzt der Patient, so kann er die Hand des Therapeuten zwischen seinen Schulterblättern sowohl als Halt als auch Anerkennung der sogenannten negativen Gefühle wahrnehmen. Im Liegen dagegen führt sie eher zu einer tieferen Regression. Sie kann dann eher Schmerz als Wut aufleben lassen.

Stützen im Lendenbereich bedeutet für den aufrecht stehenden Patienten Halt, Gehaltenwerden bzw. die Möglichkeit, sich anzulehnen. Im Liegen dagegen gibt diese Stütze den nötigen Halt, damit der Patient loslassen, sich fallenlassen kann. Es ist verblüffend, wie schwer es vielen Patienten fällt, einfach nur ihr Gewicht in diese Hand zu geben. Und sind sie endlich dazu in der Lage, dann zu dem Preis, daß sie die Atmung anhalten oder ihre Muskeln anspannen.

Die Hand im Beckenbereich, d.h. auf dem unteren Bauch, dem Gesäß oder auf dem oberen Teil der Oberschenkel wird als Anerkennung der sexuellen Gefühle erlebt. Daß die Geschlechtsorgane nicht berührt werden, hat weniger mit einer gesellschaftlich geforderten „Sittlichkeit" zu tun (Freud, 1916–17, S. 450), sondern mit kluger Vor-sicht, denn es werden hier schnell Gefühle erzeugt, die überhaupt keine größere Einsicht, sondern nur großes Chaos auslösen – ganz davon abgesehen, daß der Therapeut selber sich nach seinen bewußten oder unbewußten Verführungswünschen fragen muß.

Die Berührung der Beine unterstützt die Selbständigkeit und ist ebenso eine Hilfe beim „In-der-Welt-Stehen". Viele Menschen, die in Therapie kommen, haben stark verspannte Waden- und Oberschenkelmuskeln. Deshalb wird das Berühren und leichte Massieren dieser Muskeln von vielen als sehr hilfreich und stützend erlebt. Sind die Verspannungen aber sehr stark, kann es sein, daß diese Berührung entweder überhaupt nicht oder erst nach längerer Zeit als Stütze wahrgenommen wird. Besonders am Anfang einer Therapie stellt die Stütze der Beine einen wichtigen Anfangspunkt im Erleben des eigenen Körpers dar, wobei vielen Patienten „stehenden Fußes" bewußt wird, wieviel sie in ihrem Leben durchhalten und durchstehen mußten und noch müssen.

Das Berühren der Füße ist dagegen eine Wissenschaft für sich! Es gibt nicht umsonst so viele alte und kluge Lehren, die im Fuß den ganzen Menschen widergespiegelt sehen (vgl. Marquardt, 1981; Ingham, 1979). Meiner Erfahrung nach gibt es keinen Körperteil, durch dessen Berührung so verschiedenartige Gefühle ausgelöst werden können wie durch die Füße, insbesondere die Fußsohlenregion. Dabei ist der Kontakt zu den Füßen ein guter Weg, um überhaupt mit jemandem in Kontakt zu kommen. Die Füße sind um einiges entfernt von den Zentren im Körper, die mit starker Verletzbarkeit assoziiert werden, wie etwa das Becken, der Bauch, die Brust und natürlich das Gesicht. So sind für mich die Füße jener Teil des Körpers, den ich berühre, wenn ich spüre, daß jemand Nähe haben möchte, aber gleichzeitig auch Angst davor hat. Trotzdem bin ich durch mehrere Erfahrungen dahin gekommen, auch hier behutsam vorzugehen und auf vieles gefaßt zu sein.

Ich war z.B. sehr verwundert, als eine Frau, deren Füße ich nur leicht massierte, heftig und anhaltend weinte. Erst nach einer ganzen Weile war sie wieder in der Lage, Kontakt zu mir aufzunehmen und mit mir über ihr Erlebnis zu reden. Ich erfuhr, daß ihr Vater sehr selten zu Hause gewesen sei und auch dann kaum Zeit für sie gehabt habe. Manchmal sei er aber abends zu ihrem Bett gekommen und habe dann ein wenig ihre Füße massiert. Dieses Erlebnis, das sie vollkommen vergessen hatte, habe sie durch mein Berühren ihrer Füße wieder erinnert.

Solche Erlebnisse können natürlich während der Arbeit an jedem anderen Körperteil auch wieder bewußt werden, meiner Erfahrung nach sind sie aber bei der Arbeit mit den Füßen vielschichtiger und damit weniger vorhersehbar.

In bezug auf die Arbeit an den Füßen habe ich die folgende Regel aufgestellt: noch mehr als bereits bei den anderen Körperteilen darauf zu achten, wie der Patient auf die Berührung reagiert, welche Gefühle ich selber bei der Berührung empfinde und daß ich stets auf erstaunliche Reaktionen gefaßt sein muß.

„Negatives" Berühren

Dieses Achten auf die Reaktion des anderen und auf die eigene Gegenübertragung ist bei der Arbeit mit den sogenannten negativen Gefühlen und den entsprechenden Berührungen, auf die ich jetzt zu sprechen kommen möchte, von noch größerer Bedeutung, da mit der Intensität der Berührung sowohl die physische als auch die psychische Verletzungsgefahr wächst. So kann das Massieren und Drücken des Kopfes ganz frühe Gefühle reaktivieren. Drücken wir an der Schädelbasis, also an dem Punkt im Körper, der bei vielen, besonders aber bei Menschen mit starken schizoiden Anteilen (Lowen, 1981, S. 436 f.) stark verspannt ist, so lösen wir häufig zuerst Wut und dann ganz frühe Gefühle von Verlassenheit aus.

Das Drücken der Muskulatur um den Mund herum kann sowohl den Wunsch nach Saugen als auch den nach Zubeißen auslösen. Häufig gehen diese Gefühle im Verlauf der Arbeit in Traurigkeit über, die sich in einem Schluchzen löst, das eine große Entspannung des ganzen Gesichts bewirkt. Manche Menschen sehen danach um Jahre jünger aus.

Das Massieren und Drücken der Verspannungen von Nacken und Schultern löst gewöhnlich Wut aus. Es ist für mich immer wieder verblüffend, wie schwer es den meisten Menschen fällt, Wut auszudrücken, wobei die Unterschiede der verschiedenen Charakterstrukturen (Lowen, 1978b) nur graduell sind. Es scheint für viele Menschen charakteristisch zu sein, daß sie einerseits sehr wutgehemmt sind, andererseits erschreckende Wutausbrüche haben, aber nicht in der Lage sind, mit ihrer Wut so umzugehen, daß sie Schutz vor der Aggression anderer bzw. Klärung hervorbringen und damit hilfreich sein kann.

Die Arbeit an den Verspannungen von Nacken und Schultern kann Wut von überraschender Heftigkeit freisetzen.

So kam z.B. einmal ein junger Mann zu mir, den ein Arzt überwiesen hatte, weil er dessen Schiefhals nicht heilen konnte. Ich gab ihm zwar die erste Sitzung in struktureller Integration, wodurch sich der Schiefhals deutlich besserte, war mir aber bewußt, daß der Grund für sein Problem in zurückgehaltener Wut lag, denn die gesamte Schulter- und Halsmuskulatur war ungewöhnlich stark verspannt. Als ich ihn auf mögliche Wut ansprach, meinte er, er sei sehr ausgeglichen. Nach einiger Zeit Therapie arbeitete ich intensiver an seinen Verspannungen und ließ ihn einige Übungen machen, als er plötzlich einen heftigen Wutausbruch bekam, bei dem er nicht nur seinem Chef, sondern einer ganzen Reihe anderer wichtiger Menschen in seinem Leben deutlich die Meinung sagte. Der Schiefhals war damit behoben und kehrte auch nicht wieder.

Zwischen den Schulterblättern sitzt meiner Erfahrung nach sowohl ein „Ich will" als auch eine Menge Trotz. Drücke ich die hier liegenden Muskeln, so äußern Patienten häufig ein „Ich will nicht", oder sie winden sich, was ebenfalls ein „Nein" ausdrückt. Ich ermuntere sie dann, dies noch mehr zu tun, wodurch sie schnell sehr intensive Gefühle bekommen können.

Die gesamte Rückenmuskulatur ist bei den meisten Menschen sehr verspannt und zugleich schwach. Sie spiegelt deutlich die Haltung wider, die viele Menschen dem Rücken gegenüber haben: Er ist die „Rumpelkammer" des Körpers. Bauch, Brust und Becken stellen für viele das „Wohnzimmer" dar, mit dem sie sich identifizieren. Die „Rumpelkammer" dagegen bleibt irgendwo außerhalb des Bewußtseins verbannt und hat nur die eine Aufgabe, „durchzuhalten". So treten bei der Tiefenmassage der M. erecti spinae, also der beiden Muskelstränge, die die Wirbelsäule aufrecht halten, viele Gefühle von Überanstrengung, Einsamkeit und Verzweiflung zutage.

Die tiefe Arbeit am Becken läßt sowohl sexuelle Wut als auch Frustration und Enttäuschung wiedererleben. Ida Rolf, die Begründerin des „Rolfings", d.h. der Massage, die tiefe Verspannungen lösen kann, mißt dem Becken eine große Bedeutung bei. Sie betont, daß das Becken nicht nur Halt für die inneren Organe bietet, sondern den Angelpunkt des ganzen Körpers darstellt (Rolf, 1977, S. 82 und 87), weshalb im Becken auch eine Vielzahl von Gefühlen zurückgehalten werden. Die Arbeit an diesem Bereich kann dementsprechend massive Gefühle auslösen. Deshalb ist es wichtig, daß neben dem richtigen Handhaben der hochkommenden Gefühle *vorher* die Blocks um den Brustkorb geöffnet wurden, damit die nun befreite Energie auch aufsteigen kann. Lowen warnt immer wieder vor dem unbekümmerten Arbeiten am Becken, ohne vorher die Blocks um den Brustkorb zu öffnen. Im schlimmsten Fall könne sogar das Herz geschädigt werden, da die aufsteigende Energie sich stauen und Druck auf die inneren Organe ausüben kann.

Die Arbeit an den Beinen läßt den Schmerz hochkommen, zu früh, zu lange und zu allein im Leben gestanden zu haben. Dabei ist es für mich immer wieder erstaunlich, *wie* verspannt bei vielen Menschen die Beinmuskulatur ist. Ich hatte wirklich mehr als einmal das Gefühl, es nicht mit Gewebe, sondern mit Drahtseilen zu tun zu haben, und spürte damit, wieviel manche Menschen haben durchstehen müssen, was alles auf ihnen – und ihren Beinen – gelastet hat und immer noch lastet.

Zur tiefen Arbeit an den Füßen ist das gleiche zu sagen wie zur sanften: Sie ist sehr wichtig, aber auch unberechenbar. Die Auflösung tiefer Verspannungen der Füße kann für das psychische und physische Wohlergehen eines Menschen von entscheidender Bedeutung sein, weswegen es sich häufig lohnt, tief an den Füßen zu arbeiten. Einer meiner Patienten litt seit Monaten unter starken Rückenschmerzen. Durch eine Sitzung an seinen Füßen, in der seine physischen und psychischen Probleme behandelt wurden, schwanden seine Schmerzen für einige Tage vollständig und kamen dann erst in abgeschwächter Form wieder. Eine weitere Sitzung befreite ihn vollständig von seinen Schmerzen.

Wenn Patienten berührt werden möchten

In den bisherigen Überlegungen bezüglich der körperlichen Berührung in der Therapie ging die Initiative hauptsächlich vom Therapeuten aus. Jetzt möchte ich der Frage nachgehen, wie sich ein Therapeut verhalten soll, wenn der Patient selbst den Kontakt wünscht.

Die erste – und einfachste – Antwort auf diese Frage ist, daß er diesem Wunsch nicht sofort nachkommt, sondern zunächst die Situation bzw. die Übertragung und die Gegenübertragung analysiert.

Es ist wesentlich, daß der Therapeut weiß, *warum* dieser Wunsch aufkommt und *woher* er kommt. Berührt er den Patienten, *ohne* sich vorher Rechenschaft abgelegt zu haben, was sich hier unbewußt *konstelliert*, so ist die Wahrscheinlichkeit groß, daß zwischen Patient und Therapeut ein Agieren bzw. Mitagieren entsteht.

Um eine Antwort darauf zu bekommen, warum der Patient gerade jetzt den Wunsch hat, berührt zu werden, muß er ihn nicht unbedingt fragen. Er kann z.B. die entscheidende Information durch seine Gegenübertragung erhalten. Wichtig für den Prozeß ist aber, *daß* er seiner Gegenübertragung nachgeht und sich der wechselseitigen Motivationen bewußt ist, bevor er handelt.

Bittet mich ein Patient z.B. darum, meine Hand auf seinen Rücken zu legen, so frage ich mich, *warum* er gerade in diesem Moment eine Stütze oder Nähe haben will. Möchte er vielleicht irgend etwas Unangenehmes vermeiden? Wünscht er, mich positiv zu erleben, um nicht seine Wut zu spüren – Wut gegen irgend jemanden oder mich? Möchte er Stütze von mir bekommen, um nicht seinen Schmerz spüren zu müssen? Ist hinter dem „Berührt-werden-Wollen" etwas Verführerisches, was selbst noch ganz andere Gefühle überdeckt? Oder benötigt er den Kontakt, um die aufkommenden Gefühle aushalten zu können?

Verlangt ein Patient, daß ich ihn fest massieren oder drücken soll, so frage ich mich – und häufig auch ihn direkt –, was seine tieferen

Beweggründe hierfür sind. Ist er vielleicht in masochistische Anteile gekommen? Oder möchte er über das Drücken Kontakt zu mir haben, weil er vor einem vorsichtigeren Kontakt Angst hat? Möchte er, daß ich z.B. seine Schultern drücke, damit er so seine Wut auf mich spüren und mit der Sicherheit äußern kann, daß ich dableibe und ihn sogar unterstütze? Oder möchte er, daß ich hart an seinem Becken arbeite, weil positive Gefühle hochkommen könnten, mit denen er nicht umzugehen weiß? Oder möchte er in Wut kommen, um die aufkommende Verzweiflung zu vermeiden? (Vgl. Lowen, 1980c)

Aber auch dann, wenn ich von mir aus erwäge, einen Patienten zu berühren, muß ich mich fragen, bevor ich mit der Arbeit beginne: Will ich ihn anfassen, um ihn klein zu halten oder zu machen? Steckt hinter meinem Drücken womöglich nicht so sehr der Wunsch zu helfen, sondern eher der, zu bestrafen, zu verletzen, jemanden schreien zu lassen? Will ich ihn berühren, nicht unbedingt, um *ihm* Stütze zu geben, sondern vielmehr, um selbst gestützt zu werden? Oder berühre ich ihn jetzt, weil mir der Prozeß, in dem er ist, angst macht, ich nicht damit umgehen kann, selber nicht klar bin und ihn deshalb abbreche? Wobei diese letztere Möglichkeit, nämlich das Abbrechen einer Situation, mit der ich nicht umgehen kann, eine sehr vernünftige Handlung sein kann, vorausgesetzt, mir ist *bewußt*, was ich tue. Wenn ich dagegen glaube, ich gebe dem Patienten eine „wichtige" Stütze, und reiße ihn dabei aber aus seinem Prozeß heraus, so lebe ich eine Illusion hinsichtlich meiner Fähigkeiten, die sich nachteilig auf meine Arbeit auswirken wird.

Der Therapeut und die Berührung

Anhand dieser Überlegungen kommen wir zu einem weiteren wichtigen Punkt. So kann es ohne weiteres geschehen, daß ein Patient durch die Berührung des Therapeuten aus seinem Prozeß gerissen wird. Ich teile hier die Meinung von E. Muller (1984, S. 104), daß es von Nachteil ist, wenn Therapeuten viel berühren, ohne dabei auf die Bedürfnisse ihrer Patienten zu achten.

Ich würde den so handelnden Therapeuten aber nicht sofort als „verführerisch", „narzißtisch" und als „außerhalb der menschlichen Realität" (ebenda) bezeichnen. Ich meine vielmehr, daß es hilfreicher ist, in dem Fehlverhalten des Therapeuten einen Ausdruck sowohl *seiner* als auch der Schwierigkeiten einer Gesellschaft zu sehen, die der körperlichen Berührung gegenüber immer noch negativ eingestellt ist. Diese gesellschaftliche Haltung findet sich natürlich auch beim Therapeuten wieder. Ganz davon abgesehen, daß die Reaktion eines Patienten auf eine körperliche Berührung selten voraussehbar ist (Brown, 1985, S. 14). Deshalb sollten wir, denke ich, einem Therapeuten das gleiche Verständnis entgegenbringen, das wir Patienten gegenüber haben. Dies hat außerdem den Vorteil, daß ein Therapeut, der nicht mit Moral konfrontiert wird, viel eher in der Lage ist, sich seiner Schattenseiten bewußt zu werden und daran zu arbeiten. Durch den Prozeß der Bewußtwerdung wird er nicht nur vorsichtiger mit seinen Patienten umgehen, sondern er wird durch die Erlebnisse mit sich selbst ein Stück mehr an Selbstverwirklichung erzielen – was wiederum nicht nur ihm, sondern auch seinen Patienten zugute kommt.

Hinzu kommt, daß die große Nähe, die durch das Anfassen entsteht, leicht zu Fehlern führt.

Kommt dagegen ein Analytiker in eine schwierige Situation, so hat er viele verschiedene Verhaltensmöglichkeiten. Er kann abwarten, eine Pause entstehen lassen, er kann sagen, daß er einen Moment zum Nachspüren braucht und vieles ähnliche mehr. Und hält er das klassische Setting ein, d.h. sitzt er am Kopfende der Couch, so mag er beim Nachdenken noch so viele Sorgenfalten haben, ohne daß sein Patient sie sehen kann.

Ganz anders dagegen ist die Situation des Körpertherapeuten. Er ist nicht nur ununterbrochen seinen Patienten „ausgesetzt", er hat auch noch viel körperlichen Kontakt mit ihnen. Dazu kommt, daß die Patienten über die Berührung ziemlich unmittelbar erfahren, was in ihrem Therapeuten vorgeht. Und auch der Therapeut weiß, unbewußt oder vorbewußt, um dieses Wissen seiner Patienten. Dabei kann es leicht geschehen, daß der Therapeut dadurch Distanz schafft, daß er so viel Nähe gibt, daß er seine Patienten überfordert und sie nun ihre Gefühle abschneiden müssen. Dies kann zweierlei Gründe haben: einmal die große Nähe des Therapeuten, aber auch, daß sie spüren, daß ihr Therapeut selbst diese Nähe nicht ertragen kann.

Das Problematische an dieser Situation besteht nun darin, daß der Therapeut sich leicht der Illusion hingeben kann, er würde viel geben und könne viel Nähe aushalten, nur seine Patienten könnten dies nicht. Da sein Agieren in den meisten Fällen unbewußt ist, kann es mitunter lange dauern, bis er seine eigenen Probleme erkennt.

Ein Beispiel hierfür ist die Arbeit eines jungen Therapeuten, den ich supervisierte. Er engte mit seinen Deutungen und Berührungen seinen Patienten derart ein, daß dieser nur noch das tat, was sein Therapeut von ihm erwartete. Diese Interaktion schützte beide: den Patienten vor tieferen Prozessen – so war deutlich zu spüren, daß er mit der Therapie zufrieden war –, den Therapeuten vor seiner großen Angst vor Nähe, die ihm zum größten Teil noch unbewußt war.

Eine weitere Schwierigkeit beim Berühren kann nun auch darin bestehen, daß der Therapeut durch ein Zuviel an Nähe versucht, seinen Patienten etwas zu nehmen, was er selber haben möchte. So beobachtete ich einmal in einer anderen Supervisionsstunde einen Therapeuten, der seinem Patienten besonders viel gab und damit jeden tieferen Prozeß verhinderte. Das anschließende Gespräch ergab, daß er neidisch auf seine Patienten war. *Er* wollte das haben, was er ihnen hätte geben sollen. Um diesen Wunsch zu verbergen, aber seinen Neid trotzdem zu leben, gab er ihnen kompensatorisch besonders viel – und behinderte somit den therapeutischen Prozeß erheblich.

Es gibt nun aber Fälle, in denen der Therapeut berührt, der Patient dadurch aus seinem Prozeß gerät, dies aber kein Fehler des Therapeuten ist – allenfalls wenn der Therapeut den Gründen für das Verhalten, d.i. der Übertragung und seiner Gegenübertragung, nicht nachgeht.

Mir selber wurde dieser Gesichtspunkt durch eine Stelle in „Totem und Tabu" (S. 39) deutlich. Freud beschreibt hier das Entstehen der Berührungsangst. Er meint, daß unter einer Berührungs*angst* ein unbewußter Berührungs*wunsch* verborgen sei, der aufgrund eines Verbots verdrängt, aber nicht aufgegeben wurde. Daher besteht der Wunsch weiter. Somit ist „eine unerledigte Situation, eine psychische Fixierung geschaffen, und aus dem fortdauernden Konflikt von Verbot und Trieb leitet sich nun alles Weitere ab" (ebenda). D.h., es entsteht ein ambivalentes Verhalten, bei dem einerseits eine Berührung gesucht wird, die andererseits gleichzeitig gefürchtet wird.

Freud beschreibt dieses ambivalente Verhalten in bezug auf das Berühren. Es kann meiner Erfahrung nach aber ebenso auf das Berührtwerden bezogen werden. Denn einmal kann das Berührtwerden die Lösung der Ambivalenz darstellen: Er hat mich berührt und nicht ich! Und zum anderen kann der Therapeut in der Gegenübertragung agieren und den unbewußten Wunsch des Patienten dadurch ausleben, daß er ihn berührt. Diese Berührung reaktiviert dann aber gleichzeitig das Verbot *und* die damit verbundene Angst. Deshalb beendet die Berührung den Prozeß des Patienten. Es stellt sich nicht selten eine lähmende Angst ein, die alle anderen Gefühle überdeckt. Wird diese Reaktion aber aufgegriffen und analysiert, so kann in diesem Zusammenhang das Agieren bzw. diese „Rollenübernahme" (Sandler, 1976, S. 303 f.) des Therapeuten eine Hilfe darstellen, da sie ermöglicht, einen Zusammenhang deutlich zu machen, der im Unbewußten des Patienten verborgen war.

Offener Umgang mit Gefühlen

An dieser Stelle wird einmal mehr deutlich, wie schwierig zuweilen die Rolle des Therapeuten ist – besonders wenn er sich seiner Interaktion mit seinen Patienten nicht bewußt ist. Macht er einen Fehler, so ist es entscheidend, daß er *spürt*, daß irgend etwas nicht stimmt, daß ihm „mulmig" wird oder daß er sogar ein schlechtes Gewissen bekommt.

Auf der anderen Seite kann gerade das Ausrichten des Handelns nach diesen Gefühlen den eigentlichen Fehler ausmachen. Denn was der Therapeut als eine Warnung seines Gewissens ansieht, kann vielmehr ein Gegenübertragungsgefühl sein und daher primär die Gefühle seiner Patienten widerspiegeln.

Meiner Erfahrung nach hilft hier nur, daß der Therapeut sagt, welche Gefühle im Moment bei ihm vorherrschen, und den Patienten fragt, was bei ihm geschieht. In den meisten Fällen stellt sich damit eine Klärung oder zumindest ein Weg zu dieser Klärung ein.

Mit einem Beispiel möchte ich zeigen, wie wichtig es ist, daß der Therapeut bewußt und offen mit seinen Gefühlen umgeht, und zwar besonders dann, wenn es um Berührungen geht. Meiner Ansicht nach können nämlich nur Offenheit und Ehrlichkeit vor heillosen Verwicklungen schützen.

Ich machte eine Einzelarbeit mit einer Frau. Sie lag auf der Matte mit dem Rücken zu mir und weinte wie ein kleines Kind, sehr heftig und hilflos. Ich bekam plötzlich das Gefühl, sie zu berühren. Ich spürte in mich hinein, ging meiner Gegenübertragung nach und konnte feststellen, daß ich in der Berührung ihr Vater wäre. Ich hatte weiter den Eindruck, daß ihr Schmerz der Distanz galt, die ihr Vater immer gewahrt hatte. Dies hielt mich von einem Berühren ab, denn ich befürchtete damit zu agieren. Dabei fühlte ich in mir sehr stark die Gewißheit, daß sie mich zurückstoßen würde, wenn ich sie berührte. Gleichzeitig hatte ich aber nach wie vor das ganz sichere Gefühl, sie berühren zu sollen. Das ging eine Weile so in mir hin und her. Schließlich entschied ich mich für das stärkere Gefühl und ging das Risiko ein, abgewiesen zu werden. Ich berührte sie mit meiner Hand am Rücken. Sie duldete dies einen Moment, dann schüttelte sie die Hand ab, und in ihr Weinen kam ein aggressiver Ton. Ich dachte: Wie sonderbar mein Gefühl doch ist! Ich wußte doch, daß sie die Berührung nicht dulden wollte, und doch berührte ich sie! Was agiere ich hier?

Ich grübelte so vor mich hin, bis sie sich aufsetzte und mich mit einem kleinen Strahlen im Gesicht ansah. Es ging ihr sichtlich gut. Sie erzählte mir, was sie erlebt hatte, was in ihr hochgekommen war und ähnliches mehr. Sie kam auf meine Berührung zu sprechen. Hierbei wurde das Leuchten in ihren Augen noch heller. „Daß du mich angefaßt hast", sagte sie, „war ganz toll. Deine Hand war die Hand meines Vaters. Es war das erste Mal, daß ich ihn in meinem Schmerz abweisen konnte. Damit wurde mir deutlich, daß ich häufig geweint habe, weil ich niemanden hatte, dem ich meine Wut ausdrücken konnte. Deine Hand war endlich dieses Gegenüber, das ich nie gehabt habe und dem gegenüber ich mich endlich aktiv verhalten konnte."

Berührung als Hilfe

Ich möchte nun zwei Beispiele aus meiner therapeutischen Arbeit anführen, um damit zu verdeutlichen, wie hilfreich einerseits und tiefgreifend andererseits die Berührung in der Therapie sein kann.

Vera war in einer meiner Gruppen. Sie litt zu dem Zeitpunkt, als die folgende Arbeit stattfand, unter der Beziehung zu Wolfgang. Denn Wolfgang hatte eine langjährige Freundin, die er nicht verlassen wollte. Vielmehr hatte er die Beziehung mit Vera begonnen, als die Schwierigkeiten zwischen ihm und seiner Freundin besonders groß waren. So entstand für Vera eine Beziehung von dauerndem Hin und Her, worunter sie sehr litt, was sie aber trotzdem nicht in die Lage versetzte, eine klare Entscheidung zu treffen – d.i. entweder dieses Hin und Her zu akzeptieren oder sich zu trennen. Obwohl sie ausführlich erzählte, auch Bezug nahm auf ihre Beziehung zu ihrem Vater und die ödipale Situation, die sie konstellierte, blieb ihre Beziehung zu Wolfgang unklar. Nur so viel war sicher: Es ging um ein Dreiecksverhältnis und damit um eine ödipale Situation (Freud, 1910, S. 73) und um Angst vor Nähe, denn offensichtlich konnte Vera keine nahe Beziehung zu Wolfgang haben, da er eine weitere Bindung hatte.

Da das Gespräch diese Fragen nicht vertiefte, fragte ich sie, ob sie alldem auf der Körperebene weiter nachgehen wollte. Als sie bejahte, bat ich sie, sich mir gegenüber zu stellen. Sie sah mich prüfend an, stellte sich hin und ging dann Schritt für Schritt zurück. Sie blieb weit entfernt von mir stehen und sah mich immer noch sehr skeptisch und prüfend an. Plötzlich aber rannte sie auf mich zu – mit der

Begründung, sie könne mich ja gar nicht sehen. Dies überraschte mich ebenso wie ihr vorheriges Bedürfnis nach so großer Distanz.

Als ich ihr meine Überraschung mitteilte, sah sie mich vollkommen hilflos an. In dieser Hilflosigkeit sah und spürte ich eine Aufforderung, ihr zu helfen. Sie bemerkte dies nicht, sondern sah mich weiterhin fragend und hilflos an. Um die Situation deutlicher werden zu lassen, veränderte *ich* diesmal die Entfernung, indem ich auf sie zuging. Sobald ich mich aber bewegte, erstarrte sie vollends. Ging ich aber wieder einige Schritte zurück, atmete sie durch und wurde sichtlich traurig. Da meine Deutungsangebote sie nicht erreichten, versuchte ich ihr noch direkter über den Körper erlebbar zu machen, was zwischen uns geschah. Ich bat sie, sich hinzusetzen, und berührte sie an der Schulter (nachdem ich dies vorangekündigt hatte). In meiner Gegenübertragung spürte ich, daß sie wegdriftete. Ich wartete noch einen Moment und nahm dann Augenkontakt auf. Sie sagte, daß sie weder ihre Schulter noch meine Hand spürte.

Meine Frage war nun, wie sie reagierte, wenn sie mich berühren würde. Als ich meine Hand von ihrer Schulter nahm und sie fragte, ob sie mich diesmal berühren könne, sah sie mich erstaunt an und konnte auch diesmal keinen Kontakt aufnehmen. Der weitere Verlauf der Arbeit gestaltete sich so, daß eine Gruppenteilnehmerin, Barbara, mich am Rücken berührte, wodurch sich eine Dreieckskonstellation ergab. Vera sah zunächst erstaunt, dann aber sichtlich erleichtert zu.

Als ich dann Barbara bat, ihre Hand wieder zu entfernen, und anschließend wieder Kontakt zu Veras Schulter aufnahm, ging ein Strahlen über ihr Gesicht. Sie war nun offen und mir zugewandt wie nie zuvor. Als ich dies ansprach, sagte sie: „Ja, das erleichtert mich, daß du Kontakt zu Barbara hast, so laufe ich nicht Gefahr, dich bemuttern zu müssen!"

Durch die Berührung wurde somit deutlich, wo das Problem lag: Vera hatte Angst, daß ihr Partner sie z.B. dadurch überfordern könnte, daß er zu viel von ihr erwartete. Bei Wolfgang brauchte sie diese Angst nicht zu haben, hatte er doch seine Freundin. Die konnte ihn notfalls bemuttern, sie, Vera, hatte dadurch ihre Freiheit. Nur bestand der Preis dieser Freiheit darin, daß sie ständig um ihn kämpfen mußte und nie wußte, ob er sie nun doch verließ oder nicht. Hier wiederholte sie ihre frühkindliche Erfahrung mit ihrer Mutter, die sie mit ihren Bedürfnissen vollkommen überfordert hatte, nachdem ihr Vater die Familie verließ. Denken wir hier an die Aussage Freuds, daß der Mann die Beziehung erbt, die seine Frau mit ihrer Mutter hatte, so wird deutlich, warum Vera so große Angst vor Überforderung hatte und ihre Angst vor Nähe dementsprechend groß war, fürchtete sie doch, von den Bedürfnissen ihres Partners aufgesogen zu werden.

Die zweite Arbeit, die ich beschreiben möchte, ist eine Einzelarbeit mit Martin. Martin hatte seit langem Probleme mit seinem Ohr (Proliferation mit Verdacht auf Krebs). Er hatte viel versucht und dafür getan – das Ohr wurde aber nicht besser, sondern eher schlechter.

An dem Tag, an dem die Sitzung stattfand, war er beim HNO-Arzt gewesen, der Wucherungen im mittleren Ohr feststellte und damit den Verdacht auf Krebs aussprach. Das beschäftigte nicht nur Martin, sondern berührte auch mich sehr.

Ich schlug ihm zunächst vor, mit seinem Ohr in Form einer Gestaltarbeit zu sprechen. Das Ohr antwortete klar und direkt. Es teilte ihm mit, daß er nie auf es, d.i. auf seine innere Stimme höre, daß er sich vielmehr immer nach dem richte, was er außen höre. Dabei sei das, was er innen höre, das Entscheidende. Solange er sich nach außen richte, müsse es (das Ohr) schmerzen, um ihn darauf aufmerksam zu machen, daß er nicht sich selbst lebe, sondern vornehmlich die Erwartungen erfülle, die andere an ihn herantrügen.

Diese Antwort stimmte Martin sehr nachdenklich. Es fiel ihm ein, daß er im Alter von 17 Jahren entschieden hatte, nur mehr nach dem Verstand und nicht nach dem Gefühl zu leben. Diese Entscheidung beendete damals seine Ängste und einen Großteil seiner Probleme. Das heißt mit anderen Worten: Er lebte von da an konsequent ein falsches Selbst.

Nach dieser Antwort seines Ohrs hatte ich das Gefühl, ihn im Arm halten zu wollen. Einmal, um ihm Nähe zu geben, und dann, weil

174

das Ohr ihm gesagt hatte, er solle nach innen und nicht nach außen hören – und alles, was ich nun gesagt hätte, ein Hinwenden nach außen gewesen wäre. Ich fragte ihn, ob ich ihn im Arm halten könne. Er bejahte, und kaum lag er in meinen Armen, weinte er ergreifend. Nach einer langen Zeit sagte er, er habe sich immer solch eine Nähe gewünscht, aber nie bekommen. Er hatte nun das Bedürfnis, sich mehr und mehr fallen zu lassen. Er lehnte sich deshalb immer mehr in meinen Armen zurück. Er ging so weit, daß sein Kopf nach unten hing. Er spürte, daß er damit einen Teil des Kontaktes verlor, und verringerte deshalb wieder die Entfernung zu mir. Augenscheinlich hatte er Angst, er könne mir zuviel werden. Er bat immer wieder: „Noch einen Moment, noch ein bißchen!" Ich konnte ihm guten Gewissens versichern, daß es mir nicht zuviel war. Auch der Augenkontakt, über den er sich offensichtlich näherte, war mir sehr angenehm und damit gut auszuhalten.

Nach einer Weile begann er sich langsam von mir zu lösen und wollte allein sitzenbleiben, um das Erlebte weiter nachspüren zu können. Er machte einen viel ruhigeren und entspannteren Eindruck. Und er strahlte aus, daß er sowohl mit sich als auch mit der Gruppe in Kontakt sein konnte.

Das Geschwür öffnete sich noch am selben Tag und heilte bald ab.

DAS PUSHEN

Das englische Verb *to push*, das gewöhnlich mit „stoßen", „treiben", „schieben" übersetzt wird, hat im Rahmen der Psychologie die Bedeutung „jemanden zu etwas drängen". Es charakterisiert den Umstand, daß Therapeuten Patienten zu etwas drängen bzw. mehr oder minder zwingen.

Dabei kann beinahe alles vom Therapeuten zum Pushen verwendet werden: z.B., daß er lange wartet (Greenson, 1967), daß er schweigt (vgl. v. Schlieffen, 1982), daß er ermahnt (Kohut, 1976), daß er hüstelt, gähnt, die Augenbrauen zusammenzieht, auf die Uhr sieht, seinen Tonfall verändert, sich unruhig bewegt und vieles mehr.

Bemerkenswert ist nun, daß viele Therapeuten die soeben aufgezählten Verhaltensweisen als Pushen ansehen, gleichzeitig aber vollkommen übersehen, wann sie sich selbst „pushig" verhalten, und ebensowenig erkennen, welche Formen von Drängen der Therapieform immanent sind, die sie anwenden und vertreten.

So wird sich ein überzeugter Verhaltenstherapeut keine Gedanken darüber machen, daß es eine massive Form von Pushen ist, wenn er z.B. ein bettnässendes Kind auf einer Klingeldecke schlafen läßt, die läutet, wenn sie naß wird.

Da dieses Drängen seiner Therapiemethode immanent ist, ist es für ihn selbstverständlich und wird nicht weiter hinterfragt. Wollte er sich überlegen, wie sehr er das bettnässende Kind mit der Klingeldecke manipuliert (um im Beispiel zu bleiben), so müßte er die Therapieform selbst, die er anwendet, vielleicht nicht nur hinterfragen, sondern sogar selbst in Frage stellen. Je mehr er sich aber mit der Therapieform identifiziert, die er anwendet, desto schwerer wird ihm dieses Hinterfragen fallen, da es dann nicht mehr nur um das Analysieren einer Methode geht, sondern weil seine Identität selbst

176

in Frage gestellt wird und er dadurch leicht in einen Identitäts-konflikt stürzen kann (Erikson, 1971, S. 59).

Aber auch dann, wenn die angewandte Methode nicht so sehr mit der eigenen Identität verbunden ist, sondern wenn es eher Gründe der Bequemlichkeit oder der fachbezogenen Blindheit sind, die ihn beim Anwenden seiner Methode bestimmen, so ist es nicht leicht herauszufinden, wo die angewendete Therapiemethode über die Grenzen von Patienten hinweggeht.

Verschiedene Therapieformen und das Pushen

Und wie gesagt, dies muß nicht so dramatisch geschehen wie mit der erwähnten Klingeldecke. Es kann vielmehr durch das Setting, wie z.B. in der Gestalttherapie, durch Regeln, wie in der Psychoana-lyse, oder durch vorsichtiges Nachempfinden wie in der Gesprächs-therapie geschehen.

Verhaltenstherapie

So möchte ich das Beispiel der Klingeldecke bei der Verhaltens-therapie nicht so verstanden wissen, als bestünde diese Therapie-form nur aus unreflektiertem Pushen. Sie hat vielmehr wie jede Therapieform ihre Stärken, und obwohl sie in der psychoanalyti-schen Literatur häufig kritisch betrachtet wird (vgl. Metzger, 1979, 1984; Pohlen und Wittmann, 1983; Schraml und Selg, 1966), weiß ich von einigen Analytikern, die erfolgreich mit Verhaltensthera-peuten zusammenarbeiteten.

Gesprächstherapie

Ähnlich wissenschaftlich und sachlich, wie es das Ideal der Verhal-tenstherapie ist, versucht R. Tausch in seinem Buch „Gesprächs-therapie" vorzugehen. Was dabei aber unberücksichtigt bleibt – und durch die Sachlichkeit eher ver-deckt als auf-gedeckt wird –, ist, daß es vom Therapeuten abhängt, was er aus dem Gespräch mit dem Patienten aufgreift, wie er was betont, wie häufig hintereinander er ähnliches anspricht und was er als Ziel des Gespräches bei der angewendeten Therapieform ansieht. Je unbewußter ihm seine eigene Zielsetzung und seine Gründe sind, desto wahrscheinlicher ist es, daß er seine Patienten in eine bestimmte Richtung drängt, die seinem persönlichen Wertsystem entspricht. Dabei kann gerade die sanfte, „nicht direktive" Art seiner Arbeitsweise ihn blind dafür machen, wie sehr er seine Patienten – für sich und für sie vollkommen unbemerkt – in einer bestimmten Art und Weise beeinflußt.

Gestalttherapie

Dieser Widerspruch zwischen theoretischer Zielsetzung und praktischer Anwendung wird besonders in der Gestalttherapie von Fritz Perls deutlich. Perls betont in seinen Büchern immer wieder (1976, 1978, 1979, et. al. 1951), wie wichtig die eigene Entfaltung und Unabhängigkeit sei. Er prägte den treffenden Satz: *If you have no body, you are nobody* – „Wer keinen Körper hat, ist niemand" (in: Ware, 1984, S. 246).

Gleichzeitig pushte er aber seine Patienten so stark und so autoritär, daß mir bei der Lektüre seiner Fallgeschichten mehr als einmal der Eindruck kam, er behandle sie wirklich als „nobodies" (vgl. Perls, 1979). Sein „heißer Stuhl", also der Stuhl, auf den sich Patienten setzten, die eine Einzelarbeit mit ihm machen wollten, trägt für mein Gefühl diesen Namen zu Recht, denn wer sich darauf setzte, mußte mit viel Pushen und harter Arbeit rechnen.

Mir scheint, daß heute in der Gestalttherapie der „heiße Stuhl" nicht mehr als tragendes Element der Therapie verwendet wird (s. Polster, 1973; Zinke, 1984). Anders verhält es sich mit Perls' Kissentechnik, die ich bereits in früheren Kapiteln beschrieben habe. Der Therapeut weist dem Patienten gewöhnlich zwei Kissen zu. Das eine stellt ihn selbst, das andere z.B. einen Elternteil dar.

Das Pushen besteht nun darin, daß der Patient in dem Augenblick, in dem er auf dem Kissen sitzt, etwas tun muß. Er müßte sehr viel Selbstsicherheit und Selbstvertrauen besitzen (kommt aber gewöhnlich in die Therapie, *weil* er sie nicht hat!), um dem Therapeuten sagen zu können, daß dieses Setting ihn überfordert, daß er sich gepusht fühlt, daß er tiefe, wichtige Gefühle unterdrücken muß, um überhaupt auf dem Kissen sitzen zu können.

Ist dem Therapeuten nie klargeworden, wie beeinflussend das von ihm angewandte Setting ist, so wird er auch nicht auf die Idee kommen, den Patienten zu fragen, wie er sich fühlt, ob er noch atmet, ob er bereits den Kontakt zu seinen stärksten Gefühlen verloren hat, ob – mit anderen Worten – ihn das, was er tun soll, vollkommen überfordert.

Psychodrama

Ähnlich verhält es sich im Psychodrama. In dieser Therapieform spielt häufig eine ganze Gruppe die Probleme eines Teilnehmers (vgl. Yablonsky, 1978). Wenn ein Patient z.B. mit seiner Familie Streit am Eßtisch hatte, so spielt ein Gruppenteilnehmer den Vater, einer die Mutter, einer die Schwester usf. Der Patient, dessen Familie in Szene gesetzt wird, kann sich selbst und/oder verschiedene Mitglieder spielen.

Bei jemandem, der die Technik des Psychodramas nicht kennt, kann diese kurze Beschreibung vielleicht den Eindruck erwecken, hier werde nichts als „Theater gemacht"! Ich kann aber aus eigener Erfahrung sagen, daß ich mit Psychodrama die verblüffendsten Ergebnisse erhalten habe. Verblüffend durch die Schnelligkeit, Tiefe und Ehrlichkeit.

Auf der anderen Seite beinhaltet dieses Setting aber auch viel Drängendes, denn der Patient, der nun – um in dem obigen Beispiel zu bleiben – mit der ganzen „Therapiefamilie" an der elterlichen Tafel sitzt, hat es besonders schwer, nichts zu tun oder sich mit einem „mageren Ergebnis" zufriedenzugeben. Es geht hier doch offensichtlich nicht mehr allein um ihn, sondern auch um all die anderen Beteiligten. Er müßte über erhebliche Selbst-Ständigkeit verfügen, wollte er das ganze Arrangement platzen lassen, weil er plötzlich spürt, daß er doch nicht arbeiten kann oder will.

Aber nicht nur der Patient muß in der Lage sein, diese Selbständigkeit und Unabhängigkeit aufzubringen, der Therapeut muß es auch. Denn wenn dieser sich womöglich über seinen Patienten ärgert, weil er sich von ihm mehr erhofft hat, so ist es für den Patienten noch schwieriger, bei seinen Gefühlen und einer daraus resultierenden Entscheidung zu bleiben.

Die Wahrscheinlichkeit, daß ein Patient in diesem Fall entgegen seinen Gefühlen handelt, um den Therapeuten zufriedenzustellen, ist in solch einer Situation natürlich besonders groß. (Meiner Erfahrung nach wird die Situation zwar häufig von anderen Gruppenmitgliedern abgemildert, der Druck an sich bleibt aber bestehen.)

Dieses Dilemma, in das ein Patient leicht geraten kann, ist aber nicht typisch für das Psychodrama, sondern für jede Therapiemethode, in der vom Therapeuten Druck ausgeht.

Pushen in der Psychoanalyse

Wie unbewußt das methodenimmanente Pushen ist, kann z.B. in bezug auf die Psychoanalyse deutlich unter dem Stichwort „Drängen" im Freud-Register abgelesen werden. Wir finden dort die kurzen Stichpunkte: „d. Arztes (i. d. kathartischen Methode) (s. a. Psychotherapien, voranalytische; Suggestion)", und dann werden ausschließlich Seitenzahlen aus Freuds „Studien über Hysterie" angegeben. Die einzige Seitenzahl, die nicht auf den ersten Band bezogen ist, gibt den achten Band an. Dort lesen wir: „In ihren Anfängen war die psychoanalytische Kur unerbittlich und erschöpfend. Der Patient mußte alles selbst sagen, und die Tätigkeit des Arztes bestand darin, ihn unausgesetzt zu drängen. Heute sieht es freundlicher aus. Die Kur besteht aus zwei Stücken, aus dem, was der Arzt errät und dem Kranken sagt, und aus der Verarbeitung dessen, was er gehört hat, von seiten des Kranken." (Freud, 1910d, S. 105)

Dieses Zitat ist deshalb erstaunlich, weil es deutlich macht, wie wenig der Herausgeberin des Registers, L. Veszy-Wagner, bewußt wurde, wie häufig Freud auch in späteren Werken die Worte „drängen", „nötigen", „erzwingen" benutzt. Im „Vokabular der Psychoanalyse" von Laplanche und Pontalis ist zu diesem Thema überhaupt kein Kommentar zu finden. Dies ist verwunderlich, denn Drängen, Nötigen und Erzwingen sind noch nicht einmal die einzigen Formen von Pushen in der Psychoanalyse.

Vielmehr hat das Setting selbst viel Pushendes an sich. Ich meine damit das Liegen auf der Couch, die große Zurückhaltung des Analytikers (Freud, 1915a, S. 313 f.), die Arbeit mit dem Widerstand und die Deutungen. Dazu kommt die sogenannte „Grundregel", d.i. daß der Patient „aufrichtig und kritiklos" alles mitteilt, was ihm einfällt (Freud, 1910b, S. 14, vgl. weiter unten). Dieses Setting ist offensichtlich so anstrengend, daß Analytiker z.B. bei Borderline-Störungen darauf achten müssen, ob „die allgemeinen Ich-Fähigkeiten (sc. d. Patienten) genügend stark entwickelt (sind), um eine klassische Psychoanalyse zu *riskieren*" (Kernberg, 1981, S. 503; Hervorhebung von mir).

Wie wenig diese Anordnung selbst kritisch hinterfragt wird, möchte ich anhand einiger Beispiele aus der psychoanalytischen Literatur aufzeigen. So schreibt Nerenz (1979), daß die für die klassische Analyse typische Couch-Sessel-Anordnung, d.i. daß der Analytiker unsichtbar am Kopfende des Analysanden sitzt, eines der essentiellen Mittel der Psychoanalyse ist. Er schreibt: „Jeder weiß um die gegenseitige Beeinflussung ‚von Angesicht zu Angesicht'. Das freie Spiel unbestimmter Gedanken und Gefühle, denen wir uns überlassen, wird im Moment eines Blickkontaktes eingeschränkt; das Spiel kann ‚erstarren'. Auch in der psychoanalytischen Situation wären freies Assoziieren und gleichschwebende Aufmerksamkeit behindert, wenn Analytiker und Patient sich ansähen." (S. 245) Bezeichnend ist in diesem Zusammenhang, daß Nerenz auf einen Artikel von Loch (1976b) verweist, in dem dieser die Gedanken von Bion (1963) hinsichtlich Ödipus und Theiresias aufgreift. Ödipus war demzufolge sehend, aber insofern blind, als er sich und seine Situation nicht erkannte. Theiresias dagegen war ein blinder Seher, der das Schicksal von Ödipus voraussehen konnte – freilich ebenfalls, ohne etwas daran ändern zu können.

Außenstehende können also häufig etwas sehen, was diejenigen, die darin befangen sind, vollkommen übersehen, so wie Ödipus zunächst seine Lage nicht erkannte. Sehen Außenstehende etwas und drücken es auch aus, so werden sie leicht zu *Außenseitern* (Cremerius, 1982), so wie Theiresias einer war.

Ebenfalls von Interesse für unseren Zusammenhang ist ein Zitat von Nietzsche: „Einer hat immer unrecht: aber mit zweien beginnt die Wahrheit. – Einer kann sich nicht beweisen: aber zwei kann man bereits nicht widerlegen." (zit. nach Bollnow, 1975, S. 203. In: Loch, a.a.O., S. 879)

Dieser Satz betont einerseits die Interdependenz (gegenseitige Abhängigkeit) der Wahrheit in der zwischenmenschlichen Kommunikation (vgl. Ricœur, 1965), und andererseits formuliert er einen Kerngedanken zur Hinterfragung des psychoanalytischen Settings.

Erinnern wir uns: Das Zitat beginnt damit, daß einer allein immer unrecht habe. Aber ist es nicht „einer", eben der Analytiker, der die Regeln des Settings bestimmt? Und ist es nicht der Analysand, der sich ihnen fügen muß, da er sonst als „nicht-analysierbar" (Greenson, 1982) abgelehnt wird?

Damit – um in dem Bild des Zitats zu bleiben – hat einer zwar immer unrecht, gestaltet es aber so, daß der andere unwidersprochen dieses „Unrecht" übernehmen muß. Mit anderen Worten, das Pushen in Form des Settings ist derart verinnerlicht und wird deshalb als so selbstverständlich erlebt, daß darüber kaum ein Gedanke mehr verloren wird.

Pushen und Andersdenkende

Unter diesem einen, der „unrecht" hat, ist für mich nicht nur eine Einzelperson zu verstehen, sondern ebenso die Ein-heit in Form von Gemeinschaften, Organisationen, Verbänden, Religionen.

Das Pushende bzw. das „Unrecht" besteht nun darin, daß alle Andersdenkenden kritisiert, abgelehnt, bekämpft werden. Da diese Haltung eine lange Tradition hat, haben wir in vielen Fällen die Sensibilität für dieses Drängen nach Einförmigkeit verloren und reagieren entweder wenig oder überhaupt nicht mehr. „Gepusht-werden" macht auf die Dauer eine „dicke Haut". So verlieren wir bei diesem Drängen nicht nur unsere Sensibilität und unsere Frei-heit, sondern vielfach auch noch die Möglichkeit, entscheidende Neuerungen entweder zu finden oder zu integrieren. Wie sehr das Pushen akzeptiert wird, sehen wir daran, daß selbst die Psychoana-lyse, die so viele hervorragende, hochgebildete und freidenkende Persönlichkeiten hervorbrachte, nicht frei davon ist.

Bekanntlich hat Freud aber auch Andersdenkenden wenig Raum gelassen. Leider scheint dies immer noch ein Charakteristikum der psychoanalytischen Bewegung (und nicht nur von ihr!) bis zum heutigen Tag zu sein (vgl. Kohut, 1971). So fand ich in der 40 (!) Seiten umfassenden Bibliographie von Loch (1976a) kein einziges Werk von C. G. Jung erwähnt. In der zehnbändigen Ausgabe von A. Mitscherlich wird dreimal das gleiche Werk von Jung genannt, nämlich „Die Psychologie der Übertragung" (1983, Bd. 5, 6, 7). Und Cremerius schreibt einen Aufsatz mit dem Titel „Die Bedeu-tung des Dissidenten für die Psychoanalyse" und nennt dabei in der Bibliographie ebenfalls kein einziges Werk von Jung!

Diese Haltung ist nur mit der „pushenden" Einstellung zu erklären, die viele Organisationen entwickeln. Dabei wird Entscheidendes ausgegrenzt, was dann manchmal ganz verlorengeht oder erst über Umwege oder nach einiger Zeit aufgenommen wird.

So war es Jung, der als erster das analytische Setting hinterfragte und insofern veränderte, als er den Analysanden gegenübersaß. Das führte dazu, daß Analytiker der Jungschen Richtung es heute ihren Analysanden freistellen können, ob sie eine Analyse im Sitzen oder im Liegen durchführen wollen (Dieckmann, 1979). Auch in der Freudschen Analyse wird diese Frage liberaler gehandhabt (vgl. Morgenthaler, 1978). Ebenso veränderte Jung das Verhältnis von Analytiker und Analysand. So schrieb er bereits 1935, daß der Therapeut weg von einer Therapie als Sinnbild für Macht und Distanz und hin zu einem dialektischen Verfahren im Umgang mit seinen Patienten kommen müsse. Dies bedinge aber, daß „der Arzt aus seiner Anonymität heraustreten und Rechenschaft von sich selber abgeben" müsse (1935a, S. 118; vgl. Stierlin, 1981, S. 54: „Daher müssen wir allmählich lernen, unsere anfangs ‚felsharten' Kategorien zu transzendieren und relativieren, die Dinge immer unter neuem Blickwinkel zu betrachten und Übergänge zwischen den Extremen zu erkennen.").

Es war ebenfalls Jung, der die positive Seite der Gegenübertragung betonte, die später auch die Freudschen Analytiker erkannten (vgl. Kap. „Übertragung und Gegenübertragung" ab S. 14). Und wie Jacoby (1985) nachweist, ist Kohuts Narzißmustheorie in vielen Fällen deckungsgleich mit Jungs Ansatz – nur daß dieser Jahrzehnte vorher zu seinen Schlüssen kam.

Das Ausgrenzen Andersdenkender macht eines deutlich: Beim „Pushen" geht es um Macht. Nur wer Macht hat, kann einen anderen drängen.

Hier kommt ein weiterer Gesichtspunkt von Nietzsches Satz zum Tragen. Jetzt geht es aber nicht um das „unrecht haben", sondern um das „im Unrecht sein". Denn Druck bedeutet immer, daß der andere sich entweder fügt oder dagegendrückt. Da der Pushende aber die Macht hat, ist der Verhaltensspielraum des „Gepushten" sehr begrenzt: Entweder er fügt sich, oder er muß sich rechtfertigen bzw. kämpfen. Dies führt in den meisten Fällen dazu, daß der Pushende sich in seiner Macht – und damit in seiner Ansicht – bestätigt fühlt, da er häufig genug auf keinen Widerstand stößt. Die Auswirkung *dieses* „Unrechts" besteht darin, daß der „Gepushte" in eine Abhängigkeit gerät, aus der er sich nur schwer lösen kann – dabei ist bemerkenswert, daß das Schaffen von Abhängigkeit der häufigste Vorwurf ist, der der Therapie gemacht wird.

Pushen und bioenergetische Analyse

Eine gewisse Form von Abhängigkeit kann man auch bei der Bioenergetik feststellen, die von einem „Dissidenten" der Psychoanalyse, nämlich Wilhelm Reich, begründet wurde und sich nicht von ungefähr bioenergetische Analyse nennt. Sie beinhaltet – als eine

184

weitere Form von Identifikation mit dem Angreifer – viele pushende Elemente. Trotz ihrer noch vorhandenden Identitätsschwierigkeiten hat sie jedoch die Kraft, neue Wege zu gehen. Hier ist deutlich die Stärke des „Dissidenten" zu sehen, der sich mit Recht „analytisch" nennt. Ihre Schwäche besteht dafür in ihrem ausgeprägten Streben nach Erfolg und Anerkennung – das ist der Gegendruck! (Vgl. dazu Svasta, 1984; Ware, 1984)

Die „Identitätsschwäche" der Bioenergetik kann ebenso wie die Identitätsstärke der Freudschen Analyse dazu führen, daß im Versuch, alles besonders gut zu machen, besonders viel übersehen wird und daß etwas als hilfreiche Therapiemethode ausgegeben wird, was bei distanzierterer Betrachtung leicht als massive Form von Pushen erkannt worden wäre.

Das Pushende der Grundregel

Der Zeitraum, währenddessen eine Therapieform angewendet wird, bewirkt aber sehr viel, denn die Praxis ist hier die entscheidende Lehrmeisterin. So ist die Psychoanalyse heute in der (glücklichen) Lage, selbst ihr Setting und die Grundregel in Frage zu stellen, wie an einem Artikel von H. v. Schlieffen zu sehen ist (1983). Dabei ist dieser Artikel nicht nur für die Psychoanalyse bedeutsam, sondern mindestens genauso für den Körpertherapeuten, denn er zeigt in klarer Form die Konsequenzen des Pushens in der Therapie auf.

So besteht mein primäres Anliegen natürlich nicht darin, herauszufinden, wie sich die strikte Anwendung der Grundregel in der Psychoanalyse auswirkt, vielmehr will ich das Augenmerk darauf richten, welche Folgen das Pushen haben kann.

Zu Beginn seines Artikels stellt v. Schlieffen fest, daß die strikte Anwendung der Grundregel ein ähnlich pushendes Mittel wie Hypnose und Suggestion ist (S. 482). So bedrängt die Grundregel den Patienten nicht nur, sondern bringt ihn sogar in eine paradoxe Situation: „Freud hatte zwar einsehen müssen, daß in Hypnose und Suggestion der Widerstand gegen Bewußtwerdung des Vergesse-

nen und Abgewehrten nur umgangen, sein struktureller Niederschlag aber nicht angegriffen wurde. Er sah sich aber auch nach der
Anerkennung der Bedeutung des vom Ich ausgehenden unbewußten
Widerstands dazu gedrängt, den Patienten zu ‚ermahnen‘, seinen
wesentlichen Widerstand, nämlich die Zensur und Abwehr unangenehmer, peinlicher Einfälle aufzugeben; denn im Widerstand gegen
den freien Einfall kulminiert ja der pathologische Versuch des
Patienten, Erlebtes und Vorgestelltes im Vergessen zu halten.“
(S. 482)

Die Grundregel bedingt damit, daß das Ich des Patienten zwangsläufig mit dem Über-Ich des Therapeuten in einen Kampf gerät
(S. 483). Dieser Machtkampf ist eine Reaktivierung des Macht-
kampfes der analen Phase. Nur entsteht er nicht durch Übertragung,
sondern deshalb, weil der Analytiker sich real so verhält, wie sich
die Elternfiguren des Patienten damals verhalten haben. „In diesem
analytischen Zweikampf sind die Positionen, wie damals in der
Kindheit, eindeutig: Der Analysand beharrt auf etwas, verweigert
etwas, und der Analytiker, mit der Machtfülle der Eltern ausgestat-
tet, fordert die Herausgabe.“ (S. 483)

An dieser Situation ist nun besonders problematisch, daß der Patient
sich nicht wehren kann – ebensowenig, wie er es in der Kindheit
konnte. Denn jegliches Wehren gegen dieses vom Arzt erzeugte
Problem wird von diesem als Widerstand gedeutet. Damit hat der
Patient de facto nur zwei Möglichkeiten: entweder ein Problem als
das seinige anzunehmen, was zumindest in dieser Zuspitzung nicht
das seinige ist, oder die Therapie abzubrechen. Beides schwer zu
verkraftende Alternativen. Denn das eine Mal „büßt“ er für etwas,
was er nicht verschuldet hat. Das andere Mal gerät er in eine
doppelte Schwierigkeit: Bricht er die Therapie ab, so ist er erstens
wieder ohne Hilfe und Stütze und muß dies zweitens wahrscheinlich
auch noch mit schlechtem Gewissen bezahlen, da er sich wieder
einmal „schlecht benommen“ hat.

Das ganze Dilemma erinnert mich an all die vielen Patienten, die in
ihren Analysen berichten, sie seien als Kind mißbraucht worden,
und denen dies als Phantasie gedeutet wird, da sich manche Analytiker auch in dieser Hinsicht an Freud halten und Mißbrauch als

186

Phantasien deuten, weil Freud seine 1896 aufgestellten Thesen über den Mißbrauch von Kindern in seinen späteren Schriften wieder verwarf. (Vgl. 1898a, S. 511, wo Freud nur noch ganz allgemein von „Erlebnissen der Kindheit" spricht, und 1905d, S. 127 Anm., wo er nur mehr von „Phantasien" redet – nicht von *Mißbrauch*. In diesem Zusammenhang sind die Ausführungen von A. Miller bemerkenswert, die die Probleme der veränderten Sichtweise Freuds an der Krankengeschichte des „Wolfsmannes" aufzeigt. [1981, S. 203 f.])

A. Millers Bücher wurden sehr bekannt, weil in ihnen deutlich spürbar ist, daß die Autorin auf der Seite des Kindes – sowohl des Kindes im Verhältnis zu seinen Eltern als auch des Kindes im Analysanden im Verhältnis zu seinem Analytiker – steht.

Ein ähnliches Engagement für den Schwächeren, für den „Gepushten" eben, finde ich in den Ausführungen von H. v. Schlieffen wieder. So schreibt er: „Bei der am Anfang der Analyse bestehenden phantasierten und realen Asymmetrie zwischen Analytiker und Analysand (vgl. dazu die Arbeit von Flader und Grodzicki, 1978) hat der Analysand m. E. nur die Wahl zwischen Unterwerfung unter die Forderung nach Befolgung der psychoanalytischen Grundregel oder offener Auflehnung, die bei bestimmten Analytikern möglicherweise dazu führen würde, daß die Analyse gar nicht aufgenommen wird. Unterwerfung unter eine Forderung, die aufgrund der Deformation des Ichs und der Pathologie des Über-Ichs nicht kritisch reflektiert werden kann und die in krassem Gegensatz zu allen mitmenschlichen Gepflogenheiten in den sozialen Beziehungen des Patienten steht und deshalb nicht verstanden werden kann, widerspricht allen emanzipatorischen Bestrebungen der Psychoanalyse. Anstatt die phantasierte Asymmetrie zwischen Analytiker und Analysand analog zur neurotischen Eltern-Kind-Beziehung von der ersten Sitzung an zu bearbeiten, schlägt sich der fordernde Analytiker real auf die Seite der keinen Widerspruch duldenden Eltern." (S. 485)

Einfühlsamkeit, Toleranz und Verständnis sind entscheidend für „die psychische Geburt des Menschen" (Mahler, 1978), sei dies in der Kindheit oder in der Therapie. Muß ein Mensch darauf verzichten, so wird er zwar in gewisser Weise funktionieren, aber in eine lebendige, offene Kommunikation mit seiner Umwelt wird er schwerlich treten können. Diesen Mangel an seelischen Erfahrungen wird er kaum im späteren Leben nachholen können, sondern er wird eher in einen Wiederholungszwang geraten als eine Heilung erfahren. Einer der Orte, wo er versuchen kann, die damals entstandene Leere in seinem Inneren zu füllen, ist die Therapie. Wird er auch hier nicht verstanden und gefühlsmäßig nicht aufgefangen, so vertiefen sich seine Skepsis, sein Rückzug von der Welt bzw. das Leben einer Fassade, die die innere Leere nur dürftig verbergen kann (Winnicott, 1965, S. 140 f.). Aus diesem Grund muß der Therapeut gewahr sein, wo er sich genauso wie eine Elternfigur verhält, da er dann keine neuen Erfahrungen ermöglicht, sondern die alten verfestigt.

Wie wichtig nicht nur Empathie, sondern auch ein klares Wissen um mögliche Fallen ist, wird deutlich in einer Analysestunde, die v. Schlieffen beschreibt.

„Ein Analysand ... schweigt ... in der 9. Stunde. Schließlich sagt er, er stehe jetzt vor der Alternative, sich dazu zu zwingen, etwas zu sagen, in dem Gefühl, er wolle das eigentlich gar nicht, und auf die Gefahr hin, er stehe dann wieder wie so oft ‚neben sich‘, oder er sagte nichts, nicht aus Bockigkeit, sondern in dem Gefühl: ‚Laß mich in Ruhe.‘ Ich sage: ‚Vielleicht müssen Sie hier ja erst einmal das Gefühl entwickeln und auskosten dürfen, daß Sie von mir in Ruhe gelassen werden und daß ich Sie nicht zwinge, etwas zu sagen.‘ Unmittelbar darauf teilt er mir zwei Einfälle mit. Er habe seit einiger Zeit zunehmend Widerwillen gegen seine Arbeit. Aber: Wenn es am Arbeitsplatz nicht mehr so perfekt zugeht, fühle er sich innerlich wohler. Außerdem sei seinem Frisör aufgefallen, daß er in der letzten Zeit größere Augen bekommen habe. Das stimme mit seinem Gefühl überein, daß er mehr wahrnehme und nicht mehr so viel grübeln müsse. Ich glaube, daß der Patient diese Gedanken mitgeteilt hat, weil er es nach der vorausgegangenen Intervention *wollte* und *nicht mußte*. Der Inhalt beider Einfälle weist dann auf den gleichen Sachverhalt hin: Wenn er am Arbeitsplatz nicht alles unter Pefektionszwang tun *muß*, kann er – nach außen und innen – mehr wahrnehmen. Als Grundregel-Patient aber *müßte* er versuchen, perfekt zu sein und alles mitzuteilen, und er müßte kontrollieren, was ihm durch den Sinn geht, um alles wiedergeben zu können." (S. 494)

Pushen und Gegenübertragung

Dieses Fallbeispiel wirft eine grundsätzliche Frage auf: Das Pushen, sei es in Form der Grundregel oder mittels der Kissen in der Gestalttherapie oder als Gruppenspiel im Psychodrama, hat doch einen Sinn, nämlich den, an das Unbewußte des Patienten heranzukommen. Welches Mittel steht aber dem Therapeuten dann zur Verfügung, das Unbewußte seiner Patienten bewußtzumachen, wenn er diese Formen von Drängen nicht verwendet? Die genaue Wahrnehmung der Gegenübertragung befähigt den Therapeuten dazu, sich so in seinen Patienten einzufühlen, daß er ihn empathisch leiten und deshalb auf das Pushen verzichten kann.

H. v. Schlieffen macht in seinem Artikel auf den wichtigen Artikel von Gaddini (1964) aufmerksam.

Gaddini betont in dieser Arbeit, daß es die Gegenübertragung ist, die den Wandel vom „Spiegel-Analytiker" zum „voll engagierten Arzt" bedingte (S. 139). Dadurch veränderte sich die Situation derart, daß sich die Rolle des Analysanden vom „Beobachtungsgegenstand" (ebenda) zum Partner in einem gemeinsamen Erleben wandelte, in dem der Analytiker nicht mehr der unbeteiligte „normale" Beobachter, sondern ebenfalls Teilnehmer in einem gemeinsamen Prozeß ist.

Das heißt mit anderen Worten: Je weniger eine Therapieform bzw. ein Therapeut mit den Möglichkeiten der Gegenübertragung arbeiten kann, desto mehr muß er auf – wie ich meine – massivere Mittel zurückgreifen, also pushen.

Je mehr ein Therapeut jedoch mit der Gegenübertragung umgehen kann, desto mehr wird er seine Patienten nachempfinden und verstehen und ihnen damit den Gefühlshorizont geben, der ihnen in ihrer Kindheit fehlte (vgl. Kap. „Übertragung und Gegenübertragung" ab S. 14).

Ein schönes Beispiel von einfühlsamer und sehr hilfreicher Gegenübertragung beschreibt A. Miller in ihrem Buch „Du sollst nicht merken" (S. 194 ff.): „Eine Kinderanalytikerin bat mich einmal um eine einzelne Supervisionsstunde, in der sie mir folgendes erzählte: Sie behandelte einen vierzehnjährigen Jungen, nachdem dieser plötzlich anfing, phobische Ängste zu entwickeln, und vor allem bei Männern mit einem gewissen Haarschnitt mit Panik reagierte. Was ihr in der Behandlung besondere Mühe machte, war die Art, wie der kleine Junge nun anfing, sie sexuell zu bedrängen, ihr gewaltsam unter den Rock griff, sich an sie drückte und in ihr das Gefühl weckte, von einem gierigen Mann vergewaltigt zu werden. Die Therapeutin erzählte mir, daß sie diesen Fall in einem Seminar vorgebracht habe und dort unterschiedliche Äußerungen zu hören bekam. Einzelne Kollegen sahen im Verhalten des Jungen ödipale Züge, die zu der Ablehnung bestimmter Männer paßten.

Andere hingegen meinten, daß das Kind ‚die ödipale Phase noch nicht erreicht' hätte. Diese Deutungen halfen der Kollegin nicht weiter. Sie nahm es sich nur übel, daß sie die analytische Überlegenheit nicht wahren konnte, sondern sich jedesmal bei den Zugriffen des Kindes gekränkt und auf irgendeine Art bedroht fühlte.

Für mich war aber dieses Gefühl ausschlaggebend, und ich fragte zunächst mich selber, welches Trauma dieses Kind wohl zum Ausdruck brachte. Mit dieser Frage als Arbeitshypothese ging die Kollegin nach Hause, und als sie mich nach einigen Tagen anrief, berichtete sie mir, daß ein Gespräch mit den Eltern des Jungen folgende Tatsachen zutage gefördert hatte: Als die Mutter nach einer Operation zwei Wochen im Spital bleiben mußte, übernahm der Vater die Betreuung des Kindes, das er sehr liebte und mit dem er gerne spielte. Er wollte es keiner anderen Person auch nur vorübergehend überlassen, und so nahm er das Kind auch mit, wenn er mit seinen Freunden Vergnügungslokale besuchte. Auch bei ihm zu Hause spielten die Freunde gelegentlich sexuelle Spiele mit seinem Kind, steckten ihm den Finger in den Anus und stimulierten sich mit seinem Penis. Der Vater schien ehrlich davon überzeugt zu sein, daß solche Spiele zur fortschrittlichen Erziehung gehörten, aber während des Gesprächs mit der Analytikerin stellte sich heraus, daß er als Kind selber verschiedene Traumen sexuellen Inhalts hatte erleben müssen.

Nachdem die Analytikerin die Zwänge ihrer theoretischen Ausbildung ablegen konnte, ist ihr also selber, ohne zusätzliche Supervisionsstunde, aufgefallen, wie das Kind schon seit langem in der Spieltherapie versucht hatte, ihr mit Hilfe seiner Inszenierung zu erzählen, was mit ihm an jenen Abenden geschehen war. Sobald sie bereit war zuzuhören, hat das Kind auch verbal erzählt, u.a. wie ‚die Männer den Frauen unter die Röcke griffen und von ihnen beschimpft wurden‘. Von da an war die Inszenierung, die die Therapeutin früher so bedroht hatte und ihr ‚Schimpfen‘ provozieren sollte, nicht mehr nötig.“

Das Pushen in der analytischen Körpertherapie

Das Problem und die Chance der analytischen Körpertherapie besteht darin, daß sie nicht nur all die beschriebenen psychischen Möglichkeiten des Pushens hat, sondern auch noch auf der Körperebene drängen kann. Der Körpertherapeut kann sich z.B. in Schweigen hüllen. Er kann den Patienten auffordern, sich auf eine Matte zu legen, wobei er sich selber – für den Patienten unsichtbar – ans Kopfende setzt. Er kann den Patienten auffordern, alles zu sagen, was ihm in einem bestimmten Moment einfällt. Und natürlich kann er Gestalt- oder Psychodramaarbeiten mit ihm machen.

Dazu kann der Körpertherapeut auch – wie wir bereits in den vorangegangenen Kapiteln sahen – direkt mit dem Körper arbeiten. Er kann z.B. intensiv die Muskelpanzerungen massieren, was in der Regel unmittelbar Gefühle mobilisiert. Oder er wendet Streßübungen an, die zwangsläufig Gefühle hervorrufen (siehe S. 61 ff.). Weiter kann er den Patienten auffordern zu „reachen“, das heißt z.B.

auf dem Rücken liegend mit den Armen nach der Mutter zu greifen
– was häufig Schmerz und Trauer auslöst. Dann kann er ihn auffordern zu schlagen, zu stoßen, zu treten und vieles ähnliches mehr.

Spiele und Pushen

Außerdem steht ihm eine Vielzahl von Spielen zur Verfügung. Meiner Ansicht nach spiegeln dabei gerade die Spiele die Ambivalenz von Problem und Chance wider. Die Chance sehe ich in der Möglichkeit, Gefühle und Schwierigkeiten mittels der Spiele unmittelbar erleben zu können. Das Problem liegt m. E. darin, daß Spiele, die vom Therapeuten unbedacht angewendet werden, eine besonders versteckte Form von Pushen darstellen, da der Patient hier sehr schnell in einen Zugzwang gerät, von dem er sich nur schwer freimachen kann. Dies ist natürlich dann noch mehr der Fall, wenn es um Spiele geht, in denen zwei Patienten miteinander arbeiten, denn hier bedeutet das Aufhören des einen, daß der andere zwangsläufig ebenfalls die Arbeit beenden muß.

Gute Beispiele für den Aufbau und die Wirkungsweise dieser Spiele nennt der Artikel von Hilton (1980), in dem dieser spezifische Spiele erläutert, die geeignet sind, die Probleme der jeweiligen Charakterstrukturen (schizoid, oral, psychopathisch, masochistisch und rigide, vgl. Lowen, 1979b) zu bearbeiten. Ich glaube, „zu bearbeiten" ist der richtige Ausdruck, denn diese Spiele sind sehr anstrengend, gehen sehr tief und sind nach meinem Dafürhalten nur von Therapeuten zu verwenden, die in der Lage sind, die vielschichtigen Gefühle, die dabei zutage treten, zu analysieren und dadurch zu integrieren.

Sehr viel behutsamer sind dagegen die Spiele, die Saeger und Peters beschreiben (1980). Sie empfehlen z.B., Partner, die miteinander Probleme haben, zu bitten, sich mit dem Rücken zueinander zu stellen. Da sie nun keinen Blickkontakt haben, fällt es ihnen häufig leichter, Dinge zu sagen, die sie seit langem für sich behalten haben und die dementsprechend die Beziehung behindern bzw. belasten.

Der Therapeut, der diese Spiele anwendet, muß sich aber auch im klaren sein, daß sie einen Verführungscharakter haben. Denn Menschen verschweigen nicht ohne Grund etwas. Es kann sein, daß sie Konsequenzen befürchten, von denen sie wissen, daß sie nicht mit ihnen umgehen könnten. Da sie in einer therapeutischen Situation zwangsläufig ein Stück Eigenverantwortung an den Therapeuten abgeben, kann sie dieses Spiel dahin führen, etwas zu sagen, was sie im nachhinein überhaupt nicht handhaben können und wodurch die Schwierigkeiten in ihrer Beziehung eher verschlimmert werden.

Ich ziehe es vor, daß Patienten in Paararbeiten sich direkt gegenüberstehen, damit sie sich ins Gesicht sehen *können* – was viele nämlich vermeiden, ohne es zu merken – und gerade durch diese direkte und *bewußte* Gegenüberstellung zunächst den gleichen Ausgangspunkt wie zu Hause auch haben. Vielleicht machen sie gerade deshalb durch die Hilfe des Therapeuten eine neue Erfahrung. Eine andere Möglichkeit, auf der Körperebene zu arbeiten, besteht darin, die Partner zu bitten, sich in einiger Entfernung mit dem Rücken zueinander zu stellen und sich langsam zu nähern und ebenso langsam Kontakt aufzunehmen. Besonders in Gruppen ist dies eine schöne Übung, weil häufig unmittelbar sichtbar wird, wie die beiden Partner miteinander umgehen, wer sich an wen anlehnt, wer trotz des Kontaktes für sich stehen kann und wer mehr bzw. weniger abhängig ist.

Außer vielen verschiedenen Arten von Spielen kann der analytische Körpertherapeut viele unterschiedliche Formen von Meditationen anwenden (Masters/Houston, 1984). Durch Meditationen werden Patienten aber leicht in Gebiete ihrer Psyche geführt, wo sie Gefühle erleben, die sie *bewußt* vielleicht gar nicht erleben wollten oder noch gar nicht verarbeiten können. Damit werden sie durch Meditationen „sanft" zu Gefühlen geführt, die für sie unter Umständen alles andere als sanft sind.

Stütze und Nähe als Pushen

Im „sanften Arbeiten" besteht im übrigen eine weitere Chance und Gefahr der Körpertherapie. Unter dieser Arbeitsweise ist zu verstehen, daß der Therapeut viel Stütze, Kontakt und Nähe gibt – d.h., daß er als positive Elternfigur fungiert. Diese Form der Arbeit kann für manche Patienten von unschätzbarem Wert sein. Sie haben dadurch vielleicht zum erstenmal in ihrem Leben die Möglichkeit zu spüren, was ein „positiver" Kontakt ist. Sie können darüber hinaus erleben, wie sie mit Nähe umgehen. Besonders für Menschen, die ganz frühe und schwere Störungen haben, kann diese vorsichtige Arbeitweise das entscheidende Erlebnis sein, das eine tatsächliche Wende in ihrem Leben zu bewirken vermag, denn die Patienten spüren nun, daß ein Mensch auf sie Rücksicht nimmt, daß er sich nach ihnen richtet und behutsam so viel Kontakt aufnimmt, wie sie annehmen können.

Gibt der Therapeut aber primär Stütze bzw. Nähe nicht, um seinem Patienten Sicherheit zu geben, sondern um ihn damit zu veranlassen, schneller und tiefer mit bestimmten, vielleicht unbewußten Gefühlen in Berührung zu kommen, so verstrickt er ihn in ein *double bind* (Bateson et. al., 1969), d.i. in eine paradoxe Situation. Denn wieder einmal muß der Patient für Nähe „bezahlen". Wieder einmal bekommt er etwas, *damit* er so schnell wie möglich etwas zurückgibt.

Dieses Verhalten des Therapeuten stellt für den Patienten eine Falle dar: Spricht er an, was er fühlt, so muß er befürchten, daß er den Kontakt verliert. Wenn dies zudem seine Kindheitserfahrung widerspiegelt, so würde man beinahe Übermenschliches von ihm verlangen, wollte man erwarten, daß er sein Unbehagen äußert.

Spricht der Patient dies aber nicht an, so spürt er einen ständigen Druck: nämlich einerseits den Druck, der vom Therapeuten, der ihn zu etwas bewegen möchte, ausgeht, und andererseits den seiner Opposition dagegen. Dieser Anspannung kann er nur dadurch entgehen, daß er seine Gefühle abschneidet – d.i., daß er nichts mehr spürt (womit genau das Gegenteil dessen erreicht wird, was das Ziel von Therapie sein sollte).

Gelingt ihm das Abschneiden, dann muß er noch mit dem Gefühl zurechtkommen, daß er seinen Therapeuten gewissermaßen an der Nase herumgeführt hat. Auch dies ist somit eine schlechte Lösung, weil kein Patient sich bei einem Therapeuten aufgehoben fühlt, den er austricksen kann.

Viele Patienten sind aber überhaupt nicht in der Lage, ihre unangenehmen Gefühle abzuschneiden. Ihnen bleibt in dieser Lage nichts anderes übrig, als eine andere Lösung zu suchen. So werden sie z.B. sagen, daß ihnen die Nähe zuviel wird. Neben der Tatsache, daß der Therapeut seinen Patienten durch diese Art von Zuwendung zur Lüge gezwungen hat, um sich aus dieser Paradoxie retten zu können, ist diese Notlüge ebenfalls keine befriedigende Lösung, da sie auf Kosten des Kontaktes geht. So wird dem Patienten auch dieser Ausweg schwerfallen, da die paradoxe Situation trotz allem bestehenbleibt – insofern, als er gern Nähe erlebte, gleichzeitig aber den Anspruch des Therapeuten spürt, mit dem er nicht umgehen kann und der ihn dementsprechend von ihm distanziert.

Analysieren der Situation

Aus diesen Beispielen sehen wir, wie viele Möglichkeiten der analytische Körpertherapeut hat, seine Patienten – und sich selber! – zu pushen. Deshalb besteht m. E. der einzige Weg für ihn darin, daß er sehr genau die jeweilige Situation analysiert, *bevor* er handelt.

Wie wir sahen, ist dabei die kundige Handhabung der Gegenübertragung eine entscheidende Hilfe. Dennoch mußte ich immer wieder feststellen, daß sie mir in manchen Situationen nicht ausreichte. Entweder weil nicht klar war, was geschah – in mir *und* dem Patienten –, oder weil die therapeutische Gegebenheit eine Entscheidung verlangte, die längeres Warten ausschloß – z.B. in einer Krise.

Hier fand ich in der Gestalttherapie eine große Hilfe. Wenn ein Patient in eine Pattsituation gerät und weder ein noch aus weiß und auch das Ausleuchten der Situation selber kein befriedigendes Ergebnis erbringt, dann frage ich ihn, ob er eine Gestaltarbeit machen möchte. Dabei ist die Arbeit darauf ausgerichtet, den Teil des Patienten zu Wort kommen zu lassen, der sich augenblicklich nicht ausdrücken kann, der aber unbewußt offensichtlich viel bewirkt.

Die anschließenden Arbeiten fördern dann manchmal Einsichten zutage, die nicht nur sehr verblüffend, sondern häufig mindestens ebenso hilfreich sind. Diese etwas abstrakte Beschreibung möchte ich anhand eines Beispiels verdeutlichen.

Mike saß an diesem Tag neben mir. Ich spürte deutlich seine Ambivalenz. Einerseits war er sehr freundlich und bemüht, andererseits spürte ich, daß unter der Freundlichkeit noch etwas ganz anderes rumorte. Nachdem er eine Weile diese Spannung ertragen hatte, sagte er, er wolle etwas erzählen. Er berichtete nun als erstes den folgenden Traum:

Er kommt mich besuchen. Er sieht, daß ich mir ein neues Fahrrad gebaut habe – ein wunderschönes Fahrrad mit sehr ausgefallenen und geschmackvollen Pedalen, denen er aber sofort ansieht, daß man mit ihnen keine Kurven fahren kann!

Dann verabschiedet er sich von mir. Er umarmt mich. Dabei bemerkt er, daß meine Rückenmuskeln kraftvoll sind – im gleichen Augenblick wird ihm deutlich, daß dies der Unterschied zwischen ihm und mir ist: Meine Muskeln sind für mich da, seine dagegen muß er immer für andere einsetzen, weil er sich nicht abgrenzen kann.

Damit endete der Traum. Seine Einfälle dazu kreisten um mich und seinen Vater. Es bestand viel Konkurrenz zwischen ihm und seinem Vater – und so auch zu mir –, die er bereits als Kind sehr deutlich empfunden hatte. Deshalb hatte er sich *sein* Gebiet geschaffen, auf dem der Vater nicht konkurrieren konnte. Dieses Gebiet war die Technik. Hier konnte er auftrumpfen, seine Selbständigkeit aufbauen und bewahren.

Bemerkenswert ist, daß er tatsächlich seinem Vater ein Fahrrad gebaut hatte. „Ein hervorragendes Fahrrad, wie er es nie hätte bauen können", sagte er und fügte hinzu, daß es schön und funktionell war – nicht wie das meinige in seinem Traum, das zwar schöne Pedale hatte, mit denen man aber keine Kurven fahren konnte. Er sagte dies mit viel Stolz, und dabei war in seiner Stimme deutlich die Rivalität zu hören. Gleichzeitig war aber auch klar seine Ambivalenz zu mir zu spüren. Einerseits mochte er seinen Vater und mich. Auf der anderen Seite hatte er aber auch viel Wut auf mich und ihn, weil er sich nie ganz für voll genommen fühlte und sein Vater ihn nach wie

196

vor nicht ernst nahm. Mike sah das z.B. auch daran, daß sein Vater von ihm immer als „mein Söhnchen" sprach.

Er kam dann auf den zweiten Teil des Traumes zu sprechen: Er wollte gern unabhängiger sein, nicht immer springen müssen, wenn jemand etwas brauchte oder er nur *glaubte*, daß jemand etwas brauchte. Er wollte auch mal in der Lage sein, sich abgrenzen zu können, ohne ständig auf andere ausgerichtet zu sein und Rücksicht zu nehmen. Diese Ambivalenz vom Wunsch nach Selbständigkeit und der Angst, jemanden zu verlieren, d.h. in diesem Fall die Ambivalenz von Zuneigung und Ärger, lähmte ihn sichtlich und alle anderen Gruppenteilnehmer ebenfalls, so daß sich ein regelrechter Nebelschleier von Apathie über den Raum legte.

Ich fragte ihn, was ihn so lähme. Er meinte, er spüre die Wut, aber er habe große Angst davor, denn Wut sei immer sehr verboten gewesen und mit dem „Odium des ganz Schlimmen" belegt. Seine Einfälle kreisten immer wieder um dieses Verbot und den Wunsch, mehr mit seiner Wut in Kontakt zu kommen.

Meiner Erfahrung nach hätten ihm viele Körpertherapeuten in dieser Situation vorgeschlagen, über den Körper mit der Wut in Berührung zu kommen, z.B. über das Schlagen auf die Matte (vgl. A. und L. Lowen, 1979, S. 102 f.). Das gelingt auch in den meisten Fällen, ich neige aber immer weniger zu dieser Lösung, nicht nur, weil ich viel Pushendes darin sehe, sondern auch weil in diesem Fall dadurch über zwei Gefühle hinweggegangen würde: erstens über die offensichtliche Angst vor der Wut und zweitens über die Angst vor den Konsequenzen, *nachdem* er seine Wut geäußert hätte. So fragte ich Mike, was er befürchte, wenn er seine Wut äußere. Seine Einfälle dazu ließen bei mir als Gegenübertragung eher ein Gefühl der Beklemmung als überwältigende Angst entstehen. Aus dieser Gegenübertragung heraus hatte ich das Gefühl, es gehe im Augenblick nicht so sehr um die Angst vor den Konsequenzen als um die Angst vor der Wut selbst.

Deshalb schlug ich ihm eine Gestaltarbeit vor. Er war so interessiert, herauszufinden, was in ihm vorging, daß er mit viel Einsatz daranging.

Ich legte zwei Kissen auf den Boden. Das eine symbolisierte sein Ich, das andere seine Wut. So erhielt Mike die Möglichkeit, daß sein Ich und seine Wut miteinander in einen Dialog traten. Als er sich auf das „Kissen der Wut" setzte, sagte sie ihm, daß er sie unterdrücke, daß er nie seine Wut gelebt habe. Daß er damit aber auch sich selber nicht lebe, da er einen so großen Teil seiner selbst unterdrücke.

Als er auf dem Kissen des Ichs saß, sagte er: „Aber ich habe Angst, daß du alles kaputtmachst. Ich lebe doch gut so."

Er wechselte das Kissen, und da antwortete die Wut: „Du lebst gut so? Daß ich nicht lache! Wo lebst du denn? Ja, ich werde manches kaputtmachen, z.B. deine Scheißfreundlichkeit. Aber, offen gesagt, du magst sie doch auch nicht, deine Scheißfreundlichkeit! Und wenn sie einmal weg ist, dann kommt bestimmt etwas Besseres. Probiere es doch mal aus. Sei doch kein Feigling!"

Das motivierte ihn derart (eine Form von „Selbstpushing"!), daß er eine sehr intensive Wutarbeit machte. Er schlug mit aller Kraft mit dem Teppichklopfer auf die Matte und kam zum erstenmal an Gefühle, die er seit seiner Kindheit zurückgehalten hatte, weil er sie als vollkommen verboten und böse bewertet hatte.

Als am Ende der Arbeit das Schlagen mechanisch wurde, bekam ich ein „mulmiges" Gefühl, was ich als schlechtes Gewissen deutete. So fragte ich ihn, ob er nun sein schlechtes Gewissen wegschlage. Er antwortete prompt mit Ja. Da seine Angst vor der Wut auch eine Angst vor seinem Über-Ich war, schlug ich ihm vor, noch zu hören, was sein Über-Ich zu sagen hatte.

Wieder waren es zwei Kissen. Nur stand diesmal das zweite Kissen nicht für Wut, sondern für sein Über-Ich. Als er darauf saß, sagte er: „Ja, ja, ich werde dich verfolgen. Du wirst dich schlecht fühlen. Sehr schlecht fühlen. Dieses Mal hast du es geschafft, mich zu umgehen, aber ein zweites Mal wird es nicht geben. Dafür werde ich sorgen! Und deine Wut auf deine Mutter (!) wirst du nie ausdrük-ken! Dafür sorge ich!"

Auf dem Kissen seines Ichs sagte er: „Ich werde dich in den Griff kriegen. Und ich sage dir: Mich wirst du nicht kleinkriegen. Sondern ich dich!"

Auf dem Kissen seines Über-Ichs antwortete er etwas schüchterner als zu Anfang: „Aber ich werde gegen dich arbeiten. Ich kann mir doch nicht alles bieten lassen. So geht es auch nicht!"

Zurück auf dem Kissen seines Ichs blieb er aber selbstbewußt: „Ich werde weiterkämpfen. Es paßt mir nicht, daß ich immer meine Gefühle unterdrücken soll!"

Dieses kurze Gespräch zwischen seinem Ich und seinem Über-Ich machte deutlich, wie selbstbewußt sein Ich bereits in der ersten Antwort war und wie es entschlossen war, sich durchzusetzen. Dies gab Mike viel Sicherheit und beruhigte ihn sichtlich. Er hatte damit erlebt, daß er bewußt mit seiner Wut, seiner Angst und den Ansprüchen seines Über-Ichs umgehen konnte, ohne in seinem schlechten Gewissen steckenzubleiben – oder in eine negative therapeutische Reaktion zu geraten, was daran zu sehen war, daß es ihm auch an den folgenden Tagen gutging.

Zunächst ist zu dieser Arbeit mit Mike zu sagen, daß es in allen Arbeiten, in denen es um schlechtes Gewissen, also um Über-Ich-Anteile geht, sehr wichtig ist, daß der Patient am Schluß noch die Möglichkeit hat, mit seinem Über-Ich Kontakt aufzunehmen. Diese bewußte Kontaktaufnahme entschärft meiner Erfahrung nach immer die Situation, da dem Patienten unmittelbar deutlich wird, wie unrealistisch viele Über-Ich-Forderungen sind und daß sein Ich insofern gestärkt wird, als es sich dessen bewußt wird, daß es heute – im Gegensatz zur Kindheit – in vielen Punkten dem Über-Ich Paroli bieten kann.

Eine solche Gestaltarbeit am Ende einer tiefen Körperarbeit nimmt nicht mehr als fünf bis zehn Minuten in Anspruch und kann dem Patienten eine Hilfe bieten, wie sie häufig durch eine halbe Stunde Gespräch nicht erreicht wird.

Nicht pushen, wenn ...

Da in dieser Arbeit nun auch Pushendes enthalten ist – z.B. die Gestaltarbeit selbst, die Wahl des Gespräches mit der Wut, das Ausdrücken der Wut über den Körper, die Aufforderung, die Wut mit dem Teppichklopfer auszudrücken –, so stellt sich die grundsätzliche Frage, wann ein Therapeut sinnvoll pushen kann und wann nicht.

Da Pushen immer einen Eingriff in die Psyche eines Menschen bedeutet, sollte der Therapeut natürlich sehr sorgsam damit umgehen und deshalb nie pushen, wenn er sich nach sorgfältiger Beobachtung und genauerem Ansehen seiner Gegenübertragung eingestehen muß, daß er die momentane Situation nicht übersieht und nicht klar analysieren kann.

Er soll auch nicht versuchen, sich durch Pushen aus einer schwierigen Lage herauszuretten, z.B. indem er einen Patienten berührt, wenn die Nähe zwischen ihm und dem Patienten schwer erträglich wird und er durch die Berührung von *seinen* Schwierigkeiten ablenken kann (vgl. Kap. „Das Berühren" ab S. 150). Und er soll vor allem dann nicht pushen, wenn er als Elternfigur, also vom Über-Ich her, auftritt, denn dies macht den Patienten klein und bringt ihn in eine besonders mißliche Lage, wie wir im Zusammenhang mit der Kritik an der Einhaltung der Grundregel gesehen haben.

Er soll auch dann nicht pushen, wenn er zwar auf der Seite des Ichs des Patienten ist, diesen aber durch sein massives Eingreifen in Schwierigkeiten bringt – z.B., wenn er durch sein Pushen das Über-Ich des Patienten auf den Plan ruft. Das kann sich so auswirken, daß dieser in der Stunde noch keine Probleme damit hat, danach aber in eine negative therapeutische Reaktion gerät, da er mit der entstandenen psychischen Dynamik nicht umgehen kann.

Meiner Erfahrung nach ist grundsätzlich vorsichtiges Arbeiten auf Dauer der beste Garant für eine hilfreiche Intervention des Therapeuten.

Sinnvolles Pushen

Ergibt sich aber eine Situation, in der sich durch Abwarten und
Vorsicht nichts ändern läßt, dann ist Pushen in der Form hilfreich,
daß der Therapeut das Ich des Patienten unterstützt und so in sein
psychisches Erleben eingreift, daß sein Ich einen größeren Freiraum
und damit eine Bereicherung erlebt – bei der negativen therapeutischen Reaktion ist z.B. genau das Gegenteil der Fall.

Ein gutes Beispiel für die positive Wirkung von Pushen gibt Verena
Kast in ihrem Buch „Paare". Sie beschreibt die Therapie zweier
Eheleute, deren „Beziehungskitt" im Streiten bestand. Sie verdeutlicht anhand dieses Paares, daß die göttliche Verbindung von Hera
und Zeus nicht nur ein mythologisches Bild darstellt, sondern auch
in vielen Beziehungen zu finden ist (S. 86 f.).

In der Arbeit mit diesem Paar greift sie auch pushend ein. Sie läßt
dieses Paar zwar keine Gestaltarbeit machen, dafür fordert sie die
beiden auf, ihre Beziehungsphantasien mitzuteilen. Die von ihnen
genannten Phantasien werden dann zu einem Leitfaden der Therapie, der offensichtlich sehr hilfreich gewesen ist, da er dieser Ehe
eine neue Möglichkeit eröffnet hat.

Um dem ewigen Streiten dieses Paares Einhalt zu gebieten, greift
sie zu einem doppelten Mittel. Sie weist darauf hin, daß die Konstellation Hera – Zeus nicht allein objektstufig, also in ihnen als Paar,
sondern ebenso subjektstufig, also in ihnen selbst als Einzelwesen
konstelliert ist (S. 133). D.h., daß sie nicht nur in gewisser Form das
Paar Hera – Zeus widerspiegeln, sondern daß jeder von ihnen dieses
Paar in sich selber trägt. Die Autorin greift damit auf Jungs Auffassung zurück, daß jeder Mensch in sich sowohl eine männliche als
auch eine weibliche Seite birgt, für die Jung bekanntlich die Namen
Animus und Anima fand (1951, 1955).

Nach diesem ersten Schritt greift V. Kast nun zu einer Intervention
à la Watzlawick (1969): Immer wenn die beiden Streit hatten,
mußten sie in sich selber nachspüren und nachprüfen, was ihr
innerer Streit mit dem äußeren zu tun hatte, was die innere Hera dem

inneren Zeus sagte. Diese Auflage wurde den beiden auf Dauer so anstrengend, daß sie immer weniger stritten und die Beziehung dadurch eine positive Wandlung erfuhr (S. 134).

Mit anderen Worten, das Eingreifen der Analytikerin hat bewirkt, daß alte, festgefahrene Strukturen dieses Paares aufbrachen, daß sie sich bewußt wurden, *wie* sie mit sich selber und ihrem Partner umgingen, und daß sie sich immer mehr öffneten und die Bedürfnisse zeigen konnten, die sie durch das Streiten versteckt hatten.

Ich möchte mit diesem Beispiel aufzeigen, daß Pushen dann hilfreich sein kann, wenn der Therapeut den Patienten mit dem Pushen insofern unterstützt, als er sich mit dem Kind in ihm verbündet und ihn z.B. ermuntert, das zu tun und zu leben, was früher verboten war und immer noch ist. Dadurch kann der Patient erleben, daß er einen Verbündeten hat, der ihn nicht nur versteht, sondern ihn auch nachempfindet und zu ihm steht.

Auch hier, wie in allem, kann ein Zuviel des Guten schlecht sein (Cremerius, 1984, S. 769), weil es den Patienten entweder überfordert oder unter Leistungsdruck setzt.

Die Bandbreite zwischen Zuviel und Zuwenig kann der Therapeut aber ziemlich genau anhand seiner Gegenübertragung feststellen, die – wie ich bereits mehrfach betonte – *das* Mittel darstellt, um nicht nur ein Arbeitsbündnis (Greenson, 1966), sondern eine tragfähige zwischenmenschliche Beziehung zwischen Therapeut und Patient herzustellen. Diese zwischenmenschliche Beziehung gibt dem Patienten den nötigen Raum, in dem er sich deshalb entwickeln kann (Winnicott, 1965), weil er spürt, daß er nicht wieder einmal ein ihm fremdes Ziel erreichen muß, sondern mit Hilfe der Übertragung nochmals die frühkindlichen Gefühle erleben kann (Miller, 1981, S. 224), für die bisher in seinem Leben kein Raum war und deren Verdrängung mit der Grund ist, der ihn in die Therapie geführt hat.

GELD UND THERAPIE

Für Geld wurden und werden Kriege geführt, Landstriche verwüstet, Menschen unterdrückt, versklavt, ermordet, ganze Völker ausgerottet.

Der Konsum und damit die Geldanhäufung hat in unserer Zeit ein Ausmaß erreicht, das neben allen anderen gefährlichen Nebenwirkungen wie der Zerstörung unserer Um-Welt auch deshalb so bedrohlich ist, weil anscheinend die verlorenen religiösen Ideale durch Geld und Erfolg ersetzt wurden.

Dies stellt natürlich nicht allein ein Problem der westlichen Welt dar, sondern betrifft die östliche gleichermaßen, denn hinter der Maske ideologischer Unterschiede verbergen sich die gleiche Profitgier und die mehr oder weniger versteckte rücksichtslose Ausbeutung von Mensch und Natur.

Bei dieser enormen Bedeutung des Geldes im Leben eines jeden verwundert es nicht, daß „der amerikanische Soziologe Judson T. Landis ... bei der Befragung von 409 Ehepaaren unter seinen Studenten" herausfand, „daß pekuniäre Schwierigkeiten an zweiter Stelle unmittelbar hinter den sexuellen Problemen rangieren" (Schmölders, 1975, S. 40).

Was dagegen verwundert, ist, daß das Geld „bisher nie ernsthafter Gegenstand umfassender historischer Betrachtung gewesen" ist. „Es gibt heute keine Geldgeschichte in dem gleichen selbstverständlichen Sinn, wie es etwa Staats-, Rechts-, Sprach-, Literatur-, Kunst-, ja selbst Wirtschaftsgeschichte gibt." (a.a.O., S. 7)

Bei der vorrangigen Rolle, die Geld offensichtlich auch in zwischenmenschlichen Beziehungen spielt, ist es mindestens ebenso erstaunlich, wie wenig es in der Psychoanalyse und Therapie thematisiert wird. So schreibt W. Kaufmann (1956, S. 293): „Obwohl

Geld ein wesentlicher Ansporn zu den unterschiedlichsten normalen und abnormen Verhaltensstrukturen ist, haben sich die meisten
Analytiker, Psychologen und Psychiater diesem Thema nur in recht
unsystematischer Weise gewidmet. Und dies trotz der Tatsache, daß
die meisten Menschen, einerlei ob reich oder arm, sich mehr oder
weniger ausdauernd mit der Lösung privater finanzieller Probleme
auseinanderzusetzen haben."

„Erfahrungen mit über tausend Patienten im Alter von 3 bis 84
Jahren", führt Kaufmann weiter aus, „die ich im Laufe meiner
zwölfjährigen Internistenpraxis gemacht habe, zeigten mir mit allzu
großer Deutlichkeit, wie eng Geldkonzepte und finanzielle Transaktionen mit dem Rest unseres Lebens verknüpft sind und wie stark sie
unser bewußtes oder unbewußtes Verhalten, unsere Wünsche, unsere Reaktionen auf unsere Familien und Mitmenschen beeinflussen.

Der Symbolgehalt des Geldes für den einzelnen und die Art und
Weise, in der er es gebraucht, wird durch seinen kulturellen und
religiösen Hintergrund, durch die Einstellung von Eltern und Erzie-
hern, durch seine eigenen Lebenserfahrungen (einschließlich der
Wirkung der Massenmedien), durch das Beispiel seiner Bekannten
und durch seine kurz- und langfristigen Ziele geprägt.

Geld läßt sich in viele der von uns ersehnten Sachen und Dienstlei-
stungen übersetzen. Und viel von dem, was wir gefühlsmäßige
Sicherheit nennen, erhält einen handfesten Hintergrund durch den
richtigen Gebrauch von Geld. Selbst ein Teil dessen, was wir als
Elternliebe bezeichnen, entstammt der Fähigkeit, für die Kinder
vernünftige finanzielle Vorsorge zu treffen. Ein gefühlsmäßig aus-
geglichener Gebrauch von Geld erfordert, daß man realistisch für
die Gegenwart und die Zukunft zu planen versteht."

Durch diese Ausführungen soll deutlich werden, wie sehr Geld
nicht allein das Leben von Patienten, sondern unser aller Existenz
beeinflußt. Um so wichtiger ist es, dieses Thema in der Therapie und
deren theoretischen Erörterungen anzusprechen.

Die Scham, mit der auch der heutige Mensch noch mit Geld umgeht,
obwohl sich auch hier im Vergleich zu früheren Zeiten viel geändert

hat, legt einen Schluß nahe, den Freud zog. Er meint, „daß Geldangelegenheiten von den Kulturmenschen in ganz ähnlicher Weise behandelt werden wie sexuelle Dinge, mit derselben Zwiespältigkeit, Prüderie und Heuchelei" (1913c, S. 464).

Geld und „Dreck"

Freud beeinflußte mit seinen Vorstellungen über das Geld, die er in mehreren Schriften (1908b, 1905d, 1917c) beschreibt, nachhaltig die Psychoanalyse. Bereits in „Charakter und Analerotik" schreibt er, daß er einen erstaunlichen Zusammenhang bemerkt habe. Daß nämlich bestimmte Menschen dadurch auffielen, „daß sie in regelmäßiger Vereinigung die nachstehenden drei Eigenschaften zeigen: sie sind besonders *ordentlich*, *sparsam* und *eigensinnig*. Jedes dieser Worte deckt eigentlich eine kleine Gruppe oder Reihe von miteinander verwandten Charakterzügen. ‚Ordentlich‘ begreift sowohl die körperliche Sauberkeit als auch Gewissenhaftigkeit in kleinen Pflichterfüllungen und Verläßlichkeit; das Gegenteil davon wäre: unordentlich, nachlässig. Die Sparsamkeit kann bis zum Geize gesteigert erscheinen; der Eigensinn geht in Trotz über, an den sich leicht Neigung zur Wut und Rachsucht knüpfen. Die beiden letzteren Eigenschaften – Sparsamkeit und Eigensinn – hängen fester miteinander als mit dem ersten, dem ‚ordentlich‘, zusammen; sie sind auch das konstantere Stück des ganzen Komplexes, doch erscheint es mir unabweisbar, daß irgendwie alle drei zusammengehören.

Aus der Kleinkindergeschichte dieser Personen erfährt man leicht, daß sie verhältnismäßig lange dazu gebraucht haben, bis sie der infantilen incontinentia alvi Herr geworden sind, und daß sie vereinzeltes Mißglücken dieser Funktion noch in späteren Kinderjahren zu beklagen hatten." (1908b, S. 203 f.)

Über die Verbindung von Geldinteresse und Defäkation bzw. über die Behandlung der Verstopfung eines Patienten durch die Analyse seines Geldkomplexes (S. 207) kommt Freud zu der Schlußfolgerung, daß „das Geld in innigsten Beziehungen zum Dreck" stehe (S. 207) – wobei er, notabene, unter „Dreck" Kot versteht (vgl. auch Harsch, 1985, S. 443 ff.).

Diese These Freuds beeinflußte die Psychoanalyse in entscheidender Weise. So beschäftigt sich Karl Abraham sowohl in „Melancholie und Zwangsneurose" als auch in „Ergänzungen zur Lehre vom Analcharakter" eingehend mit der Charakteristik von Menschen, die die von Freud genannten Eigenschaften aufweisen.

In diesem Zusammenhang spricht er z.B. von einem jungen Mann (1921, S. 194), der deshalb nicht mit seiner Doktorarbeit beginnen konnte, weil er befürchtete, daß, wenn er einmal loslassen würde, es kein Halten mehr gäbe. Dabei unterscheidet Abraham in diesem Zusammenhang zwischen einer „Retentionslust" und einer „Entleerungslust" (S. 195). Überwiege bei jemandem die Retentionslust, also die Freude am Halten, so sei es zwangsläufig, daß dieser Mensch die Entleerung so weit hinauszögern werde wie nur irgend möglich.

Stellt er dazu eine unbewußte Verbindung zwischen körperlicher und geistiger Entleerung her, so sei es naheliegend, daß er die Doktorarbeit deshalb nicht beginnen könne, weil ihm das Halten des angesammelten Wissens mehr Freude bereite, als es herzugeben.

Werde hier aber durch die Analyse der unbewußten Motive eine Verbindung zur analen Phase hergestellt, so verändere sich die Einstellung dieser Patienten, und sie könnten loslassen.

Geld und Macht

Hinter diesem Wunsch, festzuhalten, verbirgt sich häufig auch noch ein ebenso unbewußter Machtkampf. Die Psychoanalyse hat immer wieder auf den möglichen Machtkampf zwischen Mutter und Kind hingewiesen. Sie ging dabei davon aus, daß das Kind, bevor es in die anale Phase kommt, in einer Symbiose mit der Mutter lebt und dementsprechend von ihr abhängig ist (vgl. Mahler, 1979, S. 13 f.). Es wird von ihr ernährt, gesäubert, gepflegt, liebkost.

206

So erlebt es sich einerseits mit seiner Mutter noch als die vollständige Einheit, die sie ja tatsächlich während der Schwangerschaft gebildet haben, andererseits ist es ebenso wie von der Mutter auch vom eigenen Organismus abhängig bzw. ihm ausgeliefert. Es kann den Hunger noch nicht unterdrücken, sondern schreit, wenn es ihn empfindet. Ebensowenig kann es seine Faeces zurückhalten, sondern entleert sie dann in die Windeln, wenn sein Organismus dies fordert. In diesem Entwicklungsstadium hat Kot für das Kind noch die Funktion eines Geschenkes, das es der geliebten Person gibt (Freud, 1916, S. 406).

Dies ändert sich nun grundlegend, sobald es die Kontrolle über den Schließmuskel bekommt, also in der sogenannten analen Phase. Damit erhält das Kind nicht nur die Kontrolle über seine Ausscheidung, sondern damit verbunden über seine Umwelt und hat dazu noch eine autoerotische Befriedigung (ebenda).

Das Ansammeln der Faeces steht somit in direktem Zusammenhang mit der Macht über die Umwelt. Möchte die Mutter das Kind zwingen, dann „erfolgreich" aufs Töpfchen zu gehen, wenn *sie* es will, so hat das Kind nun die Möglichkeit, seinen Willen dagegenzustellen und die Ausscheidung zurückzuhalten. Dies wird um so eher geschehen, je weniger die Mutter die Grenzen ihres Kindes respektiert. Weiß sie stets alles besser, hört sie niemals auf das Nein ihres Kindes, so ist es naheliegend, daß das Kind jede Möglichkeit der Opposition ausnützt, über die die Mutter keine Kontrolle hat, d.h. es hält seine Faeces zurück. Wie weit dieser Machtkampf gehen kann, sehen wir daran, daß manche Eltern ihren Kindern täglich Einläufe machen bzw. Abführtabletten geben, was natürlich verheerende Folgen hat, weil damit das Kind völlig entmachtet wird und dadurch die Einstellung bekommt, daß es nichts selber machen kann. Die Folge davon ist, daß es auf jede Aktivität verzichtet und eine passive bzw. eine Opferhaltung der Welt gegenüber einnimmt (vgl. auch Abraham, 1921, S. 192).

Daraus ergibt sich, daß Kinder um so mehr lernen, daß Halten bzw. Ansammeln Macht verleiht, je repressiver Eltern mit ihrem Kind in dieser Phase umgehen. Damit legen sie den Grundstein für die spätere Gleichung: *Ansammeln = Macht.*

Die Entwicklung des Geldes

William Desmonde (1953) hat diesen analytischen Überlegungen ethnologische bzw. historische an die Seite gestellt. Er meint, daß das Geld sich aus Siegeln entwickelt habe, weswegen die „frühesten Münzen ... nichts weiter als mit einem Siegel versehene Metall-stücke" waren (S. 131). Er zitiert I. Myer, der schreibt: „Archäolo-gen finden häufig in Ländern, welche an die Küste des Mittelmeers angrenzen, Nachbildungen von Skarabäen und Kotkäfern, in deren Körper man ägyptische, chaldäische, assyrische oder persische Or-namente eingraviert hat. Anscheinend wurden sie als Petschafte benutzt, denn sie enthielten kurze Inschriften in phönizischer, ara-mäischer oder hebräischer Sprache und führten den Namen des Siegelbesitzers." (S. 132) Hieraus schließt Desmonde folgenden Zusammenhang: Kot – Skarabäus – Siegel – Prägung – Geld.

Sosehr bestimmte historisch-ethnologische Überlegungen überra-schen und durch das Wissen und die daraus gezogenen Schlüsse bestechen, sosehr werden sie durch andere Theorien relativiert, die sich ähnlicher Methoden bedienen und zu vollkommen anderen Schlüssen kommen. So z.B. W. Harsch: „Das Wort Geld leitet sich von gotisch ‚gild‘, d.h. Opfer an die Götter ab. Auch beim Opfer läßt sich eine Entwicklung nachvollziehen, die von einem Opfer der ‚Kommunion‘ (Freud, 1913b, S. 162), der oralen Vereinigung, zu einem Gabenopfer, einem Opfertausch – nach dem Prinzip, ich gebe, damit du gibst (do, ut des) – führt. Frühe Geldformen stellen also religiöse Verhältnisse und damit auch gesellschaftliche und Naturverhältnisse dar." (1985, S. 430. Vgl. in diesem Zusammen-hang z.B. die Arbeit von Eibl-Eibesfeld 1973 oder Konrad Lorenz 1963, 1973.)

Besonders verblüffend ist es natürlich, wenn zwei verschiedene Theorien vom selben Autor stammen. Desmonde leitet z.B. in einem späteren Aufsatz (1957) das Geld vom Tieropfer ab und belegt diese Theorie ebenfalls mit erstaunlichen etymologischen Übereinstimmungen der Begriffe, die bezüglich der Tieropfer und im Umgang mit Geld verwendet werden.

Sosehr mich das Geistreiche mancher dieser Schlußfolgerungen fasziniert, so wiegt es doch das Unbehagen nicht auf, das sich bei der Lektüre einstellt, da mich das Gefühl beschleicht, den Boden unter den Füßen zu verlieren, weil ich die Ausführungen eher als geistreich denn als beweiskräftig erlebe.

Ein ähnliches, wenn auch schwächeres Unbehagen empfinde ich bei den Schriften von Freud (1908b, 1917c), Ferenczy (1970) und Kemper (1950) in bezug auf dieses Thema. Was mich hier nachdenklich stimmt, ist die Art und Weise, wie geschlossen wird. Mit all den Beispielen, die sie anführen, beschreiben die Autoren offensichtlich Menschen mit deutlichen analen, sprich masochistischen Zügen.

Wie ich im vorhergehenden kurz erwähnte, besteht eine Wechselwirkung zwischen dem Verhalten der Mutter und dem des Kindes. Ist die Elternfigur sehr besitzergreifend und achtet sie nicht auf die Grenzen ihres Kindes, so scheint es zwangsläufig, daß dieses sich auf die Gebiete zurückzieht, in denen es wenigstens einen winzigen Teil seiner Selbständigkeit bewahren bzw. entwickeln kann. Da hier ein offensichtliches Machtverhältnis zwischen Elternteil und Kind besteht, kann es nicht verwundern, daß das Kind lernt, wie es selbst mit Macht umzugehen hat und wie es der Macht anderer entkommen kann.

Kein Wunder also, daß diese Menschen ein besonderes Augenmerk auf die eigenen Machtmöglichkeiten und die der anderen werfen.

Wollten wir aber vom Verhältnis dieser Menschen zum Geld darauf schließen, wie Geld generell erlebt und gehandhabt wird, so würden wir einen ähnlichen Schluß ziehen wie derjenige, der aus der Tatsache, daß alle Deutschen Menschen sind, folgert, daß alle Menschen Deutsche sind. D.h., die oben genannten Autoren schließen von der Art und Weise, wie die sogenannten analen Persönlichkeiten mit Kot bzw. Geld umgehen, darauf, wie Menschen überhaupt zum Geld stehen, ohne zu beleuchten, ob das Verhalten der analen Persönlichkeit tatsächlich allgemeingültig ist.

Freud und das Geld

Interessant ist nun, daß bei genauerem Betrachten der Freudschen Schriften (1913c, 1918b, 1940a) deutlich wird, daß Freud selbst „in die gesellschaftlichen Vorurteile seiner Zeit verstrickt" war. „So erkannte er zwar die Bedeutung des Geldes und der Bezahlung für den analytischen Prozeß und machte damit etwas paradigmatisch sichtbar, was seitdem die Vorstellung der Menschen von der Arzt-Patient-Beziehung grundlegend revolutioniert hat. Aber er sah die Bedeutung des Geldes und des Bezahlens nur einseitig, nämlich nur vom Patienten und seinen unbewußten Kinderwünschen aus. Er fragte sich lediglich, was der Wunsch des Patienten bedeutet, unentgeltlich behandelt zu werden, nicht aber, was es für das Unbewußte bedeutet, zahlen zu müssen (1913c, S. 465/66; 1940a, S. 100). Mit Erstaunen lesen wir, daß das Thema der Bezahlung z.B. in der Wolfsmann-Analyse in den ersten vier der insgesamt fünf Behandlungsjahre nicht zur Sprache kam. Die Situation während dieses Zeitraums ist so, daß das Thema eigentlich hätte massiv präsent sein müssen. Wir erinnern uns, daß Freud über diese vier Jahre schreibt, daß der Patient in ihnen hinter einer Einstellung gefügiger Teilnahmslosigkeit unangreifbar verschanzt blieb, daß er zuhörte, verstand, aber nichts an sich herankommen ließ (1918b, S. 33). Ein solcher Übertragungswiderstand muß natürlich auch unter dem Aspekt des Honorars betrachtet werden." (Cremerius, 1981, S. 4)

Freuds Verhaftetsein in den Geldvorstellungen seiner Zeit hinderte ihn nicht nur daran, die Verbindung von Honorar und Übertragungswiderstand zu sehen, sondern ebenso die erstaunliche Doppelbedeutung des deutschen Wortes „Schuld". Denn in „der deutschen Sprache bezeichnen die Wörter Schuld und schuldig sowohl das moralische wie das finanzielle ‚Verschulden'; weder das englische Wort ‚debt' noch das französische ‚dette' enthalten zugleich den moralischen Beiklang von ‚guilt' oder gar von ‚culpabilité'" (Schmölders, 1975, S. 43).

Diese Verbindung von finanzieller und moralischer Schuld spiegelt deshalb vielleicht eher Aspekte des deutschen Charakters wider als die Bedeutung von Geld allgemein.

Wenn wir uns dazu vor Augen führen, wie ordentlich, pünktlich, sauber und manchmal auch eigensinnig es in Deutschland zugeht und wie hoch diese Werte gehalten werden, so wird es verständlich, wie die von mir hinterfragten Schlußfolgerungen entstanden sind. Möglicherweise hat Freud eher etwas Wichtiges über den deutschen Charakter als über die archetypische Bedeutung von Geld ausgesagt.

An dieser Stelle möchte ich zunächst die Freudsche Geldtheorie verlassen und betrachten, wie Kinder mit Geld umgehen.

Kinder und Geld

William Kaufmann schreibt dazu (1956, S. 294 ff.): „In der Regel hat das Kind, ehe es sein fünftes Lebensjahr erreicht, nur ungenaue Vorstellungen von dem, was Geld ist. Seine erste Erfahrung auf diesem Gebiet könnte damit zusammengebracht werden, daß der junge Mensch heimlich in der Handtasche der Mutter kramt und einen kleinen Hort von Münzen und Papiergeld aufstöbert. Er betrachtet das Geld, klimpert mit den Münzen, befühlt die Banknoten. Dann stopft er sich vielleicht etwas von dem Geld in den Mund, entscheidet sich jedoch sofort dafür, daß es nicht besonders gut schmeckt. Deshalb spuckt er es aus und wirft den Rest weg. Wenn Fremde sich darüber hermachen, amüsiert es ihn. Seine gefühlsmäßige Befriedigung liegt buchstäblich im Wegwerfen von Geld.

Vom dritten bis zum fünften Lebensjahr lernt das Kind (indem es unter Anleitung eines Elternteiles einem Verkäufer Münzen reicht), daß, wenn man der richtigen Person zur richtigen Zeit und in der richtigen Umgebung Geld aushändigt, man Dinge erhalten kann, die begehrenswerter als Geld sind. In diesem Stadium glaubt das Kind tatsächlich, Geld besäße magische Kräfte, weil seine Eltern nur die Hand in die richtige Tasche zu tun brauchen, um mit dem herausgeholten Geld alles, was sie nur wünschen, hervorzuzaubern.

Im Alter von fünf bis neun Jahren lernt das Kind die Pfennige, Groschen und Markstücke zu manipulieren, die es zur Verfügung hat, und fängt an, einige seiner wichtigsten gefühlsmäßigen Reaktionen dem Symbolgehalt von Geld und finanziellen Transaktionen gegenüber zu entwickeln. Zu seiner Freude entdeckt es, daß es bestimmte ‚Belohnungs‘-Süßigkeiten kaufen kann wie Eiscreme, Bonbons und Schokolade. Später erkennt es, daß es mit Geld Spielsachen, Comics, Kleidungsstücke und Eintrittskarten für den Zirkus oder das Kino erwerben kann.

Weil in dem kindlichen Hirn Geld und Vergnügen miteinander assoziiert werden, können die Eltern es nun als Belohnung benutzen, um Gewohnheitsentwicklungen verschiedener erwünschter Verhaltensformen zu festigen. Hier erfährt das Kind zum erstenmal, daß Liebe und Geld zusammenhängen."

Diese Ausführungen von W. Kaufmann machen deutlich, daß das Kind zu verschiedenen Zeitpunkten seiner Entwicklung ein unterschiedliches Verhältnis zum Geld hat. Dieses entwickelt sich von gänzlicher Gleichgültigkeit bis hin zum Manipulieren mit Geld. Wobei sich die Frage erhebt, ob dies eine natürliche Entwicklung ist oder vielmehr ein Zeichen dafür, daß das Kind sich an die Machtspiele anpaßt, die in der Gesellschaft gespielt werden, in der es aufwächst.

Charakterstruktur und Geld

Interessant ist nun auch, daß Menschen mit verschiedenen Charakterstrukturen sehr unterschiedlich mit Geld umgehen. Es ist bekannt, daß manche *Psychotiker* überhaupt kein Verhältnis zu Geld haben, es wahllos ausgeben oder sogar wegwerfen. Sie können sich gar nicht nach der Realität ihrer Umwelt richten, für die Geld eine wichtige Größe darstellt.

Die schizoide Struktur

Im Gegensatz dazu kann ein Mensch mit *schizoiden* Anteilen einen deutlichen Bezug sowohl zu Geld als auch zu seinen Mitmenschen herstellen, wiewohl er Schwierigkeiten hat, ganz in der Realität zu bleiben.

Was ihn aber besonders charakterisiert, ist die Tatsache, daß er Denken und Fühlen trennt. „Was er denkt, scheint kaum einen Zusammenhang damit zu haben, was er fühlt und wie er sich verhält." Damit verbunden neigt er zu einen „Rückzug nach innen, Unterbrechung oder Verlust des Kontakts zur Außenwelt oder zur Realität. Der schizoide Mensch ist nicht schizophren und braucht es niemals zu werden, aber die betreffenden Tendenzen sind in seiner Persönlichkeit vorhanden. Sie werden meist gut kompensiert" (Lowen, 1979b, S. 131).

Bei diesen Eigenschaften bzw. dieser Spaltung zwischen einer emotiven und einer rationalen Welt ist es nicht verwunderlich, daß Menschen mit diesen Eigenschaften keinen festen Bezug zur Realität und damit zum Geld haben. Geld ist für sie deshalb entweder Ausdruck für die „schreckliche Realität", die sie fliehen, oder ein Mittel, sich eine Traumwelt zu errichten bzw. auszuschmücken.

Die Bauten Ludwigs II. von Bayern charakterisieren m. E. deutlich den Wunsch ihres Erbauers, der realen Welt zu entfliehen und viel Geld dafür zu verwenden, eine Traumwelt zu verwirklichen.

Die orale Struktur

Der Mensch mit *oralen* Eigenschaften hingegen ist daran zu erkennen, daß er „viele Züge aufweist, die für die orale Lebensphase – das Babyalter – typisch sind. Bei diesen Zügen handelt es sich um mangelnde Selbständigkeit, die Neigung, sich an andere zu klammern, verminderte Aggressivität und das innere Gefühl, man müsse gehalten, gestützt und behütet werden. Sie weisen auf fehlende Befriedigung im Babyalter hin und stellen eine gewisse Fixierung auf jene Entwicklungsstufe dar. Bei manchen Menschen werden diese Züge durch bewußt angenommene kompensatorische Haltungen kaschiert. Sie tun übertrieben selbständig, doch in Streß-Situationen bricht die Fassade zusammen. Die zugrundeliegende Lebenserfahrung des oralen Charakters ist Deprivation, also Entzug, während es sich bei der schizoiden Struktur um Zurückweisung handelt" (Lowen, ebd., S. 135).

Durch die Erfahrungen in ihrer Kindheit haben diese Menschen also gelernt, daß ihre Bedürfnisse unwichtig, wertlos, ablehnenswert sind. So fällt es ihnen schwer, sie überhaupt wahrzunehmen bzw. zu befriedigen.

Deshalb verwundert es nicht, daß wir unter den „Gelegenheitsjägern" eben Menschen mit diesen Charaktereigenschaften finden. Edmund Bergler beschreibt in seinem Artikel „Die Psychopathologie des Gelegenheitsjägers" die Problematik dieser Menschen. Sie sind immer auf der Suche nach Sonderangeboten und feilschen dazu um jeden Pfennig.

Ich glaube aber im Gegensatz zu Bergler, daß es bei ihrem Verhalten nicht primär um die Wut auf „die böse, abweisende Mutter" geht (S. 340), die sicherlich auch eine Rolle spielt, sondern daß ihr Grundgefühl so zu deuten ist, daß sie sich selbst nicht mehr wert sind als ein billiges Sonderangebot. Auch daß sie eine lange Autofahrt in Kauf nehmen, um etwas Billiges zu erwerben, hängt damit zusammen, denn sie zählen den Fahrpreis nicht zum Kaufpreis. Täten sie es, so könnten sie das Gewünschte nicht kaufen, denn dann wäre es zu teuer, d.i. zu wertvoll für *sie*. Ähnlich ist das Feilschen zu verstehen: Bekommen sie einen Gegenstand billiger, so erhalten sie das Recht, ihn überhaupt zu erstehen, denn der „normale" Preis ist viel zu hoch für sie – und den sind sie nicht wert.

Ihre Tragik wird aber besonders nach dem Kauf deutlich. Dann können sie häufig nämlich überhaupt nichts mit dem Erworbenen anfangen. Entweder ist es zu groß oder zu klein oder sonstwie nicht zu gebrauchen. Dies verdeutlicht die traurige Tatsache, daß sie trotz all ihrer bewußten Bemühungen, das zu erwerben, was ihnen entspricht, am Ende das erhalten, was ihrer unbewußten Einstellung entspricht: Sie haben kein Recht auf Bedürfnisbefriedigung. Sie können den Wert ihrer Bedürfnisse noch so niedrig ansetzen, er ist immer noch zu hoch.

Daraus folgt ein ebenso trauriger Teufelskreis: Sie kaufen etwas, weil sie sich eine Befriedigung im wahrsten Sinne des Wortes erkaufen wollen. Am Ende müssen sie aber feststellen, daß sie nicht bekommen haben, was sie sich wünschten. Nun fallen sie entweder in eine Depression oder kaufen weiter. Bei dieser Lebenseinstellung und der dazugehörigen unbewußten Motivation verwundert es nicht, daß diese Menschen nicht mit Geld umgehen können und daß es ihnen „zwischen den Fingern zerrinnt".

Die psychopathische Struktur

Ebenfalls eine große Hilflosigkeit, wenn auch von ganz anderer Qualität, zeichnet die Menschen mit sogenannten *psychopathischen* Anteilen aus (siehe auch Kap. „Psychopathie und Narzißmus" ab S. 303).

Sie haben sich in ihrer Kindheit auf nichts verlassen können: Es gab keine klaren Grenzen, Verhaltensweisen oder Regeln. Alles war relativ – nur wußte keiner, *wozu* es relativ war. Häufig bestand dieses Relativum in den Launen einer oder sogar beider Elternfiguren. So mußten diese Kinder stets auf alles gefaßt sein und wurden trotzdem immer wieder enttäuscht. Sie bekamen z.B. immer wieder die größte Nähe, die bis hin zur Verführung reichte, um ebenso unvermittelt zurückgewiesen zu werden. Durch solche Erlebnisse wird verständlich, daß bei diesen Menschen „sich das Ich oder der Geist gegen den Körper und seine Gefühle" wendet. „Der andere Aspekt der Persönlichkeit ist der Drang nach Macht und das Bedürfnis, andere Menschen zu steuern oder gar zu beherrschen." (Lowen, 1979b, S. 138)

Ihr Drang nach Macht ist deshalb so groß, weil sie erleben mußten, daß der, der die Macht hatte, nicht nur den Ton angab, sondern sie rücksichtslos mißbrauchte. Solange das Kind nicht selber Macht hat, kann es der ständigen Bedrohung nur dadurch entkommen, daß es seine Bedürfnisse nach Nähe und Verständnis verdrängt, woraus sich der Kampf des Intellekts gegen den Körper erklärt. Diese Menschen mußten damit lernen, daß sie so lange verwundbar sind, wie sie den Bedürfnissen ihres Körpers nachgeben. Gelingt es ihnen, den Körper vollständig „abzuschneiden", sind sie nicht mehr verletzbar und bekommen ihrerseits Macht und die Möglichkeit zu manipulieren.

So hat Geld für diese Menschen eine besondere Bedeutung. Sie erlangen damit Macht und können nun endlich die anderen so manipulieren, wie sie selbst manipuliert wurden. Dieses Bedürfnis zu manipulieren kann bis zum Sadismus reichen. Hinter diesem Verhalten steht aber in den meisten Fällen ein vollkommen hilfloser Mensch, der deshalb so schwer erreichbar ist, weil er sich weder seiner Angst noch seiner kontraphobischen Manöver bewußt ist. Er erlebt seine Umwelt vielmehr immer noch als so bedrohlich und unberechenbar, wie er die manipulierende Elternfigur in der Kindheit erlebt hat, und meint deshalb, ihr zuvorkommen zu müssen, bevor sie ihn vernichtet.

Diese Angst wird dadurch noch verstärkt, daß er sich als vollkommen unwert und nutzlos erlebt – ein Gefühl, das ihm in der Kindheit allgegenwärtig war. So ist sein Streben nach Geld, sein Wunsch, alles zu vergolden, Ausdruck dieses Gefühls von Wertlosigkeit. Wenn Bornemann (1973, S. 447) vom „Midaskomplex" spricht, so denke ich primär an Menschen mit diesen Kindheitserfahrungen. Der Wunsch des Midas, daß alles, was er berührt, zu Gold werde, dient meiner Ansicht nach der Kompensation der unbewußten Einstellung, daß er es nicht wert ist, überhaupt etwas zu berühren. Daß schließlich sein Wunsch erfüllt wird und er infolgedessen verhungert, spiegelt in seltener Klarheit die Tragik dieser Menschen wider: Wenn sie endlich all den Luxus, den Glanz und Schimmer erreicht haben, den sie sich immer wünschten, dann werden sie unerbittlich mit der Realität konfrontiert, die ihren Wunsch als eine Illusion entlarvt. Bleiben wir im Rahmen des Mythos, dann bedeutet es, daß diese Menschen in ihrem Luxus verhungern. Sie müssen deshalb verhungern, weil Luxus nicht nährt, sondern allein der nahe, warme menschliche Kontakt, der aber durch die Mauer aus Luxus und Schein unerreichbar geworden ist. Das luxuriöse Leben trägt nämlich im Gegensatz zur Erwartung derjenigen, die es suchen, nicht dazu bei, ihren Grundzweifel an ihrem Selbstwert aufzulösen. Vielmehr verstärkt ihre Situation diesen sogar noch. Der allgemeine Zweifel am eigenen Wert bleibt unberührt. So bleibt die entscheidende Frage dieser Menschen, ob sie überhaupt liebenswert sind, trotz oder gerade wegen all des Reichtums unbeantwortet. Je mehr sie erreichen, je mehr sie sich einer extrovertierten Welt hingeben, um so mehr müssen sie befürchten, für ihren äußeren Schein statt um ihrer selbst willen geachtet, geschätzt und geliebt zu werden.

216

Diese Konstellation produziert nicht selten einen verhängnisvollen Kreislauf: Je mehr sie enttäuscht werden, um so mehr flüchten sie sich in die Bestätigungen, die sie durch Geld bzw. Macht erwerben können – doch um so weniger wird Raum für sie selber darin zu finden sein. D.h., sie werden mehr und mehr das Bild leben, das sie durch Geld und Macht von sich selbst entworfen haben, und nicht ihr wahres Selbst. Mit anderen Worten: Sie gehen eine besonders schmerzliche Verbindung von Geld und falschem Selbst ein (Winnicott, 1965, S. 140 f.).

Die masochistische Struktur

Eine ähnliche Hilflosigkeit findet sich bei Menschen mit einer *masochistischen* Charakterstruktur. Nur daß sie ihr Dilemma nicht so sehr durch glanzvolle Aktivitäten, sondern eher durch mühseliges Erarbeiten kompensieren. Lowen schreibt dazu: „Die meisten glauben, Masochismus sei gleichbedeutend mit dem Verlangen zu leiden. Meiner Ansicht nach kann man das bei Menschen mit masochistischer Charakterstruktur nicht sagen. Er leidet tatsächlich, und da er nicht imstande ist, die Situation zu ändern, folgert man, er wolle diesen Zustand zementieren. Ich spreche hier nicht von Menschen, die geschlagen werden müssen, um geschlechtliche Befriedigung zu empfinden. Mit dem Terminus masochistische Charakterstruktur bezeichnet man Menschen, die leiden und klagen, aber unterwürfig bleiben. Unterwürfigkeit ist die beherrschende masochistische Tendenz." (1979b, S. 142)

Diese Menschen sind trotz ihrer offensichtlichen Kraft und häufig auch Macht erschreckend hilflos. Dies erklärt sich daraus, daß sie in ihrer Kindheit erfahren mußten, daß ihre Bedürfnisse und Grenzen in keiner Weise geachtet wurden. Das übergreifende Verhalten der Elternfigur hat tiefsitzende Ängste ausgelöst. Wer einmal miterlebt hat, wie bedroht, gedemütigt, verletzt sich solche Menschen in ihrer Kindheit gefühlt haben, kann in etwa abschätzen, wie groß ihre Angst ist, nochmals verletzt zu werden.

Diese Angst bedingt, daß Menschen mit masochistischen Anteilen sich nicht bzw. nicht angemessen wehren können. Entweder sie spüren die Verletzungen erst viel später (manchmal Monate später!), oder sie wissen nicht, was sie erwidern sollen. Da sie weder ein klares Nein zur Verfügung haben noch sonstwie in der Lage sind, sich zu verteidigen, ist es zwangsläufig, daß sie *„ordentlich, sparsam* und *eigensinnig"* sind (Freud 1908b, S. 203), weil das sadistische Verhalten der Eltern darauf schließen läßt, daß es sich bei diesen drei Eigenschaften um elterliche Wertmaßstäbe handelt. So erwähnt Abraham (1921, S. 196) „das Beispiel eines reichen Bankiers, der seinen Kindern immer wieder einschärfte, sie sollten den Darminhalt so lange wie möglich bei sich behalten, damit die teure Nahrung bis zum äußersten ausgenutzt werde"!

Versetzen wir uns in die Lage des Kindes eines solchen Vaters, so wird nachvollziehbar, daß es überhaupt keine andere Wahl hat, als ordentlich, sparsam und eigensinnig zu werden. Denn ist es unordentlich, wird es bestraft. Ebenso, wenn es nicht sparsam ist – soll es doch sogar insofern sparen, daß es seine natürliche Verdauung einschränkt.

Verhält es sich dagegen so, wie es die Eltern wünschen, bekommt es Anerkennung und kann etwas mehr das tun, was es wünscht. Da es sich so sehr an die elterlichen Normen halten muß, wird es nur durch seinen Eigensinn davor bewahrt, vollkommen in seiner Individualität ausgelöscht zu werden.

So erstaunt es nicht, daß Menschen mit einem solchen Schicksal Geld horten und hoffen, damit jene Macht zu erlangen, die sie sich so sehr in ihrer Kindheit gewünscht haben.

Dazu kommt noch ein weiterer Gesichtspunkt. Die Übergriffe der Eltern erzeugen im Kind zwangsläufig Wut und Haß. Um dieser Gefühle Herr zu werden, greift das Kind unbewußt zu dem Mittel, das Anna Freud die „Identifikation mit dem Angreifer" genannt hat (1936). D.h., das Kind übernimmt die Ideale der Person, von der es am meisten bedrängt wurde, um durch diese Identifikation seine negativen Gefühle beherrschen zu können. Denn durch die Identifikation ist jene nicht mehr die „böse Elternfigur", die Ungeheuerliches bzw. Sadistisches verlangt, sondern jemand, der sich nach den gleichen Idealen verhält, weswegen das Kind ihn „gut verstehen" kann. Diese Identifikation erklärt auch, warum Erwachsene so leichtfertig bereit sind, die Schläge und sonstigen Verletzungen mit dem Satz „Hat mir nicht geschadet!" zu rechtfertigen. (Sehr viel ausführlicher, als ich dies hier tun kann, geht E. Jacobson auf dieses Problem der Identifikation ein, 1973, S. 73 f.)

Die rigide Struktur

Die sogenannte *rigide* Struktur ist die letzte, die wir in diesem Zusammenhang betrachten wollen. Im Gegensatz zu den anderen ist sie nicht so deutlich abgrenzbar, d.i. sie weist mehrere Ähnlichkeiten mit der masochistischen auf. Zunächst läßt sich ganz allgemein sagen, daß der „Begriff der Rigidität oder Starrheit ... auf die Tendenz der betreffenden Menschen" zurückgeht, „sich steif zu halten – aus Stolz oder Unnahbarkeit. Sie tragen den Kopf ziemlich hoch und haben ein betont gerade Rückgrat. Wenn der Stolz nicht abwehrend und die Starrheit nicht inflexibel wären, würde es sich um durchaus positive Züge handeln. Der rigide Charakter fürchtet sich davor, nachzugeben, da er jedes Nachgeben mit Unterwerfung und Kollaps gleichsetzt. Die Rigidität wird zum Abwehrmechanismus, der eine unterschwellige masochistische Tendenz bekämpfen soll.

Der rigide Charakter ist ständig auf der Hut, daß man ihn nicht ausnutzt, manipuliert oder hereinlegt. Seine Wachsamkeit führt dazu, daß er Impulse, sich zu öffnen und nach etwas zu greifen, zurückhält bzw. eindämmt." (Lowen, 1979b, S. 145 f.)

Das heißt, daß der Mensch mit rigiden Anteilen nicht so sehr leiden muß wie der masochistische. Der Rigide entkommt der masochistischen Falle von Leiden und Klagen dadurch, daß er auf klare Grundsätze zurückgreifen kann. Diese geben ihm die Freiheit, innerhalb der Grenzen seiner Grundsätze zu genießen. Damit verfügt er über eine Möglichkeit, von der der masochistische Mensch nur träumen kann, da für diesen alles, und so besonders das Genießen, in irgendeiner Form mit Anstrengung bzw. Leiden verbunden ist. Was den rigiden Menschen vom masochistischen abgrenzt, sind nicht nur seine Grundsätze, sondern ebenso seine Fähigkeit, sehr viel positiver mit seinen Bedürfnissen und seiner Umwelt umzugehen.

Er gehört zu den Menschen, die sich kleine Freuden gönnen können. Er kann sich sogar größere Wünsche erfüllen, wenn er sie sich ausreichend rationalisiert. So leistet er sich ein großes Auto, weil er es absetzen kann und es dazu auch noch sicherer ist. Er richtet die Wohnung aus „Repräsentationszwecken" schön ein und macht eine größere Reise, weil dies für den Partner wichtig ist.

Somit hängt es einerseits von seinem verdrängten Masochismus ab, wieviel er sparen muß, und andererseits von seiner Rigidität, wie sehr er, zwar in festen Grenzen, aber doch seine Bedürfnisse leben und sogar genießen kann. So haben diese Menschen gewöhnlich ein recht realistisches Verhältnis zum Geld. Sie arbeiten nicht primär der Macht wegen, wie die Menschen mit psychopathischer Struktur, müssen nicht so viel halten wie die masochistischen, können viel mehr genießen als die oralen und gehen mit Geld viel wirklichkeitsbezogener um, als dies Menschen mit schizoiden Anteilen tun.

Es bleibt aber festzustellen, daß der rigide Charakter im Umgang mit Geld dem masochistischen am ähnlichsten ist, zumal er ja – wenn auch abgewehrte – masochistische Anteile hat. Aber für die sogenannte psychopathische Charakterstruktur dürfte eine solche Ähnlichkeit schwerer auszumachen sein, ebenso für die orale und die schizoide.

Kommen wir nun zu Freuds eingangs erwähnten Überlegungen zurück, daß Geld und Kot in inniger Beziehung stehen, so ist festzustellen, daß dies auf Menschen mit masochistischen Anteilen zutreffen kann, denn sie hatten, wie wir sahen, einen Machtkampf mit ihren Elternfiguren durchzustehen, bei dem das Zurückhalten der Faeces von Bedeutung war. Dies mag in gewisser Weise auch noch für den rigiden Charakter zutreffen, nämlich insofern er masochistische Anteile hat. Für die Menschen anderer Strukturen aber läßt sich diese Beziehung nicht ohne weiteres ableiten, und deshalb müßte ihre Gültigkeit erst erwiesen werden.

Der „hohe" Preis der Therapie

Bei diesen offensichtlichen Unterschieden erhebt sich natürlich die Frage, warum so viele Patienten zumindest in bestimmten Hinsichten ein so ähnliches Verhalten zeigen. Es fällt z.B. auf, daß vielen Patienten gemeinsam ist, daß ihnen jede Form von Honorar zu hoch erscheint. So weiß ich von einem Therapeuten, der für anderthalb Stunden 25 Mark berechnete und bei dem sich die Patienten trotzdem über den „so hohen" Preis beklagten – und dies nicht weniger als Patienten, die bei Therapeuten waren, die ein sehr viel höheres Honorar nahmen.

Die Erklärung für dieses Verhalten scheint in der Grundstimmung vieler Patienten bzw. vieler Menschen überhaupt zu liegen. Sie fühlen sich vom Leben benachteiligt, fühlen sich jedem und allem unterlegen, d.i. sie haben das Gefühl, um etwas Wichtiges betrogen worden zu sein. So ist ihr Klagen über den „zu hohen Preis" nicht primär als eine Aussage über das Honorar an sich zu sehen, sondern als Ausdruck ihrer Lebenseinstellung, die einen Hinweis darauf gibt, was sie in ihrer Kindheit erlebt haben. Geht man diesem Hinweis nach, so zeigt sich in der Regel, daß sie in ihrer Kindheit nicht das Richtige, nicht genug und, wenn überhaupt, nicht in der rechten Weise bekommen haben. Dies bewirkt bei ihnen einen grundlegenden Wunsch, endlich einmal „richtig satt zu werden". Kein Wunder also, daß sie jegliches Hergeben als einen Aderlaß erleben.

So teile ich die Ansicht von K. Abraham (1925, S. 194), der weiter oben erwähnte Doktorand wolle nicht schreiben, weil für ihn die „Retentionslust" größer als die „Entleerungslust" sei (S. 195), nur zum Teil. Meiner Erfahrung nach gibt es auch noch einen tiefer liegenden Grund für dieses Halten: Das Ansammeln von Wissen hat ihn endlich ein wenig „ausgefüllt" und hat ihm dazu auch das Gefühl vermittelt, etwas wertvoller als vorher zu sein. Gibt er es jetzt her, so befürchtet er einerseits tatsächlich, weniger zu besitzen, und andererseits setzt er sich der möglichen Kritik anderer aus, die ihn nochmals entleeren könnte. Dieses Halten offenbart daher den hilflosen Versuch eines Menschen, mit all den ihm zur Verfügung stehenden Mitteln die große Leere auszufüllen, die er so stark in sich fühlt.

So stellt die Vorstellung von Patienten, ihr Therapeut nähme zu viel bzw. „sauge" sie aus, in den meisten Fällen eine Übertragung dar. Diese Übertragung korrespondiert mit einer Gegenübertragung des Therapeuten, nämlich mit einem Bild, das dieser entweder von sich selber hat oder von Patienten vermittelt bekommt – oder beides. Ein Therapeut wird nämlich „nicht als ‚Mediziner', sondern als seelischer Helfer, vielfach geradezu als Seelsorger aufgesucht. Seelische Hilfe und Bezahlung passen aber schlecht zueinander" (Kemper, 1950, S. 202).

Der Therapeut und das Geld

W. Kemper berührt hier ein entscheidendes Thema. So wäre die Philosophie von Sokrates, Platon oder Sai Baba nicht denkbar, wenn sie für ihre Lehren und Hilfen Geld genommen hätten oder nehmen würden (siehe Kap. „Macht als Gefahr in der Therapie" ab S. 242).

Irgendwie muß dieses Ideal in vielen Therapeuten stecken, denn ich stelle immer wieder fest, daß die meisten Schwierigkeiten haben, Geld zu nehmen. Andere Therapeuten dagegen sind objektiv geldgierig und scheinen deshalb zu raffen, weil sie sich wie der obengenannte Doktorand anfüllen müssen – wobei bei vielen von ihnen ein deutlich zu spürender Zug von schlechtem Gewissen mitschwingt.

Hier stellt sich die Frage, warum Menschen, die ähnliche Strukturen aufweisen, aber in anderen Berufen arbeiten, problemlos ihre Gier leben können. In diesem Zusammenhang ist es interessant, wie manche Therapeuten die Tatsache rechtfertigen, daß sie Geld nehmen. Die einen argumentieren mit ihrer langen Ausbildung (so auch Kemper, 1950, S. 201); andere sagen, daß durch den Preis die wöchentliche Stunde gesichert werde (!); wieder andere antworten einfach damit, sie seien gierig oder ihnen stünde es zu, Geld bzw. viel Geld zu nehmen – und vieles ähnliche mehr.

Bei all diesen Antworten fällt auf, daß es überhaupt keine Antworten, sondern nur Rationalisierungen sind, die notdürftig ein darunterliegendes Unbehagen verdecken. Dieses Unbehagen kann nun aus dem „Helfersyndrom" des hilflosen Helfers (Schmidbauer, 1977) stammen, also daher, daß Menschen in ihrer Kindheit die Erfahrung gemacht haben, daß sie nichts fordern können und höchstens dadurch etwas bekommen, daß sie geben. Da das Helfersyndrom, wie Schmidbauer ausführt, bei vielen in den helfenden Berufen Tätigen, also auch bei vielen Psychotherapeuten, zu finden ist, ist es eine mögliche Erklärung für das schlechte Gewissen vieler Therapeuten.

Meiner Erfahrung nach lassen sich psychische Zusammenhänge aber nur in den seltensten Fällen eindimensional erklären. Häufig bestehen vielmehr gegensätzliche Motivationen nebeneinander bzw. auf verschiedenen Ebenen. So kann es zutreffen, daß jemand schlecht Geld annehmen kann, weil er das tiefe Gefühl hat, nichts nehmen zu dürfen. Es kann aber auch sein und muß überhaupt keinen Widerspruch dazu darstellen, daß er deshalb so schlecht Geld nehmen kann, weil er im Grunde findet, daß es zuwenig ist. Da er sich für diesen Wunsch schämt, verdrängt er ihn und leugnet dessen Unermeßlichkeit damit, daß er meint, selbst wenig sei schon zuviel. Diese Gier ist in uns allen zu finden, und je weniger wir diesen Schattenanteil annehmen, um so mehr und um so stärker wird er unbewußt und unbemerkt wirken. Die Therapeuten, die sich nicht eingestehen können, daß sie gierig sind, wissen offensichtlich (zumindest unbewußt!) um diesen Zusammenhang. Dabei bleibt aber offen, ob sie diese Anteile wirklich *integriert* haben oder ob sie vielmehr nur *gelernt* haben, wie sie geschickt damit umgehen können. Diese Frage können nicht wir, sondern nur sie beantworten, indem sie sich prüfen, ob sie sich bei ihrem Tun wohl fühlen.

Der Weise, der Heilige und das Geld

Die Schwierigkeit, Geld zu nehmen, hat aber noch eine weitere Dimension. Es ist die Ebene des „wissenden Heilers" in uns. Vielleicht der Teil unseres Selbst, den Jung mit Christus gleichsetzt

(1942/48, S. 170; 1951, S. 45 f.). Und wenn es wahr ist, was viele Weisen sagen – Sokrates, Platon, Laotse, Aurobindo, Sai Baba –, dann besteht die Tugend des Weisen darin, daß er gibt, ohne etwas als Gegenwert dafür haben zu wollen.

Daraus ergibt sich für den Therapeuten, der sich seines unbewußten Selbstanspruchs nicht bewußt ist, ein enormes Spannungsfeld. Gehen wir nämlich von Jungs Satz aus, daß die „Psychoneurose (...) im letzten Verstande ein Leiden der Seele" ist, „die ihren Sinn nicht gefunden hat" (1932/48, S. 358), so liegt es nahe, daß Therapeuten häufig von Menschen aufgesucht werden, die im weitesten Sinne Lebenshilfe erwarten. Und durch eben diese hohen Erwartungen der Patienten können Therapeuten in ein Dilemma geraten. Verfolgen wir dazu die psychologische Literatur von Freud (1912–13, 1915b, 1930a), Jung (1940/62, 1942/48, 1955/56) und Reich (1973, 1974) bis hin zu Kopp (1971, 1979), so kann man deutlich sehen, daß diese Autoren den Versuch unternehmen, auch die Welt psychologisch-philosophisch zu erklären und zu verstehen. D.h., der Therapeut bringt sich durch seinen Anspruch als Helfer dahin, daß er mit seinem inneren Bild vom Weisen umgehen muß (siehe auch Kap. „Macht als Gefahr in der Therapie" ab S. 242). Je unbewußter dieser Archetyp (Jung, 1935/54) jedoch in ihm bleibt, desto mehr wird der Therapeut von ihm beeinflußt, ohne zu wissen, warum er etwas tut bzw. unterläßt. Eine Form dieser unbewußten Beeinflussung könnte das schlechte Gewissen sein, das daraus entsteht, daß die gierigen Teile im Therapeuten mit seinen weisen konkurrieren. Aus diesem Dilemma gibt es meines Wissens nur einen Ausweg, nämlich den Anspruch und den Wunsch nach Weisheit zuzulassen, gleichzeitig aber die Spannung auszuhalten, daß wir dieses Ziel noch nicht erreicht haben. Einerseits, weil wir noch nicht so weit entwickelt sind, und andererseits, weil wir im Gegensatz zum Weisen, zum „göttlichen Helfer", Geld nehmen.

Die Käuflichkeit des Therapeuten

Halten wir diese Spannung nicht aus, so spüren unsere Patienten leicht, daß etwas nicht stimmt. Damit ist der Weg für einen der Hauptvorwürfe gegen Therapeuten bereitet, sie verhielten sich wie Prostituierte, da sie ihre Zuwendung gegen Geld geben. Mit anderen Worten, ihre Liebe sei käuflich.

Es ist erstaunlich, wie wenig viele Therapeuten auf diesen Vorwurf antworten können. Dabei scheint klar zu sein, daß er weder auf den Therapeuten noch auf die Prostituierte zutrifft, sondern daß dieser Vorwurf das materialistische Denken unserer Zeit widerspiegelt. Denn es ist natürlich unmöglich, bei einer Prostituierten Liebe zu kaufen. Gefühle lassen sich selbst in unserem materialistischen Zeitalter nicht kaufen. Sie sind ebensowenig zu kaufen, wie man Glück oder Seelenfrieden durch Geld erwerben kann.

Im Verhältnis zwischen Patienten und Therapeuten verhält es sich ähnlich. Patienten zahlen dem Therapeuten das Honorar nicht für seine Gefühle, sondern für sein Können. Wie wenig sich die Gefühle kaufen lassen, erlebt jeder Therapeut immer wieder, wenn er feststellen muß, daß er beim besten Willen mit einem bestimmten Patienten nicht arbeiten kann (vgl. auch Jung, 1943/66, S. 46).

Sollte es aber bereits als Zuwendung betrachtet und bewertet werden, wenn jemand seine Fähigkeiten verkauft, dann kämen wir dahin, anzunehmen, daß jeder Arzt, Anwalt, Steuerberater usw. sich prostituiert. Wie alle extremen Schlußfolgerungen erscheint auch diese ebenso absurd, wie sie doch etwas Wichtiges anspricht. Ich denke, es hängt von der Einstellung ab, ob jemand sich verkauft oder nicht. Sobald Menschen dazu bereit sind, für Geld alles zu machen, prostituieren sie sich, da Geld dann offensichtlich ihr einziges bestimmendes Prinzip ist. Je höher aber der ethische Anspruch ist, den jemand in seiner Tätigkeit zu verwirklichen versucht, desto weiter ist er von der Prostitution entfernt. Und hier schließt sich der Kreis, denn durch ihre Ethik kommen Therapeuten zwangsläufig dahin, sich mit den Idealen großer Menschen auseinanderzusetzen, und müssen dementsprechend die Spannung aushalten, daß sie Geld nehmen.

Je weniger fundiert ein Therapeut aber ausgebildet ist, desto schwerer fällt ihm eine deutliche Trennung zwischen dem Geben von Wissen und dem Geben von Gefühlen. Denn er spürt bewußt/unbewußt, daß er tatsächlich nicht so sehr Wissen, sondern primär Zuwendung gibt. Damit gerät er leicht in eine Zwickmühle: Da er zwangsläufig immer wieder merkt, daß er an seine Grenzen kommt, verurteilt er sich selbst und fühlt sich dementsprechend leicht auch von anderen verurteilt. Je mehr er sich also ungenügend und bewertet fühlt, desto mehr muß er Zuwendung geben – und desto mehr kann er verurteilt werden bzw. verurteilt er sich selbst.

Die Lösung dieses Dilemmas besteht darin, daß er sich bewußt wird, was er kann, und daß er ein Honorar fordert, das diesem Wissen entspricht.

Wenn ein Dritter zahlt

Welche Veränderungen ergeben sich nun in bezug auf dieses Problem, wenn Patienten nicht mehr selber zahlen, sondern ein „Dritter" (Cremerius, 1981), z.B. die Krankenkasse, die Kosten übernimmt? Interessant ist in diesem Zusammenhang, daß lediglich die beiden Autoren, die sich zuletzt eingehend mit diesem Thema auseinandergesetzt haben, nämlich J. Cremerius (1981) und U. Ehebald (1978), sich positiv über die Krankenkassenfinanzierung äußern, die Mehrheit der Analytiker aber offensichtlich anderer Meinung ist. Denn nach einer Umfrage von L. Rosenkötter und M. v. Schweinichen (1981, S. 44) würden 80% der Psychoanalytiker „ein Honorierungssystem mit Selbstbeteiligung der Patienten vorziehen".

Ich muß gestehen, daß ich mir nicht erklären kann, wie es zu dieser Diskrepanz zwischen der Aussage der beiden Artikel und der Meinung der Mehrheit der Analytiker kommt. Es erstaunt mich, daß J. Cremerius meint, die Forderung nach Selbstbeteiligung der Patienten komme einer Erziehungsmaßnahme gleich (S. 8), und daß „in der Honorarfrage immer noch mehr Übertragungs- und Gegenübertragungsprobleme wirksam sind als reale Momente. Wie immer bei einem solchen Problem wird es, solange es nicht verstanden wird, agiert." Womit er de facto sagt, daß 80% der Analytiker ihre Motive nicht durchschauen, weder die Übertragung noch die Gegenübertragung richtig deuten und daher agieren!

Abgesehen davon, daß dieses Thema in jedem Fall dann akut wird, sobald die Kasse nicht bzw. nicht mehr zahlt, meine ich, daß sich diese Frage nicht so absolut beantworten läßt, wie sowohl J. Cremerius als auch U. Ehebald anscheinend annehmen.

Es gibt zwar Patienten, besonders mit sogenannten frühen Störungen wie z.B. Borderline oder sehr schizoiden Strukturen, die durch eine eigene Beteiligung an den Kosten ihrer Behandlung nicht stärker motiviert, sondern eher überfordert werden. Menschen mit weniger tiefen Störungen dagegen, besonders wenn sie zum Agieren neigen, kommen dadurch, daß sie das Honorar selber entweder ganz oder zum Teil bezahlen müssen, schnell in Kontakt mit den Gefühlen, die für sie mit Geben und Nehmen verbunden sind. Geld stellt eine Energie dar, durch die sie erleben können, wie sie mit sich selbst und ihrer Umwelt umgehen. Entscheidend dabei ist aber, daß der Therapeut mit den aufkommenden Gefühlen arbeitet. Ist dies nicht der Fall, dann haben Cremerius und Ehebald insofern recht, sich für eine Kassenfinanzierung auszusprechen, als unter diesen Umständen Patienten ohne Aussicht auf Klärung mit Problemen konfrontiert werden, die sie nur belasten und die sie deshalb zwangsläufig als Bestrafung empfinden.

Geld und Selbstwert

Wird die Übertragung aber analysiert, so kann die Tatsache, daß Patienten selbst zu einem Teil oder ganz für das Honorar aufkommen, sehr förderlich sein. Es kann nämlich unmittelbar deutlich werden, welche Ängste sie haben, wie ihr Selbstwertgefühl beschaffen ist, was für eine Einstellung zum Geld sie vertreten und ähnliches mehr. Ich sprach bereits von den Ängsten vieler Patienten, übervorteilt zu werden. An dieser Stelle möchte ich dieses Thema nochmals aufgreifen, um einen anderen Gedankengang zu verfolgen.

Ich hatte ebenfalls diese Ängste in Beziehung zu dem Selbstwertgefühl der Patienten gesetzt. Ich hatte die Ansicht vertreten, daß manche Patienten auch deshalb Schwierigkeiten haben, dem Therapeuten Geld zu geben, weil sie Angst davor haben, überhaupt etwas von sich zu geben. Dieses mangelnde Selbstwertgefühl läßt sich aber auch so verstehen, daß sie es *sich* nicht wert sind, daß sie für *sich* soviel Geld ausgeben. Dieses Denken ist vergleichbar dem „Fall eines reichen Mannes, der seine Frau mit Vorwürfen überhäuft, weil sie einen Brief mit 20 statt mit 10 centimes beklebt hat ... Damit drückt er unbewußt aus: ‚Du bist keine 10 centimes wert!'" (Bornemann, 1973, S. 47). Ähnlich wie dieser Mann mit seiner Frau gehen viele Patienten mit sich selber um. *Die Analyse dieser Einstellung läßt häufig deutlich werden, daß diese Menschen erstens nichts erwarten dürfen und zweitens sich auf niemanden einlassen, nach dem Motto von Groucho Marx: „Einem Club, der mich aufnimmt, würde ich nie beitreten!"*

Außer dem Selbstwert kann sich hinter dem Unwillen, das Honorar für die Therapie selber aufzubringen, auch eine Mutterübertragung (Bornemann, S. 47) verbergen. Der Patient denkt dabei unbewußt: ‚Du hast mir nie gegeben, was ich brauchte. Ich habe genug unter dir gelitten. Ich denk' nicht daran, dir etwas zu geben. Ich will vielmehr *haben* – und zwar soviel wie möglich!'

Werden diese unbewußten Haltungen des Patienten nicht analysiert, so wird er nicht nur um die Chance gebracht, zu erkennen, wie er mit der wichtigen Energie Geld umgeht, sondern es besteht sogar die Gefahr, daß er die Therapie abbricht. Einmal, weil ein entscheidender Faktor seines Lebens ausgeklammert wird, und dann, weil finanzielle Gründe das einfachste und „einleuchtendste" Motiv darstellen, eine Therapie abzubrechen. In den meisten Fällen sind sie aber nur vorgeschoben und dienen dazu, viel wichtigere und möglicherweise viel peinlichere Gründe zu verschleiern – z.B. den Wunsch, dem Therapeuten die eigene Habgier vorzuwerfen und das damit verbundene Mißtrauen auszudrücken.

Um mit einem Beispiel zu illustrieren, wie finanzielle Gründe für das Abbrechen einer Therapie – für die Patienten häufig völlig unbewußt – vorgeschoben sein können, möchte ich einen jungen

Mann vorstellen, der in einer meiner Gruppen war. Während seines zweiten Workshops sagte er, er müsse wahrscheinlich die Therapie aufhören, weil plötzlich finanzielle Belastungen auf ihn zugekommen seien, die er nicht hatte vorhersehen können.

Die Art, wie er darüber sprach, und eine auffällige Zweiteilung seines Gesichts in eine weiche Augenpartie und eine verächtliche Mundpartie, die mir bereits in der letzten Sitzung aufgefallen war, machten mich hellhörig. Ich sprach deshalb nicht besonders lang über Geldprobleme, sondern teilte ihm meine Beobachtung in bezug auf sein Gesicht mit.

Es stellte sich heraus, daß er von diesem Phänomen nichts wußte, was auch die Gruppe verwunderte, weil es sehr offensichtlich war. So fragte ich ihn, ob er sich im Spiegel betrachten wolle. Er ging zwar auf den Vorschlag ein, als er aber vor dem Spiegel saß, wollte er nicht hineinsehen. Nach dem Grund gefragt, antwortete er, er blicke nie in den Spiegel, Dann sah er mich an, zeigte auf sein Gesicht und meinte: „Ich mag dieses Gesicht nicht!"

Die weitere Analyse dieser Begebenheit machte deutlich, was der wahre Grund dafür war, die Therapie abzubrechen. Er befürchtete, sich durch die Therapie von Angesicht zu Angesicht betrachten zu müssen – im wörtlichen wie im übertragenen Sinn. Da er offensichtlich nicht dazu bereit war, gaben ihm die Geldschwierigkeiten eine willkommene Gelegenheit, die Therapie zu beenden, ohne dabei „das Gesicht zu verlieren". Nachdem ihm dies bewußt wurde, konnte er die Therapie fortsetzen.

In einem anderen Fall sprach ein Patient ebenfalls davon, er könne die Stunden nicht länger bezahlen. Als ich dem Problem nachging, stellte sich heraus, daß er es vorzog, einen Job zu haben, der ihn wenig forderte und in dem er wenig verdiente, statt sich einen anderen, vielleicht etwas anstrengenderen zu suchen, der ihm aber die Möglichkeit bieten würde, sich mehr zu leisten. Diese Haltung entsprach genau der Situation seiner Kindheit, die ebenfalls in der Stunde deutlich wurde. Er hatte nie das Richtige von seinen Eltern bekommen. Deshalb hatte er sich zurückgezogen. Dabei litt er aber unter der Tatsache, daß er nun überhaupt nichts bekam.

Diese beiden Beispiele machen deutlich, wie sehr Geld mit unserer Innen- und Außenwelt in Wechselwirkung steht. Diese Wechselwirkung führt deshalb aber schnell dazu, daß Aspekte sich gegenseitig so verdecken, daß nicht deutlich wird, was wirklich geschieht. Die Folge dieser Unklarheit ist, daß sowohl Patient als auch Therapeut agieren. Wie leicht dies auch erfahrenen Analytikern passieren kann, zeigt ein Beispiel, das Paul Parin anführt.

„Ein amerikanischer Analytiker weißer Rasse, dessen analytische Erfahrung mit Recht gerühmt wird, erzählte folgende Episode aus der Analyse eines Negers: Trotz scheinbar bester Voraussetzungen wollte die Analyse nicht recht in Gang kommen. Der Analytiker hatte immer wieder Mühe, Vorurteile seines Patienten zu erraten, die diesen zwangen, eine ängstliche, mißtrauische und unterwürfige Zurückhaltung zu bewahren. Allmählich konnte der Analytiker verstehen und zur Sprache bringen, welche Erniedrigung und Gefahr es für seinen in den Südstaaten aufgewachsenen schwarzen Patienten bedeutete, sich an einen reichen und mächtigen weißen Herren zu wenden und sogar Hilfe von ihm zu erwarten. Der allgemein fühlbare Widerstand gegen die Vertiefung des Gesprächs wurde jedoch nicht geringer. Da stellte sich heraus, daß ein besonderer Umstand den Patienten behinderte. Er konnte schließlich sagen, daß sein Analytiker mit ihm ein niedrigeres Stundenhonorar vereinbart hatte, als es in jener Stadt bei begüterten Patienten üblich ist. Dies sei der Beweis dafür, daß der Analytiker ihn, den Neger, seinen weißen Patienten nicht gleichstelle. Etwas erschrocken gab der Analytiker seinen Irrtum zu. Er habe gemeint, sein Patient könne kein höheres Honorar aufbringen. Im gegenseitigen Einverständnis wurde das Honorar heraufgesetzt. Jetzt kam die Analyse richtig in Gang.

Ich kann nicht erraten", schreibt P. Parin weiter, „was den betreffenden Analytiker dazu veranlaßt hat, in einer öffentlichen Diskussion gerade diese Episode zu erzählen, um seinen Umgang mit Patienten aus einer anderen Gesellschaftsschicht zu erläutern. Ich habe sie (...) gewählt, weil sie eine unverzeihliche, aber leicht zu durchschauende Abweichung von der für eine klassische Analyse richtigen Deutungstechnik zur Anschauung bringt.

Die Erhöhung des Honorars kommt der Einführung eines Parameters gleich. Das analytische Setting wurde verändert, das Deuten durch Agieren des Analytikers ersetzt." (1975, S. 97 f.)

Parins Bemerkungen leuchten ein, und ich finde, sie bedürfen keines weiteren Kommentars. Mich haben sie sehr nachdenklich gestimmt und mir nochmals bewußtgemacht, wie schnell es uns Therapeuten passieren kann, daß wir trotz besten Wissens und Gewissens etwas übersehen – und dies besonders, wenn es um ein „Allerweltsthema" wie Geld geht.

Was mich aber in diesem Zitat merkwürdig berührt hat, ist, daß P. Parin den Fehler des Analytikers „unverzeihlich" nennt. Obwohl ich einerseits das tiefe Engagement des Autors für die Psychoanalyse durchhöre, befremdet mich doch die Härte dieses Urteils. So kann ich an dieser Stelle nur wiederholen, was ich bereits im vorletzten Kapitel sagte, nämlich, daß mich ein so hartes Urteil besonders aus der Feder eines Therapeuten verwundert und daß ich es nicht für sehr hilfreich halte. So denke ich, daß ein Standpunkt, der meint, daß Therapie immer ein Wagnis ist und daß manchmal sogar das Richtige deshalb das Falsche sein kann, weil die Gewißheit uns Neuem gegenüber verschließt, hilfreicher wäre. Das Wahre, das wir in diesem Prozeß finden können, scheint deshalb darin zu bestehen, daß wir zusammen mit unseren Patienten lernen.

Wie vielschichtig die Probleme gelagert sein können, möchte ich am Beispiel einer jungen Frau beschreiben, die bei mir Therapie machte. Sie war noch nicht lange in der Gruppe, da kündigte sie an, sie benötige eine Sonderregelung. Sie sei nämlich aus beruflichen Gründen viel unterwegs, und da sie keinen Einfluß auf die Terminplanung habe, bitte sie die Gruppe und mich um Verständnis, daß sie bei manchen Workshops nicht anwesend sein könne. Sie wisse um die Verpflichtung, daß sie – wenn irgend möglich – bei den Treffen dabeisein und auch für die nicht wahrgenommenen Seminare zahlen müsse. Ihr Problem im Moment sei nun aber auch, daß sie nicht das Geld habe, die ganze Gebühr zu zahlen. Sie wolle darum bitten, daß sie zunächst die Hälfte und später, sobald sie Geld habe, den Rest zahlen könne.

Dieses Ansinnen machte mich sehr hellhörig, denn sie drückte damit aus, daß sie gleich zweimal ihre Energie aus der Gruppe herausziehen wollte, einmal damit, daß sie weniger präsent sein würde, und weiter, indem sie mir nur die Hälfte zahlen wollte. Obwohl ich versuchte herauszufinden, was hinter ihrer Bitte verborgen war, kam ich z.B. nicht auf die Idee, genauer nachzuforschen, was Geld für sie bedeutete. Somit habe ich in diesem Punkt offensichtlich in der Gegenübertragung agiert.

Dies wurde mir aber deutlich, als sie ankündigte, sie wolle die Gruppe ganz aufhören, um Einzelstunden bei mir zu nehmen. Da wurde mir klar, was ihr Geldproblem neben vielem anderem vor allem bedeutete: Sie hatte damit nämlich einen Weg aus der Gruppe gefunden, den sie nur auf diese Weise gehen konnte, da sie nicht in der Lage war, offen zu ihren Bedürfnissen zu stehen. Und dies auszudrücken, war ihr ebenfalls unmöglich.

Die praktische Arbeit an Geld

Ich habe es als sehr hilfreich erlebt, wenn Patienten zu Geld assoziieren, d.i. ihre Bilder, Wünsche, Vorstellungen dazu mitteilen bzw. wahllos alles erzählen, was ihnen dazu einfällt (Jung, 1905/6, S. 309). Eine ebenso große Hilfe besteht in der Vervollständigung von Sätzen, die ungefähr wie folgt lauten können:

> Wenn ich Geld habe, dann ...
> Geld ist für mich ...
> Mit Geld mache ich ...
> Leute, die Geld haben ...
> Leute, die kein Geld haben ...
> Für die Therapie zu zahlen, bedeutet/ist ...
> Geld in der Therapie ist ...
> Müßte ich für meine Therapie nicht zahlen, dann ...

Ebenso hilfreich können Gestaltarbeiten sein. Sie können z.B. stattfinden, indem das eine Kissen das „Ich" des Patienten und das andere Geld im allgemeinen darstellt bzw. den Umgang des Patienten mit Geld oder seine Beziehung zum Therapeuten, vom Geldaspekt her gesehen.

Klärung in der Therapie

Sehr hilfreich finde ich auch Spiele mit Geld, die ich durch verschiedene Therapeuten kennengelernt habe. Wie lehrreich sie sein können, möchte ich anhand einer Gruppensitzung beschreiben. In meiner Arbeit mit Gruppen habe ich festgestellt, daß es sehr wichtig ist, sowenig Regeln wie nur irgend möglich aufzustellen, damit alle auftretenden Probleme individuell geklärt werden können. Eine dieser wenigen Regeln ist aber, daß jeder, der die Gruppe aufhören möchte, diese Entscheidung beim vorletzten Workshop eines Turnus bekanntgibt. Da ein Turnus aus drei Seminaren besteht, ist der zweite Workshop derjenige, bei dem über den Verbleib in bzw. das Ausscheiden aus der Gruppe gesprochen und wenn nötig daran gearbeitet wird. Außerdem muß die Gruppe entscheiden, wer neu aufgenommen wird.

Die Situation, von der nun die Rede sein wird, verlief jedoch anders. Die Teilnehmer entschieden erst beim letzten Workshop, und zwar am letzten Tag, wer am nächsten Turnus teilnehmen sollte. Da ich von einem Mann wußte, daß er eine Gruppentherapie beginnen wollte, sagte ich ihm mit dem Einverständnis der Gruppe zu. Obwohl wir dahingehend verblieben, daß wir uns also beim Workshop sehen würden, sagte er wieder ab. Er hatte vergessen, daß er eine andere Veranstaltung an diesem Wochenende verbindlich zugesagt hatte.

Da dieser Mann also nicht kam, war nun ein Platz frei, und ich nahm dementsprechend weniger ein. Als ich mir in der Gruppe den ganzen Hergang vor Augen führte und nachspürte, was ich dazu empfand, spürte ich zweierlei. Einerseits war es mir durchaus vertraut, daß ein Platz nicht belegt war. Ich kenne dies seit dem Beginn meiner Arbeit. Immer wieder sagt jemand kurzfristig ab, kommt einfach nicht und ähnliches mehr.

Auf der anderen Seite empfand ich aber auch, daß mir etwas nicht recht paßte, und ich fragte mich, ob ich allein die Verantwortung für diesen freien Platz zu tragen hätte. So spürte ich, daß ich die Situation, wenn nicht klären, so doch ansprechen wollte.

Es war nun verblüffend und komisch zu sehen, wie erstaunt und verwundert mich einige ansahen, als ich in die Runde fragte, wer ihrer Meinung nach das Workshopgeld für den fehlenden Mann zu zahlen habe.

Einige lehnten jede Verantwortung kategorisch ab. Andere erklärten mir, wie sie mit dem Geld umgingen. So sagte mir ein Teilnehmer, wie er es in seiner Praxis handhabe – fügte aber im gleichen Atemzug hinzu, daß er mit seinem Geld nicht auskomme.

Ein anderer meinte, er sehe überhaupt nicht ein, daß er etwas zahlen solle. Er würde einer Erhöhung der Workshopgebühr sofort zustimmen (davon wollten andere nun wieder gar nichts hören!), aber für jemanden zahlen, der nicht gekommen sei, nein, das wolle er auf keinen Fall. Was er noch tun könne, wäre, mir Geld zu schenken, das von Herzen, aber das andere, nein!

Andere betrachteten das Problem wieder von einer anderen Seite. Sie griffen die Tatsache auf, daß wir uns alle nicht an die Regel gehalten hatten, die besagt, daß die Entscheidung, wer die Gruppe aufhören will und wer nicht, beim vorletzten Workshop zu treffen ist. Sie erkannten, daß sie offensichtlich davon ausgegangen waren, ich hätte dieses Problem zu klären, und daß sie sich deshalb auch nie Gedanken darüber gemacht hatten, wer eigentlich für die Konsequenzen unserer gemeinsamen Entscheidung aufzukommen hatte.

Das Gespräch war von großer Ehrlichkeit, Offenheit, viel Bemühen und auch viel Humor gekennzeichnet. Doch geklärt wurde nichts. Da sich kein konstruktiver Lösungsvorschlag ergab, kam der Vorschlag eines Kompromisses. Ich bin nun kein Freund von Kompromissen, besonders nicht in der Therapie, da sie leicht zu einer Trennung von Gefühl und Verstand führen können. Denn Kompromisse bedeuten immer, daß einige zwar „verstehen", daß dieses oder jenes richtig sein soll, aber *spüren* tun sie es nicht. So sagte ich, daß ich keinen Kompromiß anstreben wollte. Ich wollte viel lieber die vielen Gefühle klären, die nun im Raum seien, deshalb wollte ich an Geld arbeiten. Nun geschah etwas meiner Erfahrung nach Typisches, wenn es um das Arbeiten an Geld geht: Diejenigen, die offensichtlich die größten Schwierigkeiten mit Geld hatten, waren am wenigsten geneigt, daran zu arbeiten. Die ein besseres Verhältnis dazu hatten, waren dagegen viel eher bereit. So dauerte es noch eine Weile, bis es zu einer Geldarbeit kam. Erst mußten aber alle spüren, daß wir uns in einer Sackgasse befanden, bevor deutlich wurde, daß es um viel mehr als um eine praktische Regelung ging. Dann erst arbeiteten wir an Geld.

Ich war froh, daß es dazu kam, denn ich erlebe oft, daß Gruppen besonders gern diesem Thema ausweichen und immer wieder etwas Wichtigeres finden, an dem sie arbeiten wollen, als ausgerechnet am Thema Geld. Auch in dieser Gruppe war Geld mehr als einmal ein wichtiger Punkt gewesen, aber arbeiten wollte keiner daran. Dieses Verhalten paßt erstaunlich gut zur Anstandsregel, die uns vorgibt: ‚Über Geld spricht man nicht – man hat es!' Diese Regel scheint so gewichtig zu sein, daß auch diejenigen nicht davon sprechen, die keines haben.

Der Umgang mit Geld

Die nun folgende „Arbeit an Geld" gliederte sich in drei verschiedene Spiele.

Das erste bestand darin, daß die Gruppenteilnehmer alles Geld, das sie bei sich hatten, zählten und in die Mitte der Gruppe legten. Als jeder das getan hatte, lag ein schöner Batzen Geld in der Mitte. Viele Augen funkelten.

Anschließend sollte jeder in die Mitte gehen und mit seinem Körper ausdrücken, wie er mit Geld umging. Dies ist nicht nur eine wichtige, sondern zum Teil auch eine unglaublich komische Übung. So ging z.B. eine Frau in die Mitte, ordnete alles Geld ganz säuberlich, legte es nebeneinander und ... setzte sich dann darauf!

Ein Mann, der immer wieder betont hatte, er komme mit seinem Geld nicht aus, steckte ständig die Scheine von einer Tasche in die andere, so daß er am Schluß weder wußte, wieviel er besaß, noch was er ausgegeben hatte, noch *wo* das Geld geblieben war.

Ein anderer, der sich vorher ebenfalls über seine Geldknappheit beklagt hatte, versteckte Teile seines Geldes und mimte dazu, daß er es manchmal so gut versteckte, daß er es nicht wiederfand. Einen anderen Teil verschenkte er. Großes Kopfzerbrechen bereitete ihm der Zustand, Geld zu *haben*, denn dann wußte er nicht, was er damit anfangen sollte.

Eine Frau, die sich ebenfalls vorher beklagt hatte, sie habe ständig zuwenig Geld, verschenkte wahllos Geld, und es kam heraus, daß sie ebenso wahllos Leute zum Essen einlud, so daß sie regelmäßig am Monatsende 200 bis 300 Mark Schulden hatte.

Die schauspielerische Leistung der einzelnen Gruppenteilnehmer war nicht nur äußerst lebendig, sondern mindestens ebenso aufschlußreich. Durch sie wurde schnell und unmittelbar deutlich, daß so mancher mit Geld sehr unrealistisch umging. Mehrere erhielten deshalb während ihres Spiels durch das spontane Lachen oder Staunen der anderen ein erstes Feedback.

An dieses Spiel schloß sich ein weiteres an, währenddessen jeder nur *nehmen* durfte. Die Folge war einerseits ein unbeschreibliches Raffen. Jeder wollte mehr und mehr. Und häufig verlor er gerade in dem Moment sein Geld, wo er bei jemand anderem noch mehr nehmen wollte. Wichtig bei der Durchführung dieses Spiels ist, daß das Geld immer auf dem Boden liegenbleibt. Es darf zwar mit den Händen verteidigt, aber nicht vom Boden weggenommen werden.

Während dieses Spiels entstand in der Gruppe ein unglaubliches Tohuwabohu. Viele kamen deutlich sichtbar in Kontakt mit ihrem Schatten und rafften so viel – so ihre spätere Aussage –, wie sie es noch nie bzw. noch nie so offen getan hatten!

Andererseits machten einige die Erfahrung, daß sie sich überhaupt nichts nehmen konnten, und wieder andere waren „entsetzt", weil sie sich nicht so verhalten konnten bzw. wollten, wie es manche hier so kraß vorlebten. Bei ihrem Anblick kam mir das Bild, daß ihre Schattenseite in einem dicken Banksafe eingesperrt war.

Das Spiel endete dann damit, daß alle zeigten, wieviel sie hatten an sich reißen können. Erstaunlich war, daß diejenigen, die gewöhnlich sehr korrekt und zurückhaltend mit Geld umgingen, jetzt am meisten an sich gerissen hatten. Wie sich anschließend herausstellte, waren sie gewöhnlich deshalb so korrekt im Umgang mit Geld, um diese Schattenseite soweit wie möglich ins „Unsichtbare" zu verdrängen. Der Preis, den sie dafür zahlen mußten, bestand darin, daß für sie der Umgang mit Geld zum Teil eine wahre Last bedeutete.

Bei einer Frau, die sonst immer sehr gewissenhaft mit Geld umging, wurde dies besonders deutlich. In dem ersten Spiel hatte sie ausgedrückt, daß sie nur so viel Geld verdiente, wie sie für ihre laufenden Ausgaben benötigte. Sie hätte zwar ohne weiteres mehr verdienen können, tat es aber nicht, da sie befürchtete, dann in den Bann der unersättlichen Seite ihrer selbst zu geraten. In dem zweiten Spiel kam sie stark mit diesem Teil in Berührung und „raffte", soviel sie konnte. Dies erstaunte sie sehr, denn sie hatte sich bis dahin nicht als dermaßen gierig kennengelernt.

Das letzte Spiel bestand darin, daß jeder nur *geben* durfte. Das Geld lag wieder vor jedem, nur daß diesmal natürlich niemand es halten bzw. verteidigen mußte. Die Atmosphäre war anfänglich recht gespannt, und es war deutlich sichtbar, wie schwer es manchen fiel, umzudenken. Sie waren immer noch versucht, ihr Geld zu verteidigen, und zuckten mit den Händen, wenn jemand sich ihrem Geldhäufchen näherte, um ihnen etwas zu geben. Langsam ließen sich aber alle auf das Spiel ein, und es entstand eine warme, herzliche, von Kontaktaufnahme bestimmte Atmosphäre.

Wie groß tatsächlich das Umdenken war, das diese Übung erforderte, war deutlich an der Frau zu sehen, die im ersten Spiel das Geld ganz säuberlich geordnet, gefaltet und sich dann daraufgesetzt hatte. Sie hatte bereits große Schwierigkeiten gehabt, sich in den Kampf ums Geld einzulassen. Sie saß etwas außerhalb des Kreises und wurde immer depressiver. Interessant war für mich die Diskrepanz zwischen der Haltung ihres Körpers, der immer mehr in sich zusammenfiel, und dem etwas verächtlichen Zug um ihren Mund, der etwa ausdrückte: „Mit so etwas Niedrigem gebe ich mich nicht ab."

In dem „Gebespiel" saß sie anfangs auch noch außerhalb der Gruppe. Sie hatte offenbar große Schwierigkeiten, das Geld auf den Boden zu legen. Als sie es dann dennoch hinlegte, sah ich in ihrem Gesicht deutlich die Angst, nun doch noch alles zu verlieren. So blieb sie eine Weile in sich zurückgezogen sitzen und beobachtete argwöhnisch das Treiben der anderen, das sie irgendwie nicht fassen konnte. Offensichtlich entsprach es nicht ihrer Kindheitserfahrung, etwas zu bekommen, ohne es sich „verdient" zu haben.

Während sie so dasaß und aus innerer Ferne heraus das Treiben in der Gruppe betrachtete, sagte jemand zu ihr: „Ah, du hast so wenig Geld, dir möchte ich auch etwas geben!", und legte mit diesen Worten einige Scheine vor sie hin. Da ging ein großes Staunen über ihr Gesicht und hellte es auf. Als das Staunen vergangen war, wurde ihr Gesicht immer offener und weicher. Sie konnte nun auch an dem Spiel teilnehmen, und es machte ihr Spaß. Weiterhin war aber zu spüren, daß sie kaum glauben konnte, daß sie immer wieder Geld zurückbekam, obwohl sie es doch hin und wieder weggab.

Dies ist auch die entscheidende Lehre dieses letzten Spiels: Es offenbart den Teilnehmern unmittelbar, inwieweit sie ein Urvertrauen haben, d.h., ob sie daran glauben können, daß sie für ihr Geben nicht betrogen, sondern belohnt werden. Wer dieses Vertrauen hat, kann gleich bei dem Spiel mitmachen. Er kann ohne Angst geben und warten, bis er von anderen das wiederbekommt, was er ohne Vorleistung gegeben hat. Ist dieses Vertrauen in sich selbst und die anderen nicht vorhanden, dann entsteht Angst, die ihn am Mitspielen hindert. Denn vertraut jemand nicht in seinen Wert und in seine Beziehung zu anderen, dann kann er unmöglich ohne Sicherheiten bzw. ohne Gegenleistung geben. Er kann nur dasitzen und ängstlich hoffen, daß ihm keiner das Wenige nimmt, was er mühselig „zusammengekratzt" hat.

Daher ist dieses Spiel sehr geeignet, die Energie in einer Gruppe zu beobachten. So war in diesem Fall deutlich sichtbar, daß diejenigen, die sich auch sonst aktiv in die Gruppe einbrachten, hier ebenfalls aktiv waren und umgekehrt. Ebenso war zu sehen, wie über das Geld Beziehungen hergestellt und wie die Kontakte in der Gruppe hier über das Geld weitergeführt wurden.

Geben und Nehmen

Gleichzeitig war deutlich, wer ein „Geber" und wer ein „Nehmer" war. Interessanterweise deckt sich dieses Verhältnis zum Geld mit der Körperdiagnostik. Ist jemand von seiner Körperstruktur her z.B. ein oraler Typ, also jemand, der Schwierigkeiten hat, seine Bedürfnisse anzumelden und auszudrücken, so geht er genauso mit Geld um. Setzt sich jemand auf sein Geld, so wird deutlich, daß hier masochistische Anteile zum Zuge kommen. Ist er aber eher ein rigider Typ oder jemand, der an seinem Problem von Halten und Loslassen bereits gearbeitet hat, so kann er viel besser nehmen und geben als andere.

Dazu paßt auch der Schluß des Spiels: Als ich das Ende ansagte, hatten diejenigen, die gut geben und nehmen konnten, ungefähr so viel in der Hand, wie sie anfangs in die Mitte der Gruppe gelegt hatten!

Die Frau z.B., die sich so schlecht hatte einbringen können, hatte dagegen erstens nur ganz zerknäulte, sogar eingerissene Scheine – und das gerade sie, die so sorgfältig ihr Geld geordnet hatte! –, und zweitens fehlten ihr sogar zehn Mark! Das beschäftigte sie nun sehr. Ich konnte dabei nicht ausmachen, was sie mehr beschäftigte – daß sie so viele zerknäulte Scheine hatte oder daß ihr zehn Mark fehlten. Wahrscheinlich beides!

Obwohl noch Geld fehlte, begannen wir mit dem Feedback. Während die einen über ihr Erleben sprachen, kramten andere ständig herum, weil es ihnen keine Ruhe ließ, daß immer noch Geld fehlte. Durch meine Erfahrung mit diesem Spiel in anderen Gruppen war ich in diesem Punkt eher gelassen. Erstens kenne ich die Redlichkeit der Gruppenteilnehmer, und zweitens vertraue ich in solchen Momenten dem Prozeß.

Dieses Fehlen von Geld hatte schließlich auch seine Bedeutung, denn es machte überdeutlich, wer seiner Energie vertrauen konnte und wer nicht. Und dieses Vertrauen-Können ist in doppeltem Sinne gemeint. Einmal insofern, als die Gruppenmitglieder darauf bauen können, daß sie überhaupt Energie haben, und zweitens, daß sie angemessen mit ihr umgehen. Beide Teilnehmer, denen noch Geld fehlte, hatten gerade noch die „Reste" ergattern können, und dazu hatten sie bereits im ersten Spiel, wo sie über den Körper ihre Einstellung zum Geld ausdrücken sollten, deutlich gemacht, daß ihr Verhältnis dazu nicht besonders gut war.

Und als wir mit dem Feedback fast fertig waren, da kramte einer nochmals in seiner Trainingshose und – fand die restlichen zwanzig Mark! Damit war alles Geld wieder zum Vorschein gekommen – und der Finder konnte sich kopfkratzend und lachend ein paar Gedanken darüber machen, was *er* so alles mit Geld anstellte!

Nach dem Feedback kamen wir zurück zu unserem Ausgangsthema, nämlich zu der Frage, wer den Ausfall des einen neuen Teilnehmers zu verantworten hätte.

Ganz anders als vor der Gruppenarbeit wurde nun kein Kompromiß angestrebt, sondern es war klar, daß wir alle einen Teil der Verantwortung zu tragen hatten. Ich, weil ich trotz aller äußeren Umstände das Thema hätte entschiedener ansprechen müssen, als ich es tat; sie, weil sie mir die ganze Verantwortung bei den Konsequenzen aufbürdeten, bei den Entscheidungen aber gefragt sein wollten. So stimmte es für uns alle, daß ich den größten, jeder von ihnen aber auch einen Teil trug. Damit war dies geklärt und der Workshop zu Ende.

Geld, Freiheit und Dankbarkeit

Bei den folgenden Treffen wirkten die angeschnittenen Themen natürlich weiter, und so war es naheliegend, daß Geld immer wieder Thema bzw. Bezugspunkt wurde. Dabei stellte sich noch etwas Erstaunliches heraus. Für viele bedeutete die Tatsache, daß sie für ihre Therapie zahlten (für die, die das Honorar ersetzt bekamen, war es nicht anders), daß sie sich unabhängig von mir, in gewisser Hinsicht mir ebenbürtig fühlten. Sie empfanden es als Freiheit, daß sie meinen Leistungen die ihrigen entgegensetzen konnten.

Diese Haltung erinnerte mich an eine Sufi-Geschichte von Idries Shah (1970, S. 60 f.), in der der Sufi-Meister sagt: „Wenn jemand überhaupt nichts nimmt, steht er im schwersten Verdacht, den

Schüler seiner Seele zu berauben. Menschen, die sagen: ‚Ich nehme nichts‘, könnten überführt werden, ihren Opfern die Willenskraft zu nehmen.“

Diese positiv zu wertende Haltung mir bzw. der Therapie gegenüber hat auch noch eine andere Seite (die sich bereits darin konstellierte, daß nicht alle Lehrer wie dieser Sufi-Meister denken): Durch das Zahlen fühlten die Teilnehmer sich nicht nur unabhängig, sondern mußten sich auch nicht einlassen. Das Geld machte uns quitt, wodurch sie meinten, jeder Form von Dankbarkeit enthoben zu sein. Damit klang das an, was Freud (1913c, S. 465) das „Sträuben gegen die Dankbarkeit“ nennt.

Als wir dem nachgingen, stellte sich heraus, daß häufig Dankbarkeit und Verpflichtung gleichgesetzt bzw. verwechselt wurden. Dabei wurde übersehen, daß es gerade für die wahre Dankbarkeit typisch ist, daß sie nicht verpflichtet, sondern daß der Gebende und der Nehmende sehen und sich auch darüber austauschen, daß sie *beide* Entscheidendes geben *und* bekommen. Verpflichtung entsteht dagegen dann, wenn der Nehmende – z.B. aus Angst vor Abhängigkeit – nicht wirklich annehmen will und der Gebende insofern nicht wirklich gibt, weil er noch anderes mit dem Geben verbindet, z.B. Machtzuwachs, Abhängigmachen, Selbstaufwertung und ähnliches mehr.

Wird diese Kollusion (Willy, 1975) zwischen Patient und Therapeut nicht analysiert, so kommt leicht zu diesem eben beschriebenen Widerstand noch ein weiterer hinzu, dem ich häufig begegne und den A. Guggenbühl-Craig folgendermaßen beschreibt: Der Patient „ist oft deshalb gerne bereit, ein sehr hohes Honorar zu bezahlen, da ihm dies den Eindruck gibt, er kaufe sich den Analytiker, und dieser werde, als sein Angestellter, ihm schon ersparen, wirklich sich selber ehrlich zu durchleuchten; sich selber aber macht er vor, er wähle den teuersten Analytiker, damit ihm ganz sicher geholfen werde“ (1971, S. 29). Damit kommen wir zum Schluß zu einem weiteren unbewußten Grund, warum für viele Patienten das Honorar immer zu hoch ist: Durch die Klage werten Patienten das von ihnen gezahlte Honorar auf und meinen damit, das Recht auf „Schonung“ erkaufen zu können.

MACHT ALS GEFAHR IN DER THERAPIE

Ein Mann, der eine glückliche Ehe führt, macht wegen Schwierigkeiten, die er in seinem Berufsleben hat, eine Analyse. Nach anderthalb Jahren Therapie haben sich seine beruflichen Schwierigkeiten verringert, seine Ehe ist aber gescheitert, da die Analytikerin ihn ermunterte, seine Wünsche nach außerehelichen Beziehungen zu leben, die er bis dahin unterdrückt hatte.

Eine Frau sucht wegen Schwierigkeiten, die sie in ihrer langjährigen Beziehung hat, einen Therapeuten auf. Nach wenigen Sitzungen beendet sie die Beziehung mit ihrem Freund.

Eine schizophrene Frau macht Therapie und verändert sich dadurch derart, daß sie danach nicht nur in der Lage ist, ein normales Leben zu führen, sondern sogar einen Bestseller über ihre Entwicklung schreiben kann (Barnes, 1973).

Eine Frau geht wegen Agoraphobie (Angst vor großen Plätzen) zu einem Analytiker. Als dieser ihr sagt, „er würde sie behandeln, obwohl sie kein Honorar zahlen" kann, ist „sie von dieser unerwarteten Geste der Freundlichkeit so überwältigt, daß sie bald unbegleitet in seine Praxis kam und kurz darauf nicht mehr auf einer Begleitung bestand, egal wohin sie ging" (Eissler, 1983, S. 201).

Diese vier Beispiele haben trotz ihrer deutlich verschiedenen Inhalte eines gemeinsam: Sie machen klar, wie sehr Psychotherapie das Leben von Menschen verändern kann.

Dabei hängt es natürlich von dem vertretenen Standpunkt bzw. dem Wertsystem ab, ob wir die dabei erreichte Veränderung positiv oder negativ beurteilen. Der eine z.B. vertritt die Ansicht, es sei besser, problematische Beziehungen zu beenden, wohingegen ein anderer der Auffassung sein mag, daß Probleme dazu da sind, daß wir sie angehen und an ihnen wachsen. Und wieder ein anderer ist der

Meinung, daß ein Therapeut eher Sachverhalte analysieren und deuten sollte, anstatt Patienten zum Agieren zu ermuntern, wie dies im ersten Beispiel angenommen werden kann.

Die Macht des Therapeuten

Aber gerade diese Vielfalt der Standpunkte und Ansichten kann leicht das größte Problem verdecken, das diesen vier Beispielen gemeinsam ist: Therapie verändert nicht nur das Leben vieler Menschen, sondern gibt dem Therapeuten selbst eine enorme Macht. Führen wir uns nochmals anhand der obigen Beispiele vor Augen, wie grundlegend die Veränderung für viele Patienten sein kann, so erstaunt die Tatsache, daß die Macht des Therapeuten und die damit verbundenen Probleme kaum, wenn überhaupt, thematisiert werden – weder in der analytischen noch in der anderen psychologischen Literatur. Als ich z.B. die Literatur für dieses Kapitel zusammensuchte, sah ich mir auch alle Jahrgänge der psychoanalytischen Zeitschrift *Psyche* durch. In den Jahrgängen seit ihrer Gründung 1947 bis 1987 findet sich kein einziger Artikel über die Macht des Therapeuten. Im Registerband der Freudausgabe findet sich unter dem Stichwort Macht nur ein einziger Hinweis, der sich aber auf die Macht des Intellektuellen bezieht und Freuds Meinung ausdrückt, daß Gedanken einen großen Einfluß haben können (1910d, S. 111). Damit hat es aber auch schon sein Bewenden.

Jung behandelt in seiner Schrift „Über die Psychoanalyse des Unbewußten" den Willen zur Macht, wobei er die Theorien Adlers und Freuds vergleicht. Bei diesem Vergleich fällt aber kein einziges Wort über die Macht des Therapeuten.

Bei Adler selbst, der als Begründer der Psychologie der Macht gilt, konnte ich auch nichts zu diesem Thema finden. Sein Augenmerk scheint ausschließlich auf die Macht und den Machtanspruch der Patienten ausgerichtet gewesen zu sein, ohne daß er hinterfragte, mit welchen Machtmitteln er selber der angeblichen Macht seiner Patienten entgegentrat (vgl. Ansbacher, 1972, S. 314–24).

Der amerikanische Psychologe David McClelland schrieb ein Buch mit dem Titel „Macht als Motiv", in dem er jedoch nicht ein einziges Mal die Macht des Therapeuten thematisiert, ebensowenig wie übrigens die Machtseite seiner Theorien und Ansätze.

Der einzige mir bekannte Autor, der sich dagegen in sehr differenzierter und tiefsinniger Weise mit der Macht des Therapeuten auseinandergesetzt hat, ist Adolf Guggenbühl-Craig in seiner Arbeit „Macht als Gefahr beim Helfer". Ihm habe ich sehr viel zu verdanken.

Gleich zu Anfang seines Buches schreibt er über die Macht des Helfers: „Alle in sozialen Berufen Tätigen, die arbeiten, um ‚der Menschheit zu helfen‘, sind in den psychologischen Hintergründen ihres Handelns sehr zwiespältig. Gegenüber der Umwelt und vor dem eigenen Bewußtsein fühlt der Sozialarbeiter sich verpflichtet, die Hilfsbereitschaft als Hauptmotiv seines Handelns anzusehen. Im Dunkeln der Seele konstelliert sich dann aber gleichzeitig das Gegenteil, nämlich nicht der Wunsch, zu helfen, sondern die Freude und die Sucht, zu herrschen und den Klienten zu entmachten. Und gerade dann, wenn der Sozialarbeiter gegen den Willen des Klienten arbeiten muß, läßt sich bei sorgfältiger tiefenpsychologischer Untersuchung in den Tiefen des Unbewußten der Trieb zur Macht als sehr wichtiges Motiv entdecken. Ganz allgemein kann sich der Trieb zur Macht ja nie derart ungehemmt austoben, wie wenn er unter dem Mantel des objektiv und moralisch Richtigen auftreten darf. Selten waren die Menschen grausamer, wie wenn sie das ‚Gute‘ mit grausamen Mitteln durchsetzen durften." (1971, S. 8)

Den Ausführungen von Guggenbühl-Craig fügen die Untersuchungen von McClelland weitere Gesichtspunkte hinzu. In dem Kapitel über „Die psychologischen Grundlagen des Krieges" kommt er zu einer verblüffenden Schlußfolgerung, die viele in helfenden Berufen Tätige sehr nachdenklich stimmen muß: „Das Paradox der Reformbewegungen liegt in einer unbeabsichtigten Konsequenz: Sie scheinen eine Handlungsorientierung zu schaffen, die die Wahrscheinlichkeit von Kriegen erhöht. Vor – und in jüngerer Zeit während – Reformperioden ist das Bedürfnis nach Macht hoch und das Bedürfnis nach Anschluß niedrig. Eine streitbare Gesinnung drängt nach leidenschaftlichen Taten, um die Übelstände abzuschaffen, von denen die Unterdrückten heimgesucht werden. Die Atmosphäre selbstgerechten Handelns hat in zu vielen Fällen in der Geschichte der Vereinigten Staaten und Englands zu Kriegen geführt, als daß man diesen Zusammenhang als zufällig abtun könnte. Die Ironie liegt darin, daß die Reformer selbstverständlich nicht die Absicht haben, Kriege zu beginnen. Sie sind ganz im Gegenteil häufig Pazifisten, denn Pazifismus ist eine Form des Protestes gegen den traditionellen Militarismus." (1978, S. 293)

Der Schatten

Diese beiden Zitate werfen die Frage auf, was im Menschen im allgemeinen und im Therapeuten im besonderen derart wirkt, daß seine so positiven Absichten von so negativen Motiven mitbestimmt sein können. Andererseits stellt sich die Frage, warum diese zerstörerischen Tendenzen so wenig wahrgenommen werden.

Guggenbühl-Craig meint nämlich, daß der Grund für den Machtanspruch des Therapeuten in dessen Schatten zu suchen sei. Um zu erläutern, was darunter zu verstehen ist, muß ich ein wenig ausholen.

Jung verstand unter Schatten den Seelenteil, den wir deshalb nicht wahrhaben wollen und verdrängen, weil er weder mit unserem Selbstbild noch mit unserem Wertsystem in Einklang steht.

„Unglücklicherweise gibt es keinen Zweifel an der Tatsache, daß der Mensch im Ganzen genommen weniger gut ist, als er sich einbildet oder zu sein wünscht. Jedermann ist gefolgt von einem Schatten, und je weniger dieser im bewußten Leben des Individuums verkörpert ist, um so schwärzer und dichter ist er. Wenn eine Minderwertigkeit bewußt ist, hat man immer die Chance, sie zu korrigieren. Auch steht sie ständig in Berührung mit anderen Interessen, so daß sie stetig Modifikationen unterworfen ist. Aber wenn sie verdrängt und aus dem Bewußtsein isoliert ist, wird sie niemals korrigiert. Es besteht dann überdies die Gefahr, daß in einem Augenblick der Unachtsamkeit das Verdrängte plötzlich ausbricht. Auf alle Fälle bildet es ein unbewußtes Hindernis, das die bestgemeinten Versuche zum Scheitern bringt." (1940/62, S. 83)

Damit sagt C. G. Jung deutlich, daß wir uns vor der Illusion hüten sollen, wir bestünden einzig und allein aus positiven und wohlmeinenden Eigenschaften. Je mehr wir uns dieser schönen, aber gefährlichen Illusion hingeben, desto größer ist die Wahrscheinlichkeit, daß uns unsere unliebsamen, negativen, eben unsere Schattenseiten überraschen und uns einen Strich durch unsere strahlende Rechnung machen. Je mehr sich also jemand für ausschließlich anständig, zuverlässig, gewissenhaft oder ehrlich hält, ohne die Gegensätze zu diesen Eigenschaften zu berücksichtigen, desto mehr wird sein Schatten wachsen und auf unbewußte Weise die Teile zur Geltung bringen, die bewußt nicht gelebt werden. Somit hängt es vom Grad der Bewußtheit eines jeden ab, inwieweit er die „sieben Teufel" (Jung, 1928, S. 261) seines Schattens positiv in sein Leben integrieren kann bzw. wie sehr sie negativ sein Leben bestimmen, ohne daß er sich dessen bewußt wird.

Ein Zeichen für die Aktivität eines weitgehend unbewußten Schattens ist somit deutlich aus den Klagen der Menschen herauszuhören, die sich für vollkommen anständig halten, denen aber immer wieder schreckliche Dinge durch die Schlechtigkeit anderer widerfahren. Da ihnen ihr eigener Anteil an ihren Erlebnissen unbewußt bleibt, erleben sie andere als gefährlich und bedrohlich, ohne zu berücksichtigen, daß wenigstens ein Teil dieser Negativität auch in ihnen ist. Das Tragische an dieser Haltung besteht darin, daß ihre Erfahrungen diese Menschen nicht zum Positiven, sondern zum Negativen hin bestärken werden, da die Verteufelung der Umwelt und die Verherrlichung der eigenen Eigenschaften ihren Schatten nur mächtiger werden läßt. Betrachten wir diese Opfer-Täter-Kollusion, so leuchtet ein, daß, wenn „es zu einer Neurose kommt, (...) wir es immer mit einem erheblich verstärkten Schatten zu tun" haben (Jung, 1942, S. 83).

Anstatt unseren Schatten zu verdrängen, weil wir ihn verteufeln, sollten wir versuchen, ihn uns bewußtzumachen, und ihn als wichtigen Teil unserer selbst annehmen. Wir lernen damit wichtige „Schattierungen" in uns kennen, und unsere ganze Persönlichkeit wird vielfältiger und reicher. Denn die lebende Gestalt „bedarf tiefer Schatten, um plastisch zu erscheinen. Ohne den Schatten bleibt sie ein flächenhaftes Trugbild oder – ein mehr oder weniger wohlerzogenes Kind" (Jung, 1928, S. 262).

Diese Gedanken legen den Schluß nahe, daß alles viel einfacher und positiver werden muß, sobald wir einen bewußten Kontakt zu unserem Schatten aufgenommen haben. So einleuchtend dies auch klingen mag, so lehrt die Erfahrung doch leider, daß die Bewußtwerdung allein nicht ausreicht.

Das Problem besteht nämlich darin, daß Bewußtheit und Schatten sich ähnlich wie Licht und Schatten verhalten – je stärker das Licht wird, desto stärker wird auch der Schatten. So kann sich ein Mensch gerade deshalb mehr und mehr von seinem Schatten entfernen, *weil* er sich über immer mehr Dinge bewußt wird – nämlich dann, wenn er diese Anteile negativ bewertet und infolgedessen versucht, sich ihrer zu entledigen, statt sie zu verstehen und anzunehmen, was am besten durch Liebe geht. Hier spielt auch die Tatsache eine Rolle, daß der Schatten in der Regel „etwas Niedriges, Primitives, Unangepaßtes und Mißliches" ist (Jung, 1940, S. 85). Je bewußter und damit erwachsener ein Teil der Psyche wird, desto weiter wird sich ein Mensch, der sich nur mit diesem lichten Teil seiner selbst identifiziert, von seinen Schattenanteilen wegbewegen und möglicherweise auch mit immer heftigerem Widerwillen auf die Spiele und Spielchen seines Schattens reagieren. Zudem kann die größere Bewußtheit auch die Illusion fördern, daß nun alles bekannt und damit bewußt sei.

Dabei liegt es nahe, daß diese Bewußtwerdung auf Kosten des wirklichen Verstehens der Schattenseite ging und primär die Folge des Wunsches nach schnellem Lösen unangenehmer Probleme war.

Mit anderen Worten: Es besteht im Menschen immer eine Dynamik und damit Spannung zwischen dem Anteil, der seine Ideale verkörpert und vertritt, und dem verspielteren, aber auch destruktiveren Anteil seiner Psyche, der sich in seinem Schatten manifestiert.

Die Ideale des Therapeuten beinhalten nun hohe menschliche Werte, die sich sowohl in dem Bedürfnis, zu helfen und zu heilen, als auch im Wunsch zu leiten ausdrücken. Damit sind die Leitbilder des Therapeuten sowohl denen des Arztes als auch denen des Pfarrers verwandt. Guggenbühl-Craig zitiert in diesem Zusammenhang den hippokratischen Eid: „,Was die Behandlung der Kranken betrifft, so verhalte ich mich nach bestem Wissen und Gewissen und vermeide jede Ungerechtigkeit.' Weiter heißt es: ‚Ich betrachte mein Leben und meine Kunst als heilig.' Dieses hehre Leitbild des Arztes ist dem Sinne nach den meisten Bewohnern der westlichen Welt bekannt." (1971, S. 15)

D.h., sein Beruf und die damit verbundenen Ideale verpflichten den Arzt und ebenso den Therapeuten zu einem hohen Einsatz und zu einer Ethik, die über die vieler anderer Berufe hinausgeht.

So kann er sich z.B. nicht wie mancher Geschäftsmann an feste Ladenschlußzeiten halten und auf sie verweisen, wenn jemand noch Hilfe von ihm möchte, sondern muß auch dann noch mit Engagement für andere dasein, wenn er sich im Grunde entspannen und in sein Privatleben zurückziehen will.

Der Schatten des Therapeuten

Sein Handeln ist in so hohem Maße von der Bedürftigkeit anderer bestimmt, daß er seine eigenen Interessen immer wieder zurückstellen muß.

Da sein Einsatz mehr auf der seelischen als auf der körperlichen Ebene stattfindet, kommt der Psychotherapeut hier auch in Berührung mit den Idealen des Priesters. Damit hat der Therapeut zwar zwei Quellen und Vorbilder, aus denen sich seine Ideale speisen, allerdings auch zwei verschiedene Schattenseiten, die die Ergänzung zu ihnen darstellen. Guggenbühl-Craig nennt diese Schattenseiten den „Scharlatan" und den „falschen Propheten". „Ein schönes historisches Beispiel dieses Wirkens des Scharlatanschattens aus dem 11. Jahrhundert finden wir in den ernstgemeinten Ratschlägen des Archimatheus von Salerno. Er rät unter anderem ‚Dem Kranken versprich Heilung, zu seinen Angehörigen sprich von schwerer Erkrankung. Wird er nicht gesund, so wird man sagen, du sahst den Tod voraus; wird er geheilt, so wächst dein Ruhm.'"

Die dunkle Seite des Priesters dagegen „ist der betrügerische Heuchler, der Mann, der nicht predigt, weil er glaubt, sondern um Einfluß und Macht zu erlangen. Wie beim Arzt die Patienten, so sind es beim Pfarrer sehr oft die Gemeindemitglieder, die, ohne es zu wollen, den dunklen Bruder aktivieren. Der Begleiter des Glaubens ist der Zweifel. Zweifel will aber niemand von einem Pfarrer oder Priester hören, davon hat jeder selber genug." (1971, S. 16)

Diese Schattenseiten haben auch deshalb eine Vielzahl von Wirkungsmöglichkeiten, weil es in der Psychotherapie keine objektiven und damit sicher quantifizierbaren Kriterien zur Beurteilung einer Krankheit bzw. ihrer Besserung gibt (weswegen es immer wieder sehr materialistische Ansätze gab, die aber mehr Unheil stifteten, als daß sie halfen. Vgl. Jung, 1908/14k, S. 178). Geht dagegen jemand z.B. mit einem gebrochenen Bein zu einem Orthopäden, und dieser behandelt es mit dem Erfolg, daß nach einiger Zeit das Bein geheilt ist und der Patient wieder ohne Beschwerden gehen kann, so ist leicht zu erkennen, daß der Orthopäde offensichtlich das Richtige tat.

In der Psychotherapie haben wir es aber mit Störungen zu tun, bei denen es häufig bereits schwierig ist, eine genaue Diagnose zu stellen. Hinzu kommt, daß in vielen Fällen eine mögliche Besserung ebenso wenig sicher quantifizierbar ist, da im Psychischen alles komplexer und weniger faßbar ist, als dies z.B. in der Orthopädie oder allgemein in der Medizin der Fall ist.

Diese Unklarheit der Diagnose bzw. der Maßstäbe, die für die Feststellung einer Besserung, Heilung bzw. des Fortbestehens oder gar der Verschlechterung einer seelischen Krankheit anzulegen sind, kann deshalb leicht dazu führen, daß ein Therapeut das als großen Erfolg und als Beweis seines Könnens verbucht, was sich auch ohne sein Zutun gebessert hätte. Oder daß er gar deshalb etwas als einen Erfolg ansieht, weil er nicht erkennt, daß sich überhaupt nichts verändert hat. Damit ist dem „Scharlatanschatten" natürlich ein weites Betätigungsfeld bereitet.

Sollte sich aber trotz alledem doch ein Zweifel in die Sicherheit bezüglich der Richtigkeit des eigenen Handelns schleichen, so kann der Schatten des falschen Propheten noch das Seinige tun, um eine drohende Einsicht abzuwenden. Der Therapeut kann sich dann einreden, daß die neurotischen Symptome zwar noch fortbestehen, daß der Patient dafür aber eine neue – und natürlich bessere – Weltsicht bekommen hat, daß er besser kommunizieren kann, sich sozialer verhält oder daß er gar einige wichtige Werte kennengelernt hat.

Dieser Mangel an klaren Kontrollmöglichkeiten seiner Leistungen kann für den Therapeuten zu einem sehr großen Problem und einer dementsprechenden Gefahr werden. Er wird nämlich nicht nur unangreifbar, sondern gleichermaßen unerreichbar, da er entweder immer alles besser weiß bzw. versteht oder derart von seinen Fähigkeiten überzeugt ist, daß Zweifel von vornherein nicht mehr in sein Weltbild passen. Dieses Verhalten führt ihn mit der Zeit immer mehr in die Isolation und liefert ihn damit mehr und mehr seinem Schatten aus.

Für viele Therapeuten ist es deshalb trotz all ihres Wissens so schwierig, lebendige Kontakte aufzunehmen und gerade aus fruchtbarer Kritik zu lernen und an ihr zu wachsen. Auch wird der allumfassende Anspruch verständlich, den die verschiedenen psychologischen Schulen erheben, wie auch die zum Teil gnadenlose Vehemenz, mit der eine psychologische Richtung die andere bekämpft. Gerade die Eigenschaften, die kennzeichnend für Psychotherapeuten sein sollten, nämlich Toleranz, Geduld und Einfühlungsvermögen, kommen in diesen Auseinandersetzungen überhaupt nicht mehr zum Tragen. Dabei ist dieses Verhalten nicht nur auf andere Richtungen bezogen, sondern auch innerhalb der Schulen selbst nimmt der Schatten zuweilen unvorstellbare Ausformungen an. So schreibt Guggenbühl-Craig: „Nur an wenigen Orten werden interne Auseinandersetzungen auf unfairere, unbewußtere und destruktivere Weise ausgetragen als unter analysierten und sich offiziell beinah vollständig ‚bewußten' Psychotherapeuten." (1971, S. 87)

Hier scheint sich die Lehranalyse insofern negativ auszuwirken, als sie offensichtlich nicht nur einiges Unbewußtes ins Bewußtsein hob, sondern gleichzeitig auch die Illusion schürte, nun sei alles klar, nun sei man gefeit gegen die Tücken des eigenen Unbewußten.

Daß dieser Schattenanteil weiter verbreitet ist, als wir wahrhaben wollen, können wir unter anderem auch der psychologischen Literatur entnehmen. Viele Autoren implizieren nämlich mit ihrer Art zu schreiben, sie seien normal, die Patienten aber neurotisch. Diese Einstellung ist nicht nur unrichtig, da jeder mehr oder weniger neurotisch ist, sie ist vielmehr auch schädlich für den Therapeuten, weil sie ein enormes Gefälle zwischen ihm und seinen Patienten errichtet. Er ist in diesem Konstrukt der Gesunde, die Patienten sind die Kranken, was schwer vorstellbar macht, wie hier noch eine tiefe Kommunikation entstehen soll oder wie die Patienten ihren Therapeuten gar kritisieren können – d.i. so kritisieren können, daß dieser die Kritik auch annimmt. Darüber hinaus ist ja das Hauptthema in der Therapie der zwischenmenschliche Kontakt, der sich exemplarisch in der Interaktion zwischen Therapeut und Patienten ausdrücken soll, und so liegt die Frage nahe, ob eine derartig abschätzige Haltung des Therapeuten den Sinn und Zweck von Therapie nicht grundsätzlich hintertreibt und ob hier nicht viel mehr sein Schatten als sein Bewußtsein am Werk ist.

Der Schatten des Patienten

Selbst wenn man hier einwendet, daß die therapeutischen Techniken auch ohne eine weitgehend gleichberechtigte Beziehung wirksam sind, so bleibt doch eine Frage unbeantwortet: Was geschieht mit dem Schatten des Patienten? Denn mit Sicherheit wirkt der Schatten des Therapeuten, besonders wenn er ihm unbewußt ist, auf die dunklen Anteile des Patienten. Dieser empfindet sofort, und sei es auch noch so unbewußt, daß hier ein unbewußter Teil im Therapeuten wirksam ist, den er zu seinen Gunsten nutzen bzw. mit dem er sich verbünden kann.

Ich spreche hier von den Widerständen des Patienten, also jenen Energien seiner Psyche, die sich einer Veränderung und damit der Therapie widersetzen. Diese Widerstände bestehen z.B. in unrealistischen Wünschen an den Therapeuten, die deshalb vom Schatten des Patienten bestimmt sind, da sie den Therapeuten überfordern bzw. überführen wollen, um damit die Therapie zum Scheitern zu bringen.

So besteht bei vielen Patienten der berechtigte Wunsch, vor schwierigen und schmerzhaften Prozessen bewahrt zu werden – und je größer ihre Schwierigkeiten sind, desto größer ist dieser Wunsch (vgl. Searles, 1974, S. 175). Der Therapeut soll deshalb ein großer Magier sein, einer, der alles weiß und kann und der deshalb alle Probleme schnell und schmerzlos lösen wird. Der Therapeut sollte am besten ein großer Guru sein, der dem Patienten einmal mit dem Finger auf die Stirn tippt und damit nicht allein alle Schwierigkeiten behebt, sondern gleichzeitig Glückseligkeit gibt.

Zudem besteht der Wunsch, daß der Therapeut ihm, dem jetzt noch hilflosen Patienten, Zugang zu geheimem Wissen vermittelt, das „ihm dann ermöglicht, alle Probleme des Lebens zu lösen" (Guggenbühl-Craig, 1971, S. 26).

Verbindet sich hier der Schatten des Patienten mit dem des Therapeuten, so liegt es nahe, daß dem jeweiligen Agieren kaum noch Grenzen gesetzt sind.

Schatten-Kollusionen

Beispiele für diese „Schatten-Kollusionen" lassen sich heute viele finden. Viele sogenannte Gurus sind in aller Munde und gehen durch die Presse. Und wie viele Therapeuten bieten z.B. Kurztherapien an oder versichern, daß sie das Leben ihrer Patienten ohne Anstrengungen oder irgendwelche Opfer zu großem Wohlergehen bzw. strahlendem Glück verändern werden.

Durch diese Schatten-Kollusion konstelliert sich eine Beziehung wie die zwischen einem Zauberer und seinem Lehrling, die ein gegenseitiges Bestätigen der jeweiligen Schatten bedingt. Denn die „Zauberer-Zauberlehrlings-Phantasien der Patienten beeinflussen auch den Therapeuten sehr stark. Es beginnt sich in ihm selber im Unbewußten der Zauberer oder der Retter zu konstellieren. Er selber beginnt von sich den Eindruck zu haben, er sei tatsächlich jemand mit übernatürlichen Kräften, fähig, durch seine Magie Überirdisches zu bewirken. Die Erwartung und Hoffnung des Patienten, einen mächtigen Zauberer im Therapeuten zu finden, spielt auch bei der Wahl des Therapeuten eine gewisse Rolle. Er sucht sich nicht unbedingt den Therapeuten aus, von dem er wirklich das Gefühl hat, er könne ihm am meisten helfen, sondern den mächtigsten aller Zauberer. Der Analytiker muß möglichst viele Titel haben und durch Bücher bekannt geworden sein." (op. cit., S. 27) Womit den Machtphantasien und dem Machtanspruch des Therapeuten zwangsläufig Tor und Tür geöffnet werden.

Bleibt diese Kollusion unbewußt, so ist es naheliegend, daß sie früher oder später die therapeutische Situation zerstören wird. Denn die Widerstände haben nicht nur die Absicht, die Therapie zu behindern, sondern streben auch aktiv danach, sie ganz zu beenden. Bei diesem Agieren der Widerstände mit Hilfe des Schattens wird aber auch eine andere Seite des Schattens deutlich. Ein durchaus positiver Anteil besteht nämlich darin, daß der Therapeut auf die Probe gestellt wird. Fällt er auf den Schatten und seine Machenschaften herein, so ist er offensichtlich nicht in der Lage, einem Patienten wirkliche Hilfe zu geben, und es kann dann sogar sinnvoll sein, die Therapie abzubrechen, bevor der Patient z.B. in tiefe Prozesse kommt, in denen er durch das Unvermögen des Therapeuten allein gelassen und verletzt wird.

Ist der Therapeut selbst dagegen mehr in Kontakt mit seinem Schatten und versteht deshalb die Winkelzüge des Schattens seines Patienten, so fühlt sich dieser zwar einerseits entdeckt und damit auch etwas unwohl, andererseits aber auch sicherer und vertrauensvoller, da er erlebt, daß sein Therapeut dem Schatten und den Widerständen nicht so ausgeliefert ist wie er selbst. Und er fühlt sich u.U. auch erleichtert, wenn er vielleicht gerade deshalb therapeutische Hilfe gesucht hat, weil er wahrgenommen hatte, daß Kräfte in ihm wirkten, die er weder verstehen noch handhaben konnte.

Dies wirft ein Licht auf die Vielfalt von Beziehungsmöglichkeiten, Kontakten und Verstrickungen, die sich zwischen Therapeuten und Patienten – und natürlich auch in allen anderen Beziehungen – entwickeln können. Um von den angeführten Wechselwirkungen zu einer noch tieferen Dimension gelangen zu können, möchte ich kurz zusammenfassen, wie sich, vom Schatten ausgehend, der Kontakt zwischen Therapeut und Patient gestaltet.

Wir haben gesehen, daß der Schatten die Kehrseite zu den bewußten positiven Eigenschaften und Einstellungen ist. Der negative Schattenanteil des Patienten versucht dadurch Macht zu bekommen, daß er die Situation beherrscht, indem er entweder jegliche Veränderung verhindert oder zumindest die bequemste Lösung anstrebt oder versucht, seine Größenphantasien auszuleben, z.B. in Form der Zauberer-Zauberlehrlings-Kollusion. Der positive Aspekt des Schattens besteht dagegen in der Prüfung des Therapeuten, die den Patienten vor tieferen Verletzungen und Enttäuschungen bewahrt.

Der Schatten des Therapeuten besteht darin, daß er den Patienten gern zu einem abhängigen, begeisterten und willfährigen Jünger machen möchte. Er möchte ein großer Guru und Zauberer sein, der alles über das Leben weiß und dieses Wissen von seinem Podest herunter seinen Bewunderern weitergibt.

Das Positive dieses Schattens ist darin zu sehen, daß er dem Therapeuten ein vorzügliches Mittel bietet, sich in die Widerstände seiner Patienten einzufühlen und zu erkennen, was sie vermeiden, verschleiern, befürchten bzw. von ihm benötigen. *D.h., der negative Anteil des Schattens ist mit Machtanspruch gekoppelt. Der positive mit Einfühlsamkeit, Verständnis, Akzeptieren.*

Der Archetyp

Unter dieser Polarität befindet sich aber noch eine umfassendere Dimension. Es ist die Beziehung zwischen dem Kranken und dem Heilenden. Diese Beziehung ist deshalb so bedeutsam, weil sie weit über den Rahmen von Therapeut und Patient hinausgeht. Sie findet sich auch nicht allein in dem Verhältnis von Arzt und Patient, Sozialarbeiter und Betreutem etc., sondern verkörpert etwas so Grundlegendes wie das Verhältnis „zwischen Mann–Frau, Vater–Sohn, Mutter–Kind usw. Sie ist archetypisch im Sinne von C. G. Jung." (Guggenbühl-Craig, 1971, S. 59)

Um die vielfältigen Gesichter der therapeutischen Macht aufzeigen zu können, ist der Begriff des Archetyps mindestens so wichtig wie der des Schattens. Deshalb werde ich im folgenden zu vermitteln versuchen, was Jung darunter verstand.

Zunächst müssen wir uns vor Augen führen, daß Jung im Unterschied zu Freud zwischen einem persönlichen und einem kollektiven Unbewußten unterscheidet. Er schreibt dazu: „Unsere bisherige Erfahrung von der Natur unbewußter Inhalte erlaubt uns aber eine gewisse allgemeine Einteilung derselben. Wir können ein *persönliches* Unbewußtes unterscheiden, welches alle Akquisitionen der persönlichen Existenz umfaßt, also Vergessenes, Verdrängtes, unterschwellig Wahrgenommenes, Gedachtes und Gefühltes. Neben diesen persönlichen unbewußten Inhalten gibt es aber andere Inhalte, die nicht aus persönlichen Akquisitionen, sondern aus der ererbten Möglichkeit des psychischen Funktionierens überhaupt, nämlich aus der ererbten Hirnstruktur stammen. Das sind die mythologischen Zusammenhänge, die Motive und Bilder, die jederzeit und überall ohne historische Tradition oder Migration neu entstehen können. Diese Inhalte bezeichne ich als *kollektiv* unbewußt." (1921/ 50, S. 527; vgl. ebenso 1935a, S. 14)

Die Inhalte des kollektiven Unbewußten nennt Jung die Archetypen. Er versteht darunter „ein Apriori aller menschlichen Tätigkeiten" (1939/54, S. 93), das sich deutlich vom Individualpsychischen unterscheidet, gleichzeitig aber dessen Grundlage bildet. Jung gibt damit dem Archetypus eine so große Allgemeingültigkeit, daß es nicht verwundert, wenn er ihn der platonischen Idee gleichsetzt (ebd., S. 91). Platon hat bekanntlich gelehrt, daß die Welt um uns herum nur ein Abbild einer idealen, unveränderlichen, göttlichen Welt sei. Diese göttliche Welt befinde sich an einem „überhimmlischen Ort" (Phaidros 247c) und sei in sich feststehend und unveränderlich. In dem Dialog *Timaios* beschreibt er dann, wie die veränderliche Welt dadurch entstanden sei, daß der „Demiurg" mit Blick auf die Ideen die werdende und damit veränderliche Welt geschaffen habe.

Zu erklären, wie Platon dies gemeint hat, würde über den Rahmen dieses Buches hinausgehen. Wir müssen uns hier mit dem Hinweis begnügen, daß Platon mit dem Demiurg das Problem der Teilhabe ansprach, nämlich wie das Veränderliche am Unveränderlichen teilhaben könne (vgl. v. Stepski-Doliwa, 1980). Genau dieses Problem der Teilhabe des individuellen am kollektiven Unbewußten wurde mir bei Jung nicht deutlich. Es wurde mir weder klar, ob er die Archetypen als von der Psyche geschaffen (vgl. Fetscher, 1978 und Jacobi, 1978) oder als unabhängige Urbilder gemäß den platonischen Ideen sieht (Jung, 1939/54, S. 91). Ebensowenig wurde deutlich, wie die individuelle Psyche an diesen universellen Gebilden teilhat.

Jung versteht unter Archetypen allgemeine Symbole und Beziehungen wie Weiser, große Mutter, Leben–Tod, Mutter–Tochter, Vater–Sohn, Mensch–Gott, Heilender–Kranker.

Kranker–Heilender

Sehen wir uns diese Beziehungen und ihre Symbolgehalte an, so wird deren Allgemeingültigkeit sofort deutlich, denn wir erfassen deren Bedeutung nicht nur unmittelbar, sondern können sie leicht auch in der Ausprägung anderer Kulturen in ihrer Essenz wiedererkennen. So mag das Verhältnis von Kranken und Heilenden in verschiedenen Kulturen noch so unterschiedlich sein, das Wesentliche wird aber allen gemeinsam sein, nämlich daß ein Mensch krank und bedürftig ist und ein anderer ihm durch sein Wissen und seinen Einsatz zu helfen sucht. Dazu ist allen noch so verschiedenen Ausprägungen gemeinsam, daß der Archetypus sich nicht nur äußerlich, sondern auch innerlich konstelliert. Das heißt, daß das Verhältnis Kranker–Heilender nicht nur zwischen zwei Menschen entsteht, sondern daß es in jedem Menschen selbst angelegt ist. Sowohl der Arzt als auch der Kranke müssen also den *ganzen* Archetypus in sich aushalten, derart, daß der Arzt sich nicht nur in Kontakt mit seinen gesunden und starken, sondern ebenso mit seinen schwachen und verwundeten Seiten erlebt. Nur der kann wirklich heilen, der sich auch wirklich einfühlen kann.

Ebenso verhält es sich beim Kranken. Wenn dieser nur in Kontakt mit dem Kranken in sich ist, kann er nicht genesen. Er aktiviert nämlich nicht den Heiler in sich. Nur wenn er den Heiler in sich entdeckt, entwickelt er die Kräfte, die ihn gesunden lassen. Wenn nun also sowohl der Arzt als auch der Patient sowohl die kranke, verletzte Seite als auch die heilenden, gesunden Kräfte in sich erleben, kann es kein Gefälle in der Beziehung zwischen beiden geben und damit auch keine Macht-Konstellation.

Fühlt der Heiler sich aber in erster Linie überlegen, gesund und stark, so wird er seinen Patienten weder nachempfinden noch verstehen können, und es wird sich zwangsläufig eine Beziehung der Macht und Stärke ergeben, die dazu den Patienten auch noch auf sein Kranksein festschreibt und ihn damit hindert, gesund zu werden. Hält der Therapeut oder Arzt die Spannung der beiden Pole dieses Archetypus aber aus, so kann er die wahren heilenden Fähigkeiten entwickeln.

„Der alte Landarzt, der Doktor, der die ganze Familie kennt, mag als Prototyp des Trägers eines ungespaltenen Arzt-Kranker-Archetypus erscheinen. Er hatte keine Macht, aber wenn er erschien, dann beruhigten sich die fiebrigen Kinder. Vielleicht trug er schäbige, zerknitterte Kleider, sein Aussehen war bescheiden, oft neigte er etwas zum Alkoholismus und versuchte, durch den Alkohol der ungeheuren Spannung auszuweichen, unter der er als Mann, der dauernd beide Pole des Archetypus erlebte, litt. Aber er hatte keinen Größenwahn, er war der gute, ‚verwundete Arzt‘." (Guggenbühl-Craig, 1971, S. 68)

In diesen Ausführungen von Guggenbühl-Craig wird nochmals deutlich, wie wichtig es für die Beziehung des Heilers zu seinen Patienten ist, daß der Heiler seine eigenen Wunden spürt und aushält. Nur wenn dies von ihm geleistet wird, entsteht jenes Band von Vertrauen und Geborgenheit, das den Rahmen für Heilung bietet.

Es scheint aber ein Charakteristikum der menschlichen Psyche zu sein, daß es ihr schwerfällt, Polaritäten auszuhalten. Viele Menschen sprechen z.B. von sich so, als wären sie stets nur von einem Gefühl bestimmt – entweder sind sie fröhlich oder traurig, entweder sind sie gut oder böse.

Daß wir zur gleichen Zeit zum gleichen Erlebnis verschiedene Gefühle haben können, ist vielen Menschen unbekannt und wird mehr oder weniger heftig abgelehnt. Was wir aber nicht wahrhaben wollen, das unterdrücken wir – sowohl in uns als auch in anderen.

Dies scheint ein Grund für die starke Machtkomponente in der Therapie zu sein, und es scheint die Tatsache zu erklären, warum jene so wenig thematisiert wird.

Der ständige Umgang mit Menschen, die z.T. sehr Schweres erleiden müssen, löst im Therapeuten eine Vielzahl von Gefühlen aus, die schwer auszuhalten sind und die er deshalb gerne unterdrückt. Denn die Schwierigkeiten der Patienten lassen in ihm immer wieder den kranken Teil seines Kranken-Heiler-Archetypus aufleben, den er lieber unterdrückt – oder von dem er sogar denkt, daß er ihn unterdrücken muß, weil er annimmt, er müsse vollkommen gesund sein, um helfen zu können.

Und er ist auch deshalb geneigt, den schwachen Teil des Archetyps zu unterdrücken, weil dieser ihn mit tiefen menschlichen Ängsten in Berührung bringt, die die meisten von uns fliehen. Es sind die Gedanken über Leben und Tod und die ständige Bedrohung unserer Existenz. Wir alle wissen nämlich aus eigenen und den Erfahrungen anderer, wie schnell wir uns verletzen können bzw. verletzt werden und wie unvermittelt und unerwartet wir mit dem Tod konfrontiert werden. Diese ständige Bedrohung ist kaum auszuhalten. Wir verdrängen sie deshalb, projizieren sie auf andere: „Natürlich mußte das ihm passieren, wie kann man nur so dumm sein!" und gehen in unsere Größenphantasie: „Mir kann das nie passieren!"

Dem Therapeuten fällt diese Verdrängung aber vielfach schwerer als anderen Menschen, da er täglich für viele Stunden mit dem Leiden anderer auf sehr unmittelbare Weise konfrontiert ist. Dazu spürt er, daß manches, was seine Patienten betrifft, auch für ihn gilt. Auch er hat trotz vieler Jahre eigener Analyse Anteile, mit denen er nicht zurechtkommt. Auch er hat in manchen Situationen Schwierigkeiten, sich abzugrenzen, sich verständlich zu machen, offen mit sich und anderen umzugehen.

Außerdem wird er entweder in seiner eigenen Analyse oder in bestimmten Situationen in seinem Leben mit der Tatsache in Berührung gekommen sein, daß er, wie die meisten anderen Menschen auch, nicht nur neurotische, sondern auch psychotische Anteile hat – daß auch er sein „geteiltes Selbst" (Laing, 1976) hat. Diese Tatsache kann aber so viel Angst erzeugen, daß er sie zum Teil weder in sich noch in anderen sehen bzw. wahrhaben möchte. Hinzu kommt, daß unter normalen Belastungen tiefer liegende Konflikte keine allzu große Bedrohung darstellen, da sich gewöhnlich mit der Zeit ausgleichende und stützende Strukturen in der Psyche gebildet haben, die diese Schwachstellen ausgleichen (Jung, 1928, S. 280). In Krisenzeiten dagegen werden diese Stützen besonders belastet, und die Gefahr einer Dekompensation wird größer.

Die permanenten Belastungen, denen der Therapeut ausgesetzt ist, können sich wie eine ständige Überforderung auswirken. Da dies sehr bedrohlich auf ihn wirkt, wird er sich zu schützen versuchen bzw. zur Wehr setzen. Dabei ist die Versuchung groß, daß er seine Zuflucht bei der Macht sucht, da er sich nun einbilden kann, alles andere denn schwach zu sein.

Er wird damit weniger erreichbar, dafür aber überheblicher und anmaßender und nimmt Verantwortung auf sich, für die er überhaupt nicht zuständig ist, oder er vertritt leichtfertig irgendwelche Theorien oder Werte, die angeblich gute Hilfe leisten sollen. Er übersieht damit vollkommen, daß er über seine Patienten hinweggeht, daß er ihre Gefühle wenig achtet und ihnen durch seine Lösungsangebote die Möglichkeit nimmt, durch das Finden eigener Lösungen zu wachsen. Bewußt wird er es wohl nicht merken. Unbewußt sind dagegen Kräfte am Werk, die genau dies erreichen wollen, denn sein machtvolles Verhalten bedingt, daß seine Patienten sich verschließen und er damit von weiteren Anstrengungen bzw. Verletzungen verschont bleibt.

Um auf die auf S. 242 erwähnten Beispiele zurückzukommen, muß gefragt werden, was hier die jeweiligen Therapeuten vermieden. Es könnte sein, daß die glückliche Ehe des einen Patienten die Analytikerin in Kontakt mit ihren eigenen Wünschen nach einer festen und dauerhaften Beziehung brachte. Anstatt diese Wunde in sich selbst zu ertragen, ging sie in den Machtaspekt und ermunterte die starke Seite ihres Patienten, damit sie selber ihre Verletztheit und ihren Schmerz nicht spüren mußte.

Der Therapeut, dessen Patientin nach wenigen Sitzungen ihre langjährige Beziehung beendete, könnte selber Schwierigkeiten in seiner Beziehung gehabt und deshalb seine Patientin ermuntert haben, den Teil zu leben, den er selber unterdrückte. Durch ihre Stärke mußte er einerseits nicht noch mehr seine Schwäche spüren, und andererseits konnte er durch sie etwas leben, zu dem er selber nicht stehen konnte.

Die Heilung der schizophrenen Mary Barnes ist offensichtlich der Tatsache zu verdanken, daß ihr Therapeut so sehr mit seinen Wunden in Berührung war, daß er sie bis in die erschreckende Tiefe der Dekompensation begleiten konnte.

Und bei dem Analytiker, der seiner Analysandin eine Therapie anbot, obwohl sie kein Honorar bezahlen konnte, handelte es sich vielleicht ebenfalls um einen Therapeuten, der in sich deutlich den Verwundeten und Kranken fühlte und der deshalb die Not dieser Frau wahrnahm und durch die Anteilnahme ihre Agoraphobie heilte.

Archetyp und Schatten

Je weniger der Therapeut dagegen seine eigenen Ängste kennt und je weniger er dementsprechend mit seinem eigenen Kranksein in Kontakt gekommen ist bzw. je weniger er aus eigener Erfahrung weiß, wie es ist, hilflos und verzweifelt zu sein, desto weniger wird er die Polaritäten des Archetyps in sich aushalten können. Die Folge davon ist, daß der Archetyp in einen bewußten und einen unbewußten Teil gespalten wird. Der bewußte wird vom Therapeuten, der unbewußte, kranke vom Patienten verkörpert. Damit werden auf den Patienten die Anteile projiziert, die der Therapeut abwehrt, und der Therapeut lebt vorwiegend die Anteile, die der Patient nicht lebt.

Diese Abwehr der eigenen schwachen, kranken, bedrohten Seiten führt dazu, daß der Therapeut den Patienten ebenso bewertet, wie er seine eigenen Anteile ablehnt. Dies hat zur Folge, daß der Patient seinerseits seine schwachen Anteile nicht annehmen kann, was ihn in eine sehr mißliche Lage bringt. Er wird durch die Spaltung, die der Therapeut lebt, dazu gebracht, den kranken Teil seines Archetyps zu nähren. Gleichzeitig lehnt er sich ab, da er spürt, daß sein Therapeut diesen Teil zurückweist und abspaltet.

Die ablehnende Haltung des Therapeuten seinen eigenen und damit auch den Schwächen seiner Patienten gegenüber ruft natürlich den

Schatten der Patienten auf den Plan. Zwar fügen sich die Patienten auf einer bewußteren Ebene dem negativen Urteil ihres Therapeuten. Im Untergrund aber rebellieren sie, da sie spüren, daß der Therapeut hier eigene Probleme in die Beziehung einbringt, die er auch noch zu vertuschen sucht. Der Patientenschatten wird deshalb bemüht sein, den Therapeuten genau an den Stellen zu treffen, wo dieser etwas nicht bewußt lebt und wo er etwas zu verbergen sucht. Versteht der Therapeut diese Aggression seiner Patienten nicht als Hilfe für sich und als einen Hilferuf der Patienten, und ist er deshalb nicht in der Lage, die Wärme und das Verständnis zu geben, die sie benötigen, sondern erlebt er sie vielmehr nur als Angreifer, dann wird er sich auf sein Machtpodest zurückziehen und dementsprechend unerreichbar sein. Dies kann sehr leicht zu einer Eskalation führen, da gewöhnlich ein Patient um so mehr agiert, je mehr der Therapeut sich hinter der Kälte seiner Macht verbirgt. In den meisten Fällen kommt es nicht soweit, weil der Patient notgedrungen nachgibt, da er ja einerseits spürt, daß er in der schwächeren Position ist, und andererseits häufig diese Machtkollusion bereits aus seiner Kindheit kennt.

Tragisch an dieser Situation ist natürlich, daß der Patient gerade in bezug auf die Spaltung seines Archetyps keine neue Erfahrung macht, sondern in seinen alten Bahnen festgeschrieben wird.

Ebenso bedauerlich ist es, daß hiermit die Motive für die Machtausübung des Therapeuten über den Patienten noch nicht erschöpft sind. Guggenbühl-Craig weist z.B. auf noch vier weitere hin, deren Bedeutung auf der Hand liegt.

Zweifel und Macht

Das erste Motiv besteht darin, Macht als Kompensation des Zweifels einzusetzen. Zum Zweifeln besteht in der Therapie bekanntlich immer Grund. Denn wie wir bereits sahen, fehlen dem Therapeuten die objektiven Kriterien, an denen er festmachen kann, ob sein Handeln richtig oder falsch ist. Dadurch bleibt immer ein Zweifel – und der sollte meiner Ansicht nach auch bleiben, da er die beste

Handhabe gegen den Schatten und den Machtanspruch des Therapeuten ist. Kompensiert der Therapeut diesen Zweifel durch seinen Machtanspruch und wird er dadurch übermäßig sicher, so wird er für den Patienten unerreichbar.

Dabei müssen wir uns vor Augen halten, wie schwierig es manchmal ist, den ständigen Zweifel auszuhalten, und wie groß deshalb die Versuchung ist, Zuflucht beim Machtschatten zu suchen. Die ständige Anspannung und Ungewißheit verführt den Therapeuten leicht dazu, seine Macht einzusetzen und deshalb vor sich und vor seinen Patienten darauf zu bestehen, daß das, was er meint oder unternimmt, gut und richtig ist.

Sosehr diese Machthaltung aus dem Druck heraus zu verstehen ist, so ist sie doch für den weiteren Verlauf der Therapie ein großer Feind des Therapeuten. Denn die Ausübung von Macht ruft zwangsläufig die aggressiven Anteile seiner Patienten hervor, was leicht zu einem Machtkampf führen kann, der niemandem dient.

Viel sinnvoller, als den Zweifel abzulehnen, ist, ihn als einen Teil des Kranken-Heiler-Archetyps anzunehmen, da ein wesentlicher Zug dieses Archetypus darin besteht, daß der Heilende nie sicher sein kann, *was* genau die Heilung bewirkte und *ob* sie tatsächlich von Dauer ist.

Durch diese Überlegungen kommen wir zu einer weiteren Schwierigkeit, die den Therapeuten dazu verführen kann, durch Macht seine Unsicherheit auszugleichen oder dieser auszuweichen. Es ist die Spannung, die von den vielen Paradoxien ausgeht, mit denen der Therapeut konfrontiert wird. Diese Paradoxien liegen bereits in der therapeutischen Situation selbst begründet, die sehr asymmetrisch ist.

Wir finden hier auf der einen Seite den Therapeuten, der viel an sich gearbeitet hat, der mit manchen Teilen seiner selbst in Berührung gekommen ist und dem es deshalb etwas leichter fällt, seine Probleme zu akzeptieren oder zu formulieren. Auf der anderen Seite steht der Patient, der in die Therapie kommt, weil er Schwierigkeiten hat, weil er häufig seine Gefühle nicht ausdrücken kann, und der in den meisten Fällen noch nicht viel Erfahrung mit seinem Seelenleben bzw. seinem Unbewußten hat.

Das Paradoxon von Ähnlichkeit und Unähnlichkeit

Das Paradoxon besteht nun darin, daß ein Therapeut dem Patienten um so ähnlicher ist, je unerfahrener er ist. Damit ist die Asymmetrie eher gering, d.h. Patient und Therapeut sind auf sehr ähnlichen Ebenen und können deshalb leichter miteinander kommunizieren. Auf der anderen Seite kann der unerfahrene Therapeut zwangsläufig weniger helfen als ein erfahrener. Die Spaltung des Archetyps – hier gesunder Therapeut, dort kranker Patient – ist hier noch nicht besonders groß, dafür ist aber in vielen Fällen die Hilfeleistung entsprechend.

Je älter aber „der Analytiker wird, je größer seine Erfahrung, desto unsymmetrischer wird" die Beziehung. „Die Herausforderung des Patienten gegenüber den psychischen Vorgängen im Analytiker wird immer kleiner. Die Spaltung des Archetyps – hier gesunder Arzt, dort kranker Patient – macht den Dialog langsam sehr schwierig. Was der Patient von sich gibt, wird das ganz Andere, das, was eigentlich den Analytiker letztlich nicht mehr berührt. Allerdings gibt es unter den Analytikern echte ‚verwundete Heiler‘, Therapeuten, die den Archetyp nicht gespalten haben. Diese werden sozusagen dauernd auch vom Patienten analysiert und durchleuchtet. Er sieht immer wieder, wie die Problematik des Patienten seine eigene Problematik konstelliert und umgekehrt und arbeitet deshalb offen nicht nur am Patienten, sondern auch an sich. Er bleibt dauernd selber auch Patient. Aber leider geschieht es doch immer noch allzu oft, daß dem nicht so ist, daß der Analytiker mehr und mehr in die Rolle des ‚Nur-Heilers‘, des falschen Propheten und unbewußten Scharlatans verfällt." (Guggenbühl-Craig, 1971, S. 89)

Wenn der Therapeut bereits in den beiden erwähnten Fällen, im Aushalten des Zweifels und der Paradoxien, in die Abwehr durch Macht verfällt, wie leicht wird er dann auf diese Abwehrform zurückgreifen, wenn es um Sexualität geht.

Sexualität und Macht

Sexualität im allgemeinen ist bekanntlich ein wichtiges Thema in der Therapie. Natürlich nimmt sie nicht mehr so viel Raum ein wie zu Freuds Zeiten. Und dazu habe ich oft die Erfahrung gemacht, daß Patienten das Gespräch auf Sexualität lenken, weil sie Brisanteres vermeiden wollen.

Trotzdem bleibt die Sexualität ein anspruchsvolles Thema, weil damit viele Gefühle, viel Energie und etwas sehr Intimes verbunden sind. Dazu kommt, daß hier ein klarer Tabubereich zwischen Therapeut und Patient besteht.

Besonders im Rahmen der Körpertherapie ist dieser Tabubereich auffällig. Denn diese Therapieform bietet viel Nähe und viel Körperkontakt. Es wird hier umarmt, gehalten, massiert und ähnliches mehr. Und ich habe sogar erlebt, daß Therapeuten sich am Ende einer Sitzung einen Kuß auf die Lippen geben ließen. Doch das Berühren der Genitalien oder gar der Geschlechtsverkehr sind tabu.

Dieses eindeutige Tabu stellt einerseits eine große Hilfe dar, weil klare Grenzen gezogen werden. Auf der anderen Seite bringt es den Therapeuten in ein Dilemma. Denn alles, was tabuisiert wird, wird automatisch besonders attraktiv (siehe auch Kapitel „Die Beziehung zwischen Therapeut und Patient" ab S. 276). Bekannt ist die Korrelation von Angst mit der Attraktion des Gefürchteten (vgl. Balint, 1987). D.h., wenn jemand z.B. große Angst vor Nähe hat, weil er vielleicht befürchtet, verletzt zu werden, dann verliebt er sich leicht in unerreichbare Menschen, z.B. in Schauspieler der 20er Jahre, die naturgemäß entweder sehr alt oder bereits gestorben sind.

Die Unerreichbarkeit des Therapeuten konstelliert genau diese Form von Attraktion für den Patienten. Dabei ergibt sich für den Therapeuten eine widerspruchsvolle Situation. Je mehr er blind das Tabu verfolgt, ohne zu wissen, wozu es dient, und je weniger er sich bewußt ist, was zwischen ihm und seinem Patienten geschieht, desto gefährdeter ist er. Denn auch für ihn können Tabus eine besondere Anziehung besitzen und darum auch seinen Schatten aktivieren. Je weniger der Therapeut sich dessen bewußt ist, je weniger er weiß, wie er darauf reagieren soll, desto mehr wird ihn die Situation ängstigen. Er wird deshalb leicht dazu verleitet, in der Stärke und der Macht Schutz zu suchen. Er wird dann beispielsweise den Patienten abrupt zurückweisen, belehren, mit Ironie reagieren und ähnliches mehr.

Der einzige Weg, mit der Situation so umzugehen, daß weder er noch seine Patienten verletzt werden, ist, sich seine Gefühle, seinen Schatten und seine Machtwünsche einzugestehen. Das eröffnet ihm nicht nur die Möglichkeit, festzustellen und zu analysieren, was in ihm geschieht, sondern er kann mittels der Gegenübertragung auch nachempfinden, was der Patient erlebt.

Heterosexualität, Homosexualität und Erotik

Wenn der Umgang mit heterosexuellen Energien, die in unserer Gesellschaft viel weniger tabuisiert werden, bereits so schwierig ist, so kann man sich leicht vorstellen, wie schwer es ist, auf Homosexualität in der Therapie angemessen zu reagieren.

Dabei nahm Freud z.B. an, das Kleinkind sei „polymorph pervers" (1905d, S. 92), werde aber zur Heterosexualität erzogen, womit er zum Ausdruck brachte, daß homoerotische Gefühle in mehr oder weniger sublimierter Form uns allen gemeinsam sind.

Obwohl bereits in dem Ausdruck „polymorph pervers" eine deutliche Negativbewertung mitschwingt, ist es trotzdem Freuds Verdienst, die Vielfalt der menschlichen erotischen und sexuellen Ausdrucksformen erforscht zu haben. Geändert hat sich seit seiner Zeit aber immer noch nicht viel. Homosexuelle werden immer noch diskriminiert, mehr oder weniger offen abgelehnt oder mit einer Scheinliberalität behandelt.

Diese Haltung ist in zweierlei Hinsicht problematisch: Einerseits maßen sich Menschen an, über das sexuelle Verhalten anderer zu urteilen, und andererseits ist die zwangsläufige Folge dieser Verurteilung der anderen, daß sie sich selbst ebenso, wenn nicht sogar noch heftiger für ihre latente Homoerotik ablehnen. Dies hat zur Folge, daß die homoerotischen und homosexuellen Gefühle stark verdrängt werden. Weil nun aber homosexuelle Gefühle in verschiedener Ausprägung bei allen vorhanden und selbst von einem wenig geübten Beobachter leicht zu erkennen sind, zieht ihre Verdrängung Probleme nach sich. Dazu sind diese Gefühle nicht nur vorhanden, sondern sogar von entscheidender Bedeutung für den zwischenmenschlichen Kontakt.

Denn „zwei Männer, die sich gern haben, oder zwei Frauen, die befreundet sind, dürfen sich körperlich nicht abstoßen. Es kann niemand jemanden zum Freund haben, dessen körperliche Gegenwart ihn anekelt. Es muß ihm Vergnügen bereiten, mit diesem zu essen, zu wandern, seinen Atem zu hören usw. Er darf nicht nur keinen Ekel gegenüber dem Körper des anderen fühlen, er muß auch körperlich sich wohl in der Nähe des anderen fühlen und irgendein angenehmes Gefühl während der körperlichen Gegenwart des anderen erleben. Ein Freund muß die körperliche Seite des anderen als angenehm empfinden. Vielleicht ist es dieses erotische Gefühl, wovon Sokrates letztlich sprach. Er betont ja immer wieder, daß er keine homosexuellen Handlungen vornahm, sondern lediglich erotische Gefühle dieser Art empfand." (Guggenbühl-Craig, 1971, S. 47)

Dies bedeutet aber, daß in jeder engeren Beziehung zwischen zwei Menschen erotische Gefühle vorhanden sind, nein, vorhanden sein müssen, damit eine entsprechende Nähe entstehen kann. Ist diese Nähe nicht da, kann der eine den anderen z.B. „nicht riechen", so wird die Beziehung früher oder später auseinanderbrechen. Therapie ist auch solch eine enge Beziehung, wo der eine den anderen mögen, spüren und „riechen" können muß. Ist diese Basis nicht gegeben, so wird sich nicht jenes Verhältnis ergeben, das über schwierigere Wegstrecken hinwegträgt. Diese gemeinsamen Antennen bzw. Schwingungen können von vielen Therapeuten nicht leicht ausgehalten werden. „Sobald die körperlichen Schwingungen gespürt werden, sei es in Phantasien oder in Träumen, so wird von latenter Homosexualität gesprochen, und die Sache wird dem Analytiker peinlich. Die körperliche Seite des Eros wird weggeschoben und zerstört. Der in Freudianischer Psychologie Geschulte wird wenigstens von der Homosexualität sprechen, nämlich als latente oder sublimierte Homosexualität, und so wird diese Seite des Eros zwar pathologisiert, aber doch als Phänomen ernst genommen. Es

266

wird von homosexueller Übertragung gesprochen, diese zwar nicht verdammt, aber doch als etwas angesehen, was sublimiert werden sollte.

Viele Jungianische Psychologen aber versuchen, sich dieser Verwicklung durch den Eros wiederum zu entziehen, indem sie gar nicht auf versteckte oder mehr oder weniger offene sexuelle Äußerungen eingehen oder dies dann sofort wieder auf einer höheren Ebene verstehen wollen." (ebd., S. 47/48)

Erotik und Macht

Dabei ist vielen Therapeuten die Illusion gemeinsam, sie lehnten die erotischen Gefühle „zugunsten" und „zum Besten" des Patienten ab, ohne sich dabei bewußt zu sein, daß Therapie selbst eine erotische Tätigkeit ist, die als solche gesehen und geschützt werden muß, da sonst der Schatten des Therapeuten diese Gefühle agiert, nämlich derart, daß er erotisch nur auf sich selbst und nicht auf den Patienten bezogen ist.

Eine derartige Selbstbezogenheit löst beim Patienten vielerlei Gefühle aus. Einerseits Wut darüber, daß seine Gefühle so wenig erwidert werden. Andererseits wird aber auch der Wunsch geweckt, doch noch verstanden zu werden, weswegen es ihm schwerfallen wird, sich zurückzunehmen – und zwar besonders, wenn er in seiner Kindheit bereits ähnliches erleben und erleiden mußte.

Schließlich ergibt sich noch die Tragik, daß der Therapeut sich um so mehr verschließt, je mehr Gefühle er empfindet, da er meint, sich so am besten vor der Erotik schützen zu können. Die Situation spitzt sich zu, wenn der Patient ganz kindlich naiv auf den Therapeuten zugeht und sich dieser hinter seiner Machtabwehr verschließt. So kann der Patient zutiefst getroffen werden, versuchte er doch wieder einmal, sein Herz zu öffnen, und wurde erneut nicht verstanden, vielmehr sogar abgelehnt. Dies kann nicht nur für den Verlauf der Therapie, sondern auch für die seelische Entwicklung dieses Menschen verheerende Folgen haben, weil er erneut die Kränkung des zurückgewiesenen Kindes erlebt.

Todestrieb und Macht

Zum Schluß möchte ich noch ein Motiv ansprechen, das den Therapeuten veranlassen kann, sich hinter seiner Macht zu verschanzen. Bekanntlich erstaunten Freud „die rätselhaften Wiederholungszwänge, die sich bei Traumatisierten zeigten" (Widmer, 1984, S. 1060), derart, daß er sich veranlaßt sah, einen Todestrieb zu postulieren (1920g). Er verstand darunter eine negative Energie, die gegen das Leben arbeitet. Dazu sah er eine Verbindung zwischen Todestrieb und Über-Ich. Interessant für uns ist, daß die analytische Literatur heute noch vollkommen uneins über die Existenz eines Todestriebs ist.

Ob Freud nun tatsächlich einen Todestrieb gefunden hat oder nur bestimmte Tendenzen als einen solchen Trieb verkannte, ist für unseren Zusammenhang von zweitrangiger Bedeutung. Viel wichtiger für mich ist allerdings das Gefühl, das sich in diesem Erklärungsversuch ausdrückt. Freud formuliert hier deutlich seine Betroffenheit angesichts der Tatsache, daß viele Menschen wider besseres Wissen immer wieder genau das tun, was ihnen schadet, sie gefährdet oder schließlich gar vernichtet.

Freud nannte dieses Phänomen „Todestrieb". Vielleicht entspricht dieser Terminus seiner Betroffenheit und der Hilflosigkeit, die mancher Patient im Therapeuten auslösen kann. Denn die zerstörerischen Tendenzen des Patienten können den Therapeuten an die Grenzen dessen treiben, was er ertragen kann.

Hinter diesen selbstzerstörerischen Anteilen beim Patienten kann aber auch noch etwas anderes verborgen sein. Die eigene Zerstörung kann nur vorgeschoben sein, um hinter der masochistischen Maske den Sadismus gegen den Therapeuten ausleben zu können. Natürlich haben wir es in solchen Fällen mit massiven Haßgefühlen zu tun, die z.B. kennzeichnend für eine Borderline-Störung sein können.

Fühlt sich der Therapeut in dieser Situation nur ohnmächtig und schützt sich gar durch seine Machtabwehr, dann verliert er die Möglichkeit zu verstehen, warum der Patient zu diesen Mitteln greifen muß. Es kann nämlich sein, daß der Patient seinen Therapeuten als unerreichbar erlebt, daß er sich verlassen fühlt und daß der Therapeut als Gegenübertragung die Hilflosigkeit spürt, unter der der Patient leidet. Und so kann es ebenfalls sein, daß die Schmerzen, die der Patient sich zufügt, weniger schmerzhaft sind als die Spannung, die er aushalten müßte, wäre er allein seinen Gefühlen überlassen.

Nimmt der Therapeut in dieser Situation Zuflucht zu seinem Machtschatten, so wird der Patient gewöhnlich zwar gefügig reagieren, besonders schon deshalb, weil er den Therapeuten zu einer Reaktion zu verleiten sucht. Die Beziehung wird aber einen Schaden erleiden, weil der Patient genau spürt, daß der Therapeut ihn weder verstehen noch nachempfinden konnte.

Zusammenfassend können wir also feststellen, daß die Anwendung von Macht immer ein Zeichen dafür ist, daß der Therapeut etwas Wichtiges in sich oder in seinen Patienten ablehnt bzw. verdrängt, einen Teil, den er dann weder sehen noch klären kann. Spürt daher ein Therapeut, daß er seine Patienten von oben herab, anherrschend, abschneidend, verletzend, arrogant, anmaßend behandelt, so sollte er sich immer fragen, welche Aspekte *in sich* er derart mißachtet bzw. nicht wahrnehmen möchte. Das Problem besteht allerdings darin, daß diese Verhaltensweisen um so weniger wahrgenommen werden, je unbewußter sie sind. So stellt sich die Frage, wie der Therapeut erreichen kann, bewußter und damit vorsichtiger mit sich und anderen umzugehen.

Die Lehranalyse

Gehen wir dieser Frage nach, so müssen wir zu unserer Überraschung feststellen, daß all die anerkannten und bewährten Mittel entweder gar nicht so hilfreich sind, wie allgemein angenommen wird, oder manchmal sogar das Gegenteil dessen bewirken, was sie erreichen sollen.

Wie ich bereits weiter oben erwähnte, ist die Lehranalyse ein Beispiel dafür. Zweifellos hat sie einerseits den Vorteil, daß sie den

Therapeuten mit sich und seinem Unbewußten in Kontakt bringt und daß sie ihm die Chance bietet, im Verhältnis zu seinem Analytiker eine enge und nahe Beziehung zu erleben. Auf der anderen Seite kann sie aber auch bewirken, daß der Schatten des Analysanden um so größer wird, je mehr er über sich weiß. Er kann nämlich leicht der Illusion verfallen, er wisse nun alles über sich, „er kenne sein Unbewußtes". Damit hätte die Lehranalyse genau das Gegenteil dessen bewirkt, was ihr Ziel sein sollte. Denn der Analysand ist nun zwar bewußter geworden, allerdings zu dem Preis, daß er weniger erreichbar ist, da er sich einbildet, er wisse mehr über sich als andere. Daraus leitet er das Recht ab, seine Meinung für wichtiger als die der anderen zu nehmen – wodurch natürlich die Spaltung des Archetyps vertieft wird. Das Dilemma seiner Situation besteht nun darin, daß er in gewisser Weise sogar recht hat. Er weiß über manche Dinge wirklich besser Bescheid als andere. Die anderen sehen aber seinen Schatten genauer, als er dies kann. Ist er nicht in der Lage, dies anzuerkennen, so wird ihm seine Lehranalyse zur Falle, da sie ihm zwar zu mehr Bewußtheit verhalf, aber – wie wir sahen – zu einem hohen Preis.

Zu einer ähnlichen Falle kann die Arbeit an eigenen Träumen werden. Träume und deren Mitteilungen sind außerordentlich wichtig, die Arbeit mit ihnen ist aber deshalb problematisch, weil sie dem Träumer immer jene Seite spiegeln, die ihm unbewußt ist. Er wird also seine Träume irrtümlich gern in eine Richtung deuten, die ihm bereits bekannt ist. Dabei werden aber gerade die entscheidenden Mitteilungen aus seinem Unbewußten nicht vernommen.

Die Supervision

Arbeitet er dagegen mit einem Kontrolltherapeuten an seinen Träumen, so ist er zwar der Gefahr enthoben, nur das zu erkennen, was er ohnehin schon weiß bzw. sehen möchte, statt dessen besteht nun jedoch die Gefahr, daß er von der Sichtweise seines Therapeuten beeinflußt wird. Dies ist deshalb so nachteilig, weil es ihm das Gefühl vermittelt, er habe von kompetenter Seite die richtige Deutung erhalten. Falls die Deutung richtig ist, wird ihm das sicherlich weiterhelfen. Ist sie dagegen falsch und geht zudem in eine Richtung, die auch er bereits vertritt, so wird er von kompetenter Seite in seiner Sichtweise bestärkt und für andere kaum noch zugänglich sein. Da sich ein Therapeut aller Wahrscheinlichkeit nach als Kontrolltherapeuten jemanden suchen wird, der eine ähnliche Richtung wie er selbst vertritt, liegt es nahe, daß dieser in groben Zügen ähnliche Prioritäten setzt und damit ähnliches sieht. Das Problem der Arbeit an den Träumen wird deshalb darin bestehen, daß die bewußten Haltungen, die die Träume gerade korrigieren wollten, noch mehr verfestigt werden.

Ähnlich kann es einem Therapeuten ergehen, wenn er einen Supervisor aufsucht oder an einer Supervisionsgruppe teilnimmt. Auch hier kann es leicht passieren, daß seine Blindheit in bezug auf bestimmte Anteile keine Korrektur erfährt, sondern eher noch unterstützt wird, wenn die anderen Teilnehmer womöglich ähnliche Schattenanteile wie er selbst haben, die sie nicht sehen und in denen sie sich deshalb gegenseitig bestätigen. Der Sinn einer Supervisionsgruppe wäre dann auf den Kopf gestellt, weil die bereits bestehende Unklarheit sogar festgeschrieben bzw. noch vermehrt wird, da jeder glaubt, seine Haltung sei deshalb richtig und gerechtfertigt, weil sie auch von anderen geteilt wird.

Psychologismus und Pseudotoleranz

Damit wird den zwei großen Gefahren für den Therapeuten Vorschub geleistet: einmal seinem Psychologismus und dann seiner Pseudotoleranz. Der Psychologismus ist so gefährlich für den Therapeuten, weil er ihn dazu verführt, alles nur mehr psychologisch zu sehen. Die Folge ist, daß er jedes Gespräch an sich reißt, alles besser weiß – und in allem nur Formen der Psychopathologie sieht: Dieses ist schizoid, jenes narzißtisch, das anal, hier ist deutlich ein Ödipuskomplex zu erkennen und ähnliches mehr. Seine Welt verarmt in direktem Verhältnis dazu, wie er meint, so die Vielfalt der Welt verstehen und sich selber als Maßstab hinstellen zu können.

Die Pseudotoleranz ist im Grunde ein Deckmäntelchen dieser Haltung. Interessant in diesem Zusammenhang ist, was McClelland herausgefunden hat. „Menschen mißtrauen jemandem, der Macht beansprucht, selbst dann, wenn er sie für sinnvolle und altruistische Ziele einsetzen will. Häufig wird er in diesen Fällen sogar soweit gebracht, sich selbst zu mißtrauen." (1978, S. 190) Beansprucht er dagegen keine Macht, sondern ist er dazu auch noch in der Lage, anderen das Gefühl zu vermitteln, daß sie wichtig sind, daß sie etwas erreichen können, so wird er damit ihre Loyalität gewinnen. Und je loyaler sie zu ihm stehen, desto mehr Macht wird er besitzen. Deshalb wird er seine Umwelt nicht für inkompetent und unfähig erklären, sondern ihr z.B. sagen: „Hier sind die Ziele, die gut und richtig sind und die wir teilen. Es gibt Wege sie zu erreichen. Ihr seid stark und tüchtig. Ihr könnt diese Ziele verwirklichen.'" (op. cit., S. 194) Gehen wir einige Titel der psychologischen Literatur durch, so müssen wir mit Erschrecken feststellen, daß es genau diese Haltung ist, die viele Therapeuten propagieren.

Aber nicht allein hier kann sich der Machtschatten manifestieren, sondern ebenso in der Art und Weise, wie Therapie gemacht wird. Den meisten Therapieformen scheint gemeinsam zu sein, daß sie bemüht sind, eine tolerante, stützende, bestätigende Atmosphäre zu schaffen. Diese mag entscheidend für die Entwicklung der Patienten sein, der Therapeut muß sich aber auch bewußt sein, daß er genau die Haltung einnimmt, die ihm besonders viel Macht verleiht, was damit zwangsläufig seinen eigenen und den Schatten seiner Patienten aktiviert. Wird dies in der Supervision nicht gesehen, sondern werden alle Schwierigkeiten der Neurose der Patienten angelastet, so ist das Ergebnis dieser Kontrollen eher schädlich als nützlich.

So erhebt sich erneut die Frage, was der Therapeut tun kann, um offen für seine Umwelt und seine Patienten zu sein bzw. zu werden.

Kreativität, Herzlichkeit und Spontaneität

Das Wichtigste und Hilfreichste, wenn auch das Schwierigste scheint darin zu liegen, daß es dem Therapeuten gelingt, die Spannung des Kranker-Heilender-Archetyps auszuhalten. D.i., daß der Therapeut nicht versucht, seine Wunden schnell und – wenn möglich – unsichtbar heilen zu lassen, sondern daß er sie als solche annimmt und sich damit seine Unvollkommenheit eingesteht und sie aushält. Dadurch nimmt er nicht nur seine eigenen Empfindungen deutlich wahr, sondern er kann auch von anderen berührt werden.

Hält der Therapeut nämlich die Pole seines Archetyps aus, so verändert sich nicht allein sein Verhältnis zu sich selbst, sondern ebenso das zu seiner Umwelt. Seine therapeutische Arbeit kommt auf einer gesünderen Basis zu stehen. Die Therapie hat dann auch nicht mehr das Ziel, alle Probleme lösen zu können, sondern sie bewußt zu erleben und auszuhalten – mit einem Wort: sie anzunehmen.

Ganz davon abgesehen, daß diese Haltung den Therapeuten in viel engeren Kontakt mit seinen Patienten bringt – der auch ausgehalten sein will! –, nimmt sie den Patienten viel Druck, da diese spüren, daß es in der Therapie nicht primär um Veränderung geht, sondern um das Akzeptieren und Ertragen der eigenen Wunden und Schwierigkeiten.

Auf diesem Wege könnte sich eine besonders tiefe Dimension des Archetyps konstellieren. Das Aushalten der eigenen Wunden könnte auf diesem Wege zu einer beinah schon metaphysischen Dimension führen. An die Stelle einer schnellen Heilung tritt nämlich nun das Ertragen des eigenen Unerlöstseins. Damit kommen wir allerdings natürlich auf ein Gebiet, das dem heutigen Denken eher fremd ist.

Die Ideale unserer Zeit sind vorrangig gute Gesundheit, Schönheit, privates Glück und Wohlstand. Da scheint wenig Raum für die offenen Wunden, die der Archetypus in uns konstelliert. Aber Lebendigsein bedeutet, unsicher, verwundbar zu sein. Das Lebendige weiß um seine Verletzbarkeit, riskiert aber immer wieder, verletzt zu werden, da es an Leben verlöre, wenn es sich ständig zurückhielte.

Das Lebendige hat damit viel mit dem Kind gemeinsam, das immer wieder Kontakt aufnimmt, auch wenn es verletzt wird. Das Kind birgt durch seine Spontaneität ein derartiges Potential an Energie und Kreativität in sich, daß es häufig in der Lage ist, die schwierigsten Situationen zu meistern. Dazu ist das Handeln des Kindes von einem Charme begleitet, der schon deshalb so ergreifend ist, weil er der Ausdruck für die geglückte Verbindung von Kreativität, Herzlichkeit und Spontaneität ist.

Je mehr nun der Therapeut diese Teile in sich zuläßt, d.h. je mehr er das Kind in sich leben lassen kann, desto lebendiger werden seine Beziehungen sein und um so mehr wird er in einen lebendigen Austausch mit seiner Umwelt kommen. Dazu ist das Kind in ihm das wichtigste Bindeglied zwischen ihm und seinen Patienten. Denn dieses Kind ermöglicht es, daß er sich spontan in sie einfühlen und daß er immer wieder von ihnen lernen kann.

So betonen Therapeuten, die in der Lage sind, diese Spannung in sich auszuhalten, daß sie in vielen Punkten unendlich viel mehr von ihren Patienten als z.B. von anderen Therapeuten oder aus Büchern lernen konnten. Oder sie erklären, daß sie die Aussagen, die sie in Büchern gefunden hatten, erst dann wirklich verstehen konnten, nachdem sie durch ihre Patienten gelernt hatten, ihren tieferen Sinn zu erfassen. Schön ist in diesem Zusammenhang die Widmung Winnicotts „Meinen Patienten, von denen ich gelernt habe" (1971, S. 6).

Die Höhere Instanz

In eine ähnliche Richtung zielt Jung, wenn er betont, daß die Heilung „deo concedente" erfolgt. Er spricht damit einer höheren Kraft die Fähigkeit zu heilen zu und nimmt sich selber dabei bewußt zurück.

Dieser kleine Satz „wenn es Gott erlaubt" klingt zunächst etwas antiquiert oder vielleicht auch ein wenig wie eine leere Redewendung. Er offenbart aber eine bedeutsame Dimension. Er besagt nämlich, daß es eine viel wichtigere Instanz als den Therapeuten gibt. Diese Instanz und *nicht* der Therapeut ist es, die über Gesundheit bzw. Krankheit entscheidet.

Dies hat zweierlei zur Folge. Einmal nimmt es dem Therapeuten ein Stück Verantwortung ab, was er durch das Eingeständnis erreicht, daß er nicht alles bewirken kann. Damit ist es zweitens ein gutes Mittel gegen den möglichen Größenwahn, da deutlich wird, daß es nicht er ist, der heilt, sondern Jemand, der weit über ihm steht.

Vielleicht ist dies auch ein Grund dafür, warum Guggenbühl-Craig die Meditation als wichtigen Schutz für den Therapeuten erwähnt. Dabei denkt er an eine auf Gott bezogene Meditationsform (vgl. das schöne Buch von Grf. Dürckheim, 1976), gibt jedoch gleichzeitig zu bedenken, daß „der geschickte und gewissenhafte Analytiker (...) aber meistens auch die religiöse Sphäre in die analytische Welt eingebaut" hat oder „sie, wenn sie ihn stört, mit analytischen Waffen abwehren" kann (1971, S. 103).

Deshalb schreibt Guggenbühl-Craig am Endes seines Aufsatzes: „Und so komme ich, gewissermaßen als letzter Ausweg aus der Sackgasse, wiederum zu den erotischen Beziehungen, zu den Mitmenschen. Unter ‚erotisch' verstehe ich nicht speziell sexuell, sondern im allgemeinen Sinne liebend. Freunde, Freundinnen, Ehegatten, Brüder, Schwestern, Kinder und Verwandte haben oft die Kraft, den Analytiker herauszufordern und seinen geschickten Abwehrversuchen nicht zum Opfer zu fallen. Und im Verkehr mit diesen konstelliert sich Schattenhaftes. Sie fordern den Analytiker von ganz anderer Warte und ganz anderen Gesichtspunkten heraus. Dieser kann die Herausforderung nur fruchtbar annehmen, wenn er in der Liebe steht. Nur dann ist er verletzlich." (1971, S. 101)

DIE BEZIEHUNG ZWISCHEN THERAPEUT UND PATIENT

Im letzten Kapitel sahen wir, wie wichtig es ist, daß der Therapeut versteht, was seine Patienten von ihm benötigen, um ihre Entwicklung machen zu können. Dabei ist nicht nur das Verstehen von entscheidender Bedeutung. Mindestens ebenso wichtig ist das Verhalten des Therapeuten. Und so erhebt sich die Frage, wie das richtige Verhalten aussehen sollte – eine Frage, die die Psychologie seit ihren Anfängen beschäftigt.

Mir stellte sich diese Frage bereits während meines Studiums. Je analytischer die Professoren und Dozenten ausgerichtet waren, um so größer war die Distanz, die sie für ratsam hielten. Sie meinten, je größer die Nähe, um so größer sei die Gefahr, daß sich die Anteile, Gefühle und Probleme des Therapeuten mit denen der Patienten vermischen, wodurch eine saubere Arbeit nicht mehr gewährleistet sei (vgl. Freud, 1919a, S. 188).

Die Vertreter der sogenannten humanistischen Psychologie sahen dies dagegen anders. Sie meinten, die künstliche analytische Distanz sei nur von Nachteil. Sie schaffe eine unnatürliche Situation, die den therapeutischen Prozeß verkrampfe und verkompliziere – deswegen dauerten Analysen auch so endlos lange. Sie traten für den spontanen Kontakt zwischen Therapeuten und Patienten ein, denn der menschliche Kontakt heile, nicht irgendeine hochgeschraubte, künstliche Technik.

Doch wie weit sollte dieser Kontakt gehen? Sollte es mit dem vorsichtigen Berühren der Hand der Patienten sein Bewenden haben, oder sollte noch eine Umarmung erlaubt sein, oder sollte es sogar gut sein, wenn Therapeuten und Patienten miteinander z.B. sexuelle Beziehungen aufnähmen?

Ich habe Therapeuten kennengelernt, die diese verschiedenen Aussagen vertraten und lebten – ihrer Meinung nach mit Erfolg. Doch bevor ich den einzelnen Ansichten nachgehe, möchte ich mich zunächst mit der Entstehung der strikten Abstinenzregel befassen.

Die Abstinenzregel

Diese Entwicklung nahm ihren Ausgang von der Entdeckung der Gegenübertragung durch Freud (Cremerius, 1984, S. 771). Da Freud zunächst mit Gegenübertragung „ganz schlicht die Verliebtheit des Analytikers in seine Patientin meinte" (ebenda), sorgte er sich um den Fortbestand der psychoanalytischen Bewegung und entschied deshalb einerseits, daß die Schrift über die Gegenübertragung geheimgehalten werden sollte (s. Freud/Jung, 1976, S. 527), und stellte andererseits strikte Verhaltensregeln für den Analytiker auf. Er empfahl dem Analytiker daher, „die nötige harte Haut" (op. cit., S. 255) zu entwickeln und dadurch unangreifbar zu sein.

Dazu verglich er immer wieder die Arbeit des Analytikers mit der Tätigkeit des Chirurgen (1910a, S. 56; 1919a, S. 186; 1923a, S. 225), womit er die Genauigkeit, aber auch das Unbeteiligtsein des Chirurgen hervorhob, „der alle seine Affekte und selbst sein menschliches Mitleid beiseite drängt und seinen geistigen Kräften ein einziges Ziel setzt: die Operation so kunstgerecht als möglich zu vollziehen" (1912e, S. 380 f.).

Diese aus der Besorgnis und Vorsicht Freuds erwachsenen Ratschläge hatten verheerende Folgen. „So berichtet Stone 1981, daß zwei seiner Äußerungen von Kollegen psychoanalytisch-technisch für unannehmbar erklärt worden seien: einmal die, er habe einem Patienten auf die Frage, ob er am Weihnachtstag arbeite, eine Antwort gegeben, anstatt sie zu analysieren, zum anderen die, er habe einem Patienten am Abend, bevor dieser zu einem großen chirurgischen Eingriff in die Klinik ging, alles Gute gewünscht." (Cremerius, 1984, S. 778)

Ähnlich erschütternd ist der Bericht über eine Supervisionsstunde von Paula Heimann: „Dr. G. war ein erfahrener Psychiater, ein begabter psychoanalytischer Ausbildungskandidat, gescheit und warmherzig. Er berichtete, wie sein Patient zur analytischen Stunde ankam: pünktlich, aber durchnäßt und blau gefroren. Es war an einem Abend, als ein besonders eisiger Regen die Straßen peitschte. Der Patient erwähnte beiläufig, daß er (wie oft) eine Viertelstunde vor seiner Zeit am Haus seines Analytikers angelangt war, aber lieber draußen herumging, als zu früh zu kommen. Dann ging er auf andere Probleme ein." (1978, S. 218)

Diese Auswüchse an Herzlosigkeit, die Freuds Ratschläge zeitigten, sind nicht nur deshalb zu bedauern, weil dadurch unzählige hilfesuchende Menschen mit Kälte behandelt wurden, sondern deren Sinnlosigkeit bedingte auch, daß in den Therapien, die sich als Alternativen zur Psychoanalyse entwickelten, ein großer Mangel an Maßstäben herrschte.

So war hier häufig ebensoviel erlaubt wie verboten, ohne daß die Entscheidungskriterien je deutlich wurden. Verglichen mit der Unklarheit manch anderer Therapieform hat die Freudsche Distanz und Rigorosität einen Vorteil: Sie bewahrt den Analytiker wenigstens z.T. davor, mit den Schattenanteilen seiner Patienten verstrickt zu werden (vgl. vorheriges Kap. bzw. Jung, 1951, S. 17 f.).

Körpertherapie und Nähe

Je mehr Nähe und Zuwendung der Therapeut dagegen zuläßt, desto größer wird dementsprechend die Gefahr, daß er in eine Kollusion mit seinen Patienten verwickelt wird, die den Verlauf der Therapie erschweren bzw. sie gänzlich behindern kann.

Da der Körpertherapeut Nähe und Zuwendung aber gerade als äußerst wichtiges Therapiemittel ansieht, ist er besonders gefährdet. So ist die große Betonung des Körpers, die eindeutig eine Stärke dieser Therapieform ist, auch deren schwächster Punkt.

Denn wird der Körper mit seinen Bedürfnissen in den Mittelpunkt der Aufmerksamkeit gestellt, ohne daß andere Gesichtspunkte bzw. Werte einen Ausgleich bilden, so ist es kaum zu verstehen, warum Bioenergetik, Lust, Liebe und Orgasmus nicht auch dann gelebt werden, wenn der Wunsch danach besteht. Warum sollte man seine Bedürfnisse nicht befriedigen, wenn dies das ist, was der Körper im Moment benötigt (vgl. Platon, Politeia, 588b f.)?

Und stehen der Körper und dessen Bedürfnisse ganz im Mittelpunkt des Wertsystems, dann ist der Versuch, mit moralischen Argumenten ein Ausagieren der „Gegenübertragung" zu verhindern, ebenfalls wenig hilfreich.

Mit moralischen Kriterien kann nie begründet werden, warum etwas gut oder schlecht ist. Die Argumentation beschränkt sich auf die Feststellung „Das tut man, und das tut man nicht", eine Maßregel, die eher zu Widerstand reizt, als klärend und damit beruhigend zu wirken (vgl. dagegen Sokrates'/Platons: „Wer das Gute kennt, tut es auch!"). Überdies reizen gerade Verbote, deren Wert nicht ersichtlich ist, zur Übertretung, womit wiederum eher das Gegenteil dessen erreicht wird, was man sich von einem Verbot erhofft (außer wir sehen es so, daß es ein Schattenanteil ist, der moralische Verbote aufstellt, weil er damit am sichersten zu seinem Ziel kommt. Vgl. Jung, 1940, S. 138 bzw. vorheriges Kap.).

Double-binds

Um nicht selber in die Gefahr zu kommen, moralisch zu argumentieren, möchte ich mit einem Beispiel zeigen, was ich meine und warum ich denke, daß zuviel Nähe ebenso wie zuviel Distanz zu Schwierigkeiten führen kann, weil beide den Prozeß der Patienten behindern.

Wovon ich sprechen möchte, ist eine Arbeit mit Sheila. Sie war bereits seit einiger Zeit in einer meiner festen Gruppen, als sich die Begebenheiten ereigneten, von denen ich berichten möchte.

Sheila war in die Therapie gekommen, weil sie weder mit sich noch mit ihrer Umwelt zurechtkam. Sie war sehr unsicher, aggressiv gehemmt und grenzenlos im Nehmen und Geben. Als der Verlauf ihrer Therapie und damit der Aufbau einer positiven Übertragung sie dahin brachte, mehr Interesse für mich zu entwickeln, verbarg sie es hinter einer Maske gesteigerter Aggressivität mir gegenüber. Es wurde ihr bald deutlich, daß sie damit ihre Gefühle nur unzulänglich verbergen konnte, deshalb verfiel sie ins andere Extrem und gab sich sehr verführerisch. Dies wurde in einer Einzelstunde, um die sie gebeten hatte, besonders deutlich.

Als sie in die Stunde kam, war sie mit einer ganz eng anliegenden Bluse und einem sehr kurzen Rock bekleidet. Sie nahm aber in keiner Weise Bezug auf die Sinnlichkeit, die ihr Körper ausdrückte. Statt dessen sprach sie über ganz andere, eher belanglose Dinge. Dadurch kam ich in ein perfektes *double-bind*, da sie mir auf der Körperebene etwas vollkommen anderes mitteilte als auf der verbalen (vgl. Searles, 1959, S. 133).

Eine weitere Schwierigkeit des *double-binds* besteht darin, daß derjenige (hier Sheila), der agiert, sein Gegenüber (mich) zum Handeln zwingt, da dieses auf die Dauer die Spannung der gegensätzlichen Gefühle nicht aushalten kann, mit denen es konfrontiert wird. Dazu kommt noch etwas Erschwerendes: Hielte der Gesprächspartner unter großer Anstrengung diese Extreme aus, so würde ihm früher oder später der Vorwurf gemacht werden, er sei nur auf der verbalen Ebene erreichbar, Gefühle, besonders körperliche, schneide er vollkommen ab! Geht er aber auf die Gefühle ein, so kann es leicht geschehen, daß er dadurch seinem Gegenüber das Gefühl vermittelt, ertappt worden sein. Die Situation wird dann um so schwieriger, je mehr dieser sich selbst für seine verbotenen Wünsche verurteilt.

Dies war also der Handlungsspielraum, auf den ich mich in der Stunde eingeengt fühlte. Zusätzlich sprach Sheila fast ohne Punkt und Komma, und ich mußte sie daher auch noch unterbrechen, um meine Empfindungen auszudrücken, die immer stärker als Anspannung und Unbehagen in meinem Bauch rumorten.

So bat ich darum, sie unterbrechen zu dürfen, um ihr nach ihrer Zustimmung zu sagen: „Ich muß gestehen, daß ich etwas verunsichert bin, denn du teilst mir über deinen Körper etwas ganz anderes als über dein Sprechen mit. Meine Schwierigkeit besteht nun darin, daß ich nicht weiß, was ich tun soll. Folge ich deinen Worten, so gehe ich über das hinweg, was dein Körper mir mitteilt. Gehe ich auf deinen Körper ein, so befürchte ich, unhöflich zu sein bzw. dich sogar zu verletzen, weil ich dir nicht genügend zuhöre."

Sheila fragte mich nun, was ihr Körper mir ausdrückte. Dies kann eine sehr gefährliche Frage sein. Beantworte ich sie, so übernehme *ich* Verantwortung für das, was *sie* ausdrückt, kann allerdings offen und ehrlich zu dem stehen, was ich empfinde, und es dadurch meinem Gesprächspartner erleichtern, sich zu öffnen.

Beantworte ich die Frage dagegen nicht, so kann der Patient sich abgelehnt fühlen, muß aber zu sich stehen und kann mir nicht so leicht die Verantwortung zuschieben. Mein Gefühl riet mir, die erste Möglichkeit zu wählen. Ich antwortete also: „Dein Körper vermittelt mir viel Erotik. Könnte es sein, daß du über deinen Körper Gefühle ausdrückst, die dein Bewußtsein nicht wahrhaben oder zumindest nicht so deutlich ausdrücken möchte?" Sie sah mich daraufhin offen und etwas herausfordernd an und sagte dann: „Ja, ja, das stimmt, ich will mit dir schlafen und habe Angst, es zu sagen!"

Es gibt nun viele verschiedene Möglichkeiten, auf eine solche Aussage zu antworten, die dazu immer ein wichtiges Übertragungsgeschehen ausdrückt. In der Situation mit Sheila berührte mich besonders der aggressive Unterton. So entschied ich mich, dem zuerst nachzugehen. Ich fragte sie, wie sie sich wohl in der Gruppe fühlen würde, nachdem wir miteinander geschlafen hätten. „Ganz toll", antwortete sie mit triumphalem Lächeln. „Und wie, glaubst du, werde ich mich fühlen?" fragte ich weiter. „Oh, ich denke, recht schlecht!" – und als sie dies sagte, wurde ihr triumphales Lächeln zu einem offenen „Siegeslachen".

So wurde ihr unmittelbar bewußt, daß sie mir nicht nur Erotik, sondern ebenso eine eindeutige Kampfansage ausgedrückt hatte.

Aufgrund dieser Kampfansage vermutete ich hinter ihrem Verführungsversuch noch tiefere Gefühle. In der Stunde kam aber nichts Weiteres ans Tageslicht.

Einige Zeit später berichtete sie in der Gruppe, sie fühle sich ständig ihrer Männerbeziehungen wegen bewertet. Da deutlich spürbar war, daß hier etwas anderes im Spiel war, machte ich eine Einzelarbeit mit ihr.

Wir stellten uns gegenüber, und ich bat sie, meinen Kopf anzusehen. Sie war kaum dazu in der Lage. Dann forderte ich sie auf, mein Herz anzusehen. Auch das war unmöglich, und sie brach in Weinkrämpfe aus.

Als sie anschließend ihren Blick auf meinen Bauch richtete, fühlte sie sich wohl und empfand mütterliche Gefühle für mich. Als sie dann mein Becken ansah, fühlte sie sich sicher und lebte sichtlich auf.

Ihr Verhalten erstaunte mich und erhärtete meine Vermutung, daß sie hier von einem frühen und entscheidenden Erlebnis bestimmt wurde. Deshalb schlug ich ihr vor, daß wir uns hinsetzten und daß sie ihre rechte Hand auf mein Herz legte. Sie war dazu kaum imstande und mußte entsetzlich weinen. Dabei hatte ich in meiner Gegenübertragung einerseits das Gefühl von vollständiger Hilflosigkeit und andererseits ein Bild, das mir nahelegte, ihr Gesicht mit meinen beiden Händen zu umfassen. So fragte ich sie, ob ich ihr Gesicht anfassen könne, und beobachtete dabei genau ihren Ausdruck. Er veränderte sich sichtlich bei der Frage.

Ich beobachtete sie weiterhin, während sich meine Hände ihr näherten. Kaum hatte ich ihr Gesicht angefaßt, schrie sie auf und schlug um sich. Sie erlebte nun über ihren Körper erneut, was sie verdrängt hatte: Sie war als Kind mißbraucht worden, und dabei hatte man ihr Gesicht genauso genommen und sie geküßt.

Nach dieser Arbeit hörten ihre Verführungsversuche auf. Sie ging durch eine lange Phase schweigsamen Leidens, in der sie viel Unterstützung benötigte, um dieses Erlebnis verarbeiten zu können.

Längere Zeit nach dieser Arbeit in der Gruppe hatte sie wieder eine Einzelstunde. Sie sprach über ihre Gefühle, über ihr inneres Erleben und darüber, wieviel Zeit sie benötigte, um das Erlebte zu verarbeiten. Nach einer Weile trat eine Pause ein. Sie sah mich unsicher an. Da ich aber weiterhin schwieg, sah sie weg und mich dann wieder an. Dann spürte ich, daß sie für einen Augenblick wieder etwas Verführerisches bekam, aber sie ließ sich nicht darauf ein, sondern sagte: „Das Schweigen macht mich verlegen. Ich spüre deutlich, daß ich nicht weiß, was ich mit einem Mann machen soll, mit dem ich allein bin, wenn ich nicht versuche, ihn zu verführen bzw. wenn ich nicht mit ihm schlafe. Ich habe noch nie so deutlich gespürt, wie abhängig ich bin – und wie sehr ich mich dafür bewerte!"

Hier erhielt sie die Erklärung für ihre Feststellung, sie fühle sich so bewertet, die die Arbeit in der Gruppe eingeleitet hatte. Nicht die anderen, sondern sie selbst bewertete sich für ihre Beziehungen mit Männern, da sie nicht in der Lage war, Grenzen zu setzen und Spannungen auszuhalten. Und wie konnte ihr dies auch möglich sein, wo doch in ihrer Kindheit die Grenzen ihrer Intimität so sehr mißachtet worden waren?

Wie wichtig es für sie war, andere Beziehungsformen zu finden, machte auch einer ihrer Träume deutlich. Sie träumte von sich und mir. Ich stand mit langem, schönem Haar an einen Baum gelehnt, und sie saß zu meinen Füßen und sah glücklich zu mir empor.

Spätestens beim Vergleich meiner tatsächlichen Haare mit denen, die ich in ihrem Traum hatte, wurde deutlich, daß hier ein Idealbild gemeint war. Sie wollte offensichtlich durch mich lernen, wie sie in einer Beziehung andere, idealere Werte (im Traum symbolisiert durch das Hochschauen) leben konnte. Sie hoffte, durch mich eine neue Ausrichtung zu bekommen, durch die sie endlich das Glück finden konnte, das sie bisher so sehr vermißt hatte.

Therapie und Sexualität

Sehen wir uns an dieser Stelle rückblickend ihr Verhalten an, so fällt es schwer, anzunehmen, sie hätte mich in jener Einzelstunde *wirklich* verführen wollen – geschweige denn, daß dies für ihre Weiterentwicklung förderlich gewesen wäre. Vielmehr wäre daraus eine Schatten-Kollusion geworden, also ein gemeinsames Agieren ihrer und meiner Schattenanteile. Ihr Schatten hätte auf diese Weise die schmerzliche Arbeit an ihren Kindheitserlebnissen verhindert und außerdem mich als Therapeuten entthront.

Meine Schattenanteile hätten mir dazu verholfen, mich den Belastungen und der Verantwortung, die der Verlauf der Therapie mit sich brachte, zu entziehen. Das Ausleben der Sexualität hätte damit eine sehr destruktive Komponente gehabt, denn es hätte ihr die Möglichkeit gegeben, einerseits die alten Wunden noch tiefer zu vergraben, ohne sie zu heilen. Andererseits hätte es ihr heute die Möglichkeit gegeben, an mir die Rache für den damaligen Mißbrauch auszuagieren. Dazu hätte sie auch nicht gelernt, mit einem Mann zusammenzusein, ohne mit ihm schlafen zu müssen, und daß es in der Beziehung zwischen einem Mann und einer Frau, wie ihr Traum verdeutlichte, Ebenen gibt, die nichts mit Sexualität zu tun haben, die aber gerade deshalb von entscheidender Bedeutung sind.

Wie schon gesagt, hätte mein Schatten in dem Bestreben bestanden, die Therapie zu einem schnellen Ende zu führen. „Man kann deshalb die Regel aufstellen, daß, je mehr von einer Analysandin oder je mehr irgend etwas im Analytiker zum Ausleben der sexuellen Beziehung drängt, es wahrscheinlicher ist, daß es sich hier um eine destruktive Sexualität handelt. Sie ist destruktiv in bezug auf die Therapie. Sie ist aber ziemlich sicher auch Ausdruck einer destruktiven Beziehung ganz allgemein. Schließlich wird versucht, den Therapeuten als Therapeuten zu vernichten. Der Therapeut ist aber ein wichtiger Teil des Mannes, von dem die Patientin behauptet, sie liebe ihn. Sexuelles Ausleben und therapeutische Situationen gehen also auf keinen Fall je Hand in Hand." (Guggenbühl-Craig, 1971, S. 43)

Ver-führung und Ent-täuschung

Hand in Hand gehen bekanntlich Ver-führung und Ent-täuschung. Der Verführer unterläuft die Abwehrhaltung und die Ängste desjenigen, den er verführen möchte. Der Verführte seinerseits möchte zwar verführt werden, sonst wäre er überhaupt nicht verführbar (ich spreche nicht von Mißbrauch, schon gar nicht von Kindern), auf der anderen Seite möchte er in seinen Gefühlen ernst genommen werden.

Damit ergibt sich eine Beziehung, die bei beiden auf Illusionen aufgebaut ist. Der Verführer hofft, daß der Verführte das tut, was er sich wünscht – und vielleicht, daß er es auch noch gutheißt. Der Verführte dagegen hofft, doch noch so gesehen zu werden, wie er ist – häufig mit dem stillen Wunsch, verstanden zu werden, ohne sagen zu müssen, was er möchte bzw. was er befürchtet.

Am Ende ist der Verführte ent-täuscht, weil er feststellt, daß er doch nicht in seinem Sosein gesehen wurde. Und der Verführer hat entweder seinen blanken Egoismus gelebt, was ebenfalls nicht sehr befriedigend ist, oder er stellt zu seiner Überraschung fest, daß er in gewisser Hinsicht ebenfalls verführt wurde, da er z.B. in eine Situation kam, die er sich so nicht vorgestellt hatte. Diese Kollusion von Verführer und Verführtem findet sich immer wieder in Beziehungen, die mit den beschriebenen Illusionen begonnen werden. Dies ist besonders auch deshalb traurig, weil hier zwei Menschen leiden, häufig ohne die notwendigen Lehren daraus ziehen zu können.

Die Verantwortung von Patient und Therapeut

Dabei erhebt sich die Frage, ob der enge Begriff von Selbstverantwortlichkeit, der heute in vieler Munde ist, gerechtfertigt ist. Es heißt nämlich, daß jeder für das verantwortlich ist, was *er* tut. Die Verantwortung für den anderen wird kaum noch erwähnt. Das heißt, daß der Verführer nur dafür verantwortlich ist, was er will und wie er es bekommt. Wie sein Handeln auf den Verführten wirkt, fällt nicht in seine Verantwortung, da hier dessen eigene Verantwortung einsetzt. Doch die beidseitige Enttäuschung und Unzufriedenheit von Verführer und Verführtem scheint anzudeuten, daß vielleicht doch nicht alles so einfach ist, wie sich dies zumindest der Verführer vorstellt.

In der therapeutischen Situation ergibt sich ein noch pointierteres Bild. Wollte man nämlich behaupten, Sheila sei in der Einzelstunde, in der sie mich verführen wollte, voll verantwortlich gewesen, so steht dies im Widerspruch dazu, da sie erst verantwortlich für sich entscheiden konnte, *nachdem* sie die Gründe kennengelernt hatte, die hinter ihrem Wunsch standen.

Deshalb vertrete ich die Ansicht, daß Patienten ein Recht auf ihre Illusionen haben, denn das Aufarbeiten dieser Illusionen gibt ihnen die Möglichkeit herauszufinden, welche Probleme sich hinter ihnen verbergen.

Ich möchte mich nun nicht selber von Illusionen hinreißen lassen und behaupten, Therapeuten dürften keine Illusionen haben. Wir haben alle unsere Illusionen, unsere offenen Bedürfnisse, unsere Konfliktneigungen und unsere neurotische Struktur (Cremerius, 1984, S. 790). Therapeutisch zu arbeiten ist ein Wagnis, das der Therapeut eingeht. Er setzt sich damit seinem und dem Unbewußten seiner Patienten aus.

Aber jedes Wagnis hat auch die Seite der Verpflichtung und der Verantwortung, die berücksichtigt werden muß. Das Leben selbst hat diese Seite von Wagnis und Chance, deshalb können wir uns z.B. nicht einfach von einem Zehn-Meter-Sprungbrett in eine Pfütze stürzen, da wir eine Verantwortung und Verpflichtung unserem Leben, unserer Gesundheit und unserer Entwicklung gegenüber haben.

Ähnlich verhält es sich in der Therapie. Hier hat der Therapeut die Verantwortung, den allzu einfachen und glatten Lösungen zu miß-trauen, da er durch seine eigene Therapie wissen muß, daß hier häufig der Schatten lauert und hofft, endlich seine zu einfachen und unreflektierten Lösungen durchsetzen zu können. Womit wir zu einer grundsätzlichen Frage kommen.

Ich stelle immer wieder fest, daß ein tragender Pfeiler vieler psychologischer Vorstellungen die Annahme ist, daß ein nicht neurotischer Mensch zwangsläufig den idealen Partner findet, mit dem er sich auf allen Ebenen versteht und mit dem er deshalb un-endlich glücklich ist. Diese Annahme geht von zwei falschen Voraussetzungen aus.

Erstens postuliert sie, daß wir eines Tages vollkommen „normal" werden, und zweitens, daß die ideale Beziehung problemlos sei. Ich glaube vielmehr, daß wir lernen müssen, mit unseren Schwierigkeiten zu leben, indem wir sie annehmen. Nur dann sind wir in der Lage, bewußt mit ihnen zu leben, ohne sie anderen aufbürden bzw. andere schuldig machen zu müssen.

Und dann scheint mir, daß unser Wunsch nach einem Paradies auf Erden uns immer wieder die Augen vor der Tatsache verschließt, daß das Leben eine Abfolge von Glück und Unglück, von Freude und Trauer, von Lust und Schmerz ist, daß also auf Dauer keiner dieser gegensätzlichen Pole allein auftreten wird.

Daraus folgt natürlich, daß wir um so weniger leiden, je weniger wir investieren, denn wo keine große Hoffnung ist, da kann auch keine allzu große Enttäuschung sein. Und haben wir ständig wechselnde, unverbindliche Beziehungen, so ist die Möglichkeit, verletzt zu werden, gering, da jemand, der verschlossen ist, kaum verletzt werden kann.

Auf der anderen Seite hungert aber seine Seele. Denn es fehlen ihr die Flügel, die ihr durch die Liebe erwachsen, wie Platon dies im *Symposion* beschreibt. Verliebt sich nämlich jemand nie ernsthaft, sondern wandert nur von Unverbindlichkeit zu Unverbindlichkeit, so wird er zwar kaum verletzt, er wird aber weder Lebendigkeit noch Wachstum erleben. Denn Liebe bedeutet nicht nur, daß wir Freude und Leid annehmen und für uns und unseren Partner aushalten, sondern Liebe bedeutet vornehmlich Wachstum.

Der Weg nach oben

So besteht eine der Schwierigkeiten in vielen heutigen Beziehungen darin, daß die Menschen nicht akzeptieren wollen oder nicht akzeptieren können, daß Sexualität keine allumfassende Bedeutung hat – ein Gedanke, der manchem Körpertherapeuten sehr fern liegt. Er besagt aber, daß eine Beziehung nur dann auf Dauer bestehen kann, wenn sich außer der körperlichen auch eine gemeinsame geistige Ebene entwickelt. Nur sie kann verhindern, daß die Beziehung auseinanderbricht. Aber auch die geistige Bindung hat bei vielen Paaren ihre Grenzen. Sie suchen dann neue Lösungen in der Kreativität, in der Spiritualität und ähnlichem mehr.

Beziehung und Liebe bedeuten damit Streben nach immer mehr – nennen wir es Glück, Vervollkommnung oder Selbst-Verwirklichung. Und genau diese Entwicklung muß sich paradigmatisch auch in der Therapie abzeichnen.

Die sexuellen und erotischen Gefühle müssen angenommen und ausgehalten werden, damit sich etwas Tieferliegendes entwickeln kann. Das ist die Ebene der Einsicht und des Erkennens der Motive des eigenen Handelns. Irgendwann wird aber auch diese Ebene ihre Anziehung verlieren, weil der Patient spürt, daß das Unbewußte nicht nur in bezug auf die Vergangenheit und die Vitalbedürfnisse, also Freuds Libido, besteht, sondern daß es auch ein Unbewußtes gibt, das nach „oben" weist. D.i., daß wir in uns das Bedürfnis aufleben sehen, mehr über uns und unsere Bestimmung zu wissen.

Es ist in diesem Zusammenhang kein Zufall, daß C. G. Jung sich mit vielen Fragen beschäftigte, die weit über den Rahmen der Freudschen Psychoanalyse bzw. über den Rahmen von Psychologie überhaupt hinausgehen (1934/69b, 1940/50, 1952 und der ges. Bd. 11).

In diesen größeren Zusammenhang gehören dann die Begriffe von Anstrengung und Opfer, Begriffe, die nicht nur dem Körper, sondern ebenso dem Schatten und den damit verbundenen Energien eher fremd sind, da diese viel mehr auf sofortige Bedürfnisbefriedigung denn auf Zurückhaltung drängen. So liegt ihre Stärke nicht darin, ihre Primärbefriedigung zugunsten eines wichtigeren, zukünftigen Ziels zurückzustellen. Deshalb ist die Therapie zu Beginn stark von sexuellen Wünschen der Patienten bestimmt.

Wird aber eine höhere Ebene erreicht, so verändert sich auch die Form des Schattens. Er zielt dann nicht mehr so sehr auf primäre Bedürfnisbefriedigung ab, sondern auf das Wiederaufleben bereits bearbeiteter Probleme und Verhaltensweisen. Die Patienten werden erneut sehr abhängig, haben immer wieder Erlebnisse, die sie wütend machen oder sehr verletzen. Sie können sich plötzlich nur sehr schlecht – wenn überhaupt – entscheiden, sind unverhältnismäßig unsicher, angespannt und gereizt.

Hier liegt ebenfalls eine Entwicklung vor, die vom Therapeuten ausgehalten werden muß, wobei er auf keinen Fall gegen den Schatten arbeiten darf, sondern immer sehen muß, *was* der Schatten bewirken möchte und *ob* die Tätigkeit des Schattens nicht eine wichtige Schutzfunktion beinhaltet, die berücksichtigt sein will.

Je mehr der Schatten in seinen Ansprüchen gesehen und verstanden wird, desto vielfältiger wird das Erleben der Patienten und desto mehr können sie in ihm eine wichtige Brücke der Verständigung sehen, da er das widerspiegelt, was wir alle erleben, aber allzu gern verbergen.

Analysieren statt agieren – durch Kommunikation

Ein wichtiges Mittel für den Therapeuten, sowohl den Schatten als auch immer bewußtseinszentriertere Ebenen der Patienten zu erreichen, ist, daß er *bewußt* und *aktiv* mit seiner Gegenübertragung arbeitet. Darunter ist *nicht* zu verstehen, daß er losschreit, sobald er wütend ist, oder sich in Tränen auflöst, wenn er traurig ist, oder kein Wort mehr äußert, wenn er Angst erlebt. Das aktive Umgehen mit der Gegenübertragung besteht vielmehr darin, daß der Therapeut sich seiner Gefühle bewußt ist und sie so ausdrückt, daß sie eine Hilfe für das Erleben der Patienten werden.

Ein Beispiel dafür ist die Arbeit mit Elisabeth. Sie fragte mich etwas, was sich auf ein Gespräch des Vortags bezog. Ich dachte, es handle sich um eine Verständnisfrage, und antwortete darauf, ohne nachzuspüren, ob in der Frage nicht noch eine weitere Mitteilung beinhaltet war. Kaum hatte ich aber zu reden begonnen, wurde mir schrecklich warm. Da es meine Einstellung ist, daß „Störungen", also Körperempfindungen, immer vorgehen, unterbrach ich mich und teilte ihr meine Empfindung mit. Sie meinte, sie fühle sich ebenfalls unwohl – was aber für die anderen und mich kaum wahrzunehmen war.

Ich spürte nun, wie unsicher ich mich fühlte. Ich sagte ihr auch das. Sie meinte, sie fühle sich sehr unsicher mir gegenüber. Als ich dem nachging, warum sie sich unsicher fühlte und warum ich nicht genau verstand, was sie von mir wollte, sagte sie: „Wenn alles klar wäre, dann wäre dieser Fall erledigt. Du würdest mich in eine Schublade stecken, dich über deinen ‚Therapieerfolg' freuen und dich anschließend um andere kümmern."

Das ließ das Dilemma deutlich werden, in dem sie sich befand: Verstehe ich sie *nicht*, fühlt sie sich allein und hilflos. *Verstehe* ich sie aber, befürchtet sie, „abgehakt" und abgeschoben zu werden. Deshalb hat sie große Angst, von mir insofern benützt zu werden, als ich mittels des Erfolges, den ich mit ihr erziele, auf ihre Kosten meinen Narzißmus befriedige.

Hier trat ein Teil ihrer Vaterübertragung zutage. Ihr Vater hatte sie immer nur gefordert, kluge Reden mit ihr geführt, aber nie gespürt, daß sie sein Verständnis (nicht seinen Verstand!) und seine Liebe viel dringender benötigte als seine politischen und philosophischen Theorien. Außerdem hatte er sich mit ihr über seine Schwierigkeiten mit ihrer Mutter ausgesprochen, womit er sie benutzt hatte. Er war damit völlig über sie hinweggegangen und hatte auch noch geglaubt, besonders förderlich für sie zu sein. Wegen dieser Kindheitserfahrung war es naheliegend, daß sie auf mich die Angst übertrug, sie könne mit mir ähnliches erleben wie mit ihrem Vater.

Damit war aber noch nicht klar, wo das Problem unserer Kommunikation lag. Ich fühlte deutlich ihr Mißtrauen, merkte aber auch, daß ich es gut akzeptieren konnte. Also mußte es etwas anderes sein, was mich beschäftigte. Da spürte ich, daß mir ein Stück Kommunikation an der Stelle fehlte, wo sie versuchte, ihr Mißtrauen mir gegenüber zu verschleiern. D.i., ich erlebte es nicht so sehr als Problem, *daß* sie mir gegenüber mißtrauisch war, sondern daß sie dieses Mißtrauen abwehrte bzw. verbarg. Durch diese Abwehr schnitt sie die Basis für eine Kommunikation und damit den Kontakt ab. Als ich dies mitteilte, war sie zunächst überrascht, denn sie hatte nie geglaubt, daß sie ihr Mißtrauen mitteilen könne und daß dies sogar konstruktiv sei. Und dann war sie erleichtert, denn sie konnte nun offen mit ihren Gefühlen umgehen.

Was hier anklingt und mir immer wieder auffällt, ist die Tatsache, daß viele Menschen glauben – und vielleicht auch hoffen –, daß sie ein „geschlossenes System" darstellen, aus dem keine Information dringen kann, wenn sie es nicht wollen. Deshalb ist es für viele erstaunlich und erschreckend, wenn sie feststellen, daß andere ihre Gefühle wahrnehmen und direkt darauf reagieren.

Verletzbarkeit und Aggression

Und weil Menschen eben keine geschlossenen Systeme darstellen, ist es wichtig, daß der Therapeut seine Gefühle – wenn auch gefiltert – mitteilt. Ein ganz wichtiger Punkt ist, daß er seine Verletzbarkeit mitteilt. Ich habe manch eine Verletzung kommentarlos hingenommen, weil ich der Ansicht war, es sei wichtig, daß Patienten ihre Negativität ausleben können.

Ich denke selbstverständlich, daß Patienten die Möglichkeit haben müssen, mich zu kritisieren bzw. mir deutlich zu sagen, was sie empfinden und was sie denken. Fühlt sich ein Therapeut dabei bereits angegriffen, so ist er zu verletzbar und setzt seine Patienten unter Druck.

Was ich unter Verletzungen verstehe, sind die versteckten „Messerstiche", die leise lächelnd verteilt werden, die manchmal so geschickt ausgeteilt werden, daß ich sie erst viel später wahrnehme.

Sie verletzen nicht so sehr durch ihren Inhalt, sondern vielmehr durch den Tonfall, die Aussprache und ähnliches mehr. Sie sind so treffend und verletzend, weil sie nicht überlegt sind, sondern direkt aus dem Unbewußten kommen. Es sind ganz normale Sätze, die nur durch den Kontext und die unbewußte Absicht verletzen, deswegen kann ich auch kein Beispiel dafür anführen.

Heute spreche ich ein solches Verhalten, wenn ich es spüre, sogleich an, denn – wie gesagt – mein Schweigen nützt nichts, sondern schadet eher. Dem, der mich verletzt, nützt es nichts, weil er sich nicht bewußt wird, was er tut und was andere dabei empfinden, sondern weiterhin die Illusion lebt, er sei vollkommen hilflos, könne anderen überhaupt nichts antun und sei nur offen und freundlich. Damit würde ich ihn in seinem zerstörerischen Verhalten letztlich bestärken, was kontraproduktiv wäre.

Den anderen Gruppenteilnehmern, falls es in einer Gruppe geschieht, tue ich ebenfalls keinen Gefallen, denn sie spüren das Verletzende in der Aussage und denken sich: ,Der Therapeut schluckt das! Er spürt wahrscheinlich gar nicht, daß das weh tut, also wird er uns nicht verteidigen, wenn wir verletzt werden. Wir müssen demnach besonders aufpassen!' Und damit steigen die Ängste, da jeder sich vorsieht, weil er Angst hat, verletzt zu werden. Damit verhindere ich, daß sich eine partnerschaftliche Beziehung zwischen den Patienten und mir entwickelt.

Gebe ich dagegen meine Unsicherheit, Verlegenheit und Verletzbarkeit zu, so verändert sich das Klima in der Gruppe, und die Teilnehmer müssen mit mehr Vorsicht und Verantwortung mit mir und den anderen umgehen, da sie nicht mehr die Illusion leben können, sie seien nur schwach, nur verletzbar und vollkommen den anderen ausgeliefert. Sie sehen dadurch, wieviel Kraft, Macht oder Möglichkeiten sie besitzen, andere zu berühren, sei dies nun positiv oder negativ.

Dieses Vermitteln der eigenen Verletzbarkeit hat noch einen weiteren Effekt. In einer meiner Gruppen fiel mir auf, daß einige immer wieder sehr aggressiv auf andere reagierten. Allerdings äußerte sich ihre Aggressivität nicht deutlich und direkt, sondern war als Feedback, also als gefühlsmäßige Reaktion auf andere, getarnt. Dieses Agieren gaben sie als „ehrliches Gefühl" aus, als offenes Mitteilen ihrer Empfindungen.

Das unbewußte Ziel war dagegen etwas ganz anderes. Sie wollten den anderen vermitteln, wie gefährlich es ist, sich zu öffnen, da sie gewärtigen mußten, verletzt zu werden. Ihr aggressives Verhalten schuf ihnen damit einen sicheren Freiraum, sich nie öffnen zu müssen bzw. zu können. Denn weil sie selber so aggressiv auf andere reagierten, befürchteten sie, ebenso angegriffen zu werden, wenn sie ihre verletzbaren Seiten zeigen würden. Ihre Aggressivität bewahrte sie davor, selber aufmachen zu müssen, denn sie wären ja „verrückt", wenn sie sich in einer Umgebung verletzbar zeigten, wo so viel Gefahr auf sie lauerte.

Deshalb schränkte ich ihre Aggressivität dann ein, wenn sie besonders verletzend war oder sich gegen Gruppenmitglieder richtete, die gerade sehr verletzbar waren. Das machte sie natürlich zunächst sehr wütend – diesmal auf mich. Ich nahm ihre Wut an, und nachdem sie erlebt hatten, daß ihre Wut nichts an der Situation geändert hatte, spürten sie häufig die Vermeidung, die sich in ihrem Verhalten verbarg.

Eine Frau war z.B. so sehr in ihrer Wut gefangen, daß sie erst durch eine Einzelarbeit erleben konnte, wofür ihre Wut stand. Sie drückte nämlich so lange Wut aus, bis sie an ihren Grenzen und an den Grenzen dessen angelangt war, was alle anderen ertragen konnten. Erst als sie erlebt hatte, daß auch diese Arbeit nichts an ihrem Befinden änderte, konnte sie das Gefühl ihrer Einsamkeit und ihrer unglaublichen Angst vor näherem Kontakt zulassen. Es wurde ihr damit deutlich, wie sehr sie ihre Wut als Schutz benutzt hatte, ohne daß dieser Schutz ihr hätte Sicherheit geben können. Denn ihr Dilemma bestand darin, daß sie sich nach Nähe sehnte, gleichzeitig der Nähe aber mißtraute, da sie Nähe immer in Verbindung mit Verletztwerden erlebt hatte.

In einem solchen Dilemma geben negative Gefühle Sicherheit. Es besteht durch sie ein Kontakt, sei es auch ein negativer, der deshalb nicht so gefährlich ist, weil man sich dafür nicht öffnen muß. Dies

ist auch der Grund dafür, daß sich so viele Menschen problematische Beziehungen kreieren. Nicht weil sie leiden wollen, sondern
weil sie ein Mehr an positivem Erleben nicht ertragen können. So
befinden sie sich in einem unendlichen Wechselspiel von Problemen und deren Klärung, die wiederum zu neuen Problemen führen
müssen, damit niemals Ruhe eintritt, weil Ruhe als trügerisch erlebt
wird.

Meiner Erfahrung nach ist diese Spirale aus Ablehnung, die wiederum Ablehnung erzeugt, nur dadurch zu durchbrechen, daß der
Therapeut der Negativität einzelner Gruppenteilnehmer Grenzen
setzt. Tut er es nicht, so kommt der Gruppenprozeß zum Stillstand,
da alle Teilnehmer durch ihre Angst gefesselt werden. Und so sehe
ich meine Hauptaufgabe darin, eine sichere Umgebung zu schaffen,
in der jeder immer mehr wagen kann, das zu zeigen, was er bis dahin
verbergen mußte, da seine Erfahrung ihn lehrte, daß Aufmachen
und Verletztwerden eins sind.

Neutralität und Nicht-Bewerten

Um diese Atmosphäre erreichen bzw. halten zu können, muß ich
manchmal jemanden unterbrechen, d.h., ich muß deutlich Grenzen
setzen. Solange ich Therapie als „Freiraum" verstand, in dem „Neutralität" zu herrschen habe, hatte ich große Schwierigkeiten, klare
Grenzen zu setzen. Ich meinte, der Therapeut müsse jedem die
Möglichkeit geben, seine Gefühle auszudrücken, seien diese nun
positiv oder negativ. So bestand meine „Neutralität" darin, daß ich
bemüht war, jedem den gleichen Raum zu geben. Ich mußte aber
einsehen, daß diese Vorstellung eine Illusion war, denn es gibt
ebensowenig eine Neutralität, wie es ein Nicht-Kommunizieren gibt
(Watzlawick, 1969). Und es kann auch keinen Freiraum geben, in
dem jeder alles tun kann und in dem trotzdem Sicherheit und damit
die Möglichkeit für Offenheit besteht.

Watzlawick will mit seiner These, man könne nicht nicht kommunizieren, ausdrücken, daß wir z.B. auf eine Frage nicht nicht antwor-

ten können. Wir mögen vielleicht nichts sagen, aber eine Mitteilung geben wir doch, denn wir drücken mit unserem Verhalten aus, daß wir entweder die Frage nicht gehört haben oder nicht antworten wollen.

Ebenso verhält es sich in der Therapie. Ich spürte immer wieder deutlich, daß ich vielem Verhalten überhaupt nicht neutral gegenüberstand. Manches berührte mich, bei anderem wurde ich traurig, wieder anderes ärgerte mich und ähnliches mehr. Ich überlegte mir deshalb, warum ich der Illusion der Neutralität so lange verfallen war. Mir wurde deutlich, daß ich Neutralität mit Nicht-Bewerten gleichsetzte. Dadurch war ich dahin gekommen, etwas recht Erstaunliches zu tun: Ich nahm meine Reaktionen auf Patienten nicht in aller Deutlichkeit und Bedeutung wahr, um mir die Illusion der Neutralität zu bewahren. Was ich dadurch verlor, war ein deutlicher Kontakt zu mir und damit zu meinen Patienten, denn diese spürten natürlich, daß ich etwas abschnitt bzw. mir etwas nicht klarmachte.

Als ich begann, mehr und mehr zu meinen Gefühlen zu stehen, öffneten sich manche Patienten, die bis dahin sehr zurückhaltend gewesen waren, denn sie erlebten nun – wie sie später äußerten –, daß ich besser erreichbar war und meine Grenzen abschätzbar wurden. Das gab ihnen Sicherheit.

Außerdem stellte ich fest, daß es sehr wohl möglich ist, die eigenen Gefühle mitzuteilen, *ohne* daß dabei eine Bewertung mitschwingt. Denn Gefühle sind an sich wertfrei. Der Verstand setzt die Maßstäbe, und zwar Maßstäbe, durch die sich Menschen um so stärker *negativ* bewertet fühlen, je stärker ihr Über-Ich ist. Und viele Patienten haben ein sehr mächtiges Über-Ich, das ihnen die Probleme schafft, deretwegen sie in die Therapie kommen. Ich möchte diese Ausführungen nicht so verstanden wissen, als seien Maßstäbe nicht sehr wichtig. Sie müssen aber Werte verkörpern, für die wir uns frei entscheiden können und die nicht vom Unbewußten her unser Verhalten so bestimmen, daß wir uns mehr oder weniger ausgeliefert fühlen, wie es z.B. bei einem Waschzwang der Fall ist. Auf genau diese Über-Ich-Kräfte hatte ich Rücksicht genommen – und sie natürlich nie analysieren können.

Damit kommen wir zu einer grundsätzlichen Frage: Darf der Therapeut seine Gefühle so stark in den Prozeß einbringen? Wird er dadurch nicht gar zu so etwas wie einem Lehrer? Diese Fragen sind von großer Tragweite, denn sie treffen das Selbstverständnis des Therapeuten. Freud lehrte bekanntlich die Distanz in der Therapie (s.o.) – und hielt sich nicht daran (vgl. Gardiner, 1982)!

Gegen Freuds Distanz-Vorstellung findet mittlerweile auch in der psychoanalytischen Literatur – nicht nur in der Praxis – eine Gegenbewegung statt (vgl. Cremerius, 1984; Heimann, 1978; Thomä, 1981). Und C. G. Jung hat bereits früh erkannt, daß der Therapeut sich nicht vor seinen Patienten verbergen kann, sondern eine Interaktion mit ihnen eingehen muß.

Denn in Wirklichkeit haben Patienten früher oder später ohnehin ein immer klareres Bild ihres Therapeuten. Sie bilden sich aus der Einrichtung seiner Praxis, seiner Kleidung und daraus, wann er wie etwas sagt, eine immer ausgeprägtere Vorstellung seiner Denk- und Gefühlswelt, „von seinen Wünschen und Ängsten, seiner privaten Lebensphilosophie, seinen Stärken und Schwächen" (Cremerius, 1984, S. 792).

Deshalb ist es für mich entscheidend, die Augen vor der Tatsache nicht zu verschließen, daß ich für Patienten kein unbeschriebenes Blatt sein kann und daß ich mich nicht aus dieser Illusion heraus auf eine Neutralität berufen kann, die in Wirklichkeit gar nicht besteht. Das hat zur Konsequenz, daß ich mir deutlich vor Augen führe, *was* Patienten alles an mir wahrnehmen können und welche Verantwortung ich damit übernehme.

Wenn meine Patienten, wie J. Cremerius schreibt, meine Wünsche, Ängste und meine private Lebensphilosophie wahrnehmen, dann bedeutet das für mich, daß ich bewußt damit umgehen muß. D.h., daß ich meine Wünsche und Ängste deutlich mache. Ich meine damit nicht, daß ich Patienten mit meinen privaten Problemen belasten oder meine privaten Erlebnisse erzählen sollte. Habe ich aber etwas Belastendes erlebt, was mich während der Therapie noch berührt, so spreche ich an, daß Spannung von mir ausgehen kann.

Oder ich sage, daß ich müde bin – was häufig den Vorteil hat, daß ich bald wieder Energie bekomme.

So geht es in meinen Mitteilungen nicht darum, Einzelheiten aus meinem Leben zu erzählen, sondern anderen Menschen die Bestätigung zu geben, daß ihre Empfindungen zutreffen, denn sie nehmen natürlich wahr, wie ich mich fühle, was in mir vorgeht und daß ich mich an verschiedenen Tagen unterschiedlich befinde.

Cremerius schreibt weiter, daß Patienten auch die private Lebensphilosophie ihres Therapeuten wahrnehmen. Wie sollen wir damit umgehen? Interessant ist in diesem Zusammenhang, daß Freud die Psychoanalyse nicht primär als Therapie verstand, sondern als einen Weg, wahr und falsch zu unterscheiden (1933a, S. 169). Damit brachte er ein weitreichendes Wertsystem in die Psychoanalyse ein, denn es ging ihm offensichtlich nicht allein um das Heilen von Neurosen, sondern um das Erkennen von übergeordneten menschlichen Gesetzmäßigkeiten, die für ihn die Grundlage von Wahrheit darstellten. Darüber hinaus macht Freuds mangelnde Kompromißbereitschaft deutlich, daß er sich nicht nur auf seine Art, die Wahrheit aufzufinden, verließ, sondern sie auch verabsolutierte. Dabei hat er sich offensichtlich in mehreren Punkten in bezug auf seine Theorien, seine technischen Ratschläge und seine Vorstellungen über seine Arbeitsweise geirrt.

Das zeigt meiner Ansicht nach das Dilemma auf, dem jeder Therapeut ausgesetzt ist. Er hat große Macht, er hat deshalb eine große Verantwortung, und so können die weitreichenden Irrtümer, denen er ständig ausgesetzt ist, zum Teil katastrophale Folgen haben.

Der Therapeut als Gesetzgeber und Lehrer

Deshalb bin ich der Meinung, daß der Therapeut die Rolle des „Gesetzgebers und Lehrers" (Loch, 1974) annehmen *muß* und nicht so tun kann, als hätten sein Denken, Reden und Handeln keine weiter reichenden Folgen. Denn genau das Gegenteil ist der Fall.

Seine Einstellung bzw. seine „private Lebensphilosophie" werden von seinen Patienten wahrgenommen und daher deren Leben beeinflussen. Wie wir sahen, gibt es keine Neutralität in bezug auf das Verhalten anderer, sondern höchstens *bewußtes* Nicht-Beurteilen – und ebensowenig gibt es eine wertfreie Lebenseinstellung.

Ob es uns bewußt ist oder nicht, wir unterscheiden ununterbrochen zwischen Richtig und Falsch, zwischen Gut und Böse. Und insofern es um Ethik und nicht um ständig wechselnde Moral geht, hat die Differenzierung eine hohe Berechtigung. Deshalb ist es selbstverständlich gut, weil ethisch, wenn wir uns z.B. um unsere Mitmenschen kümmern, verantwortungsvoll sind und ein offenes Herz haben. Und ebenso leuchtet ein, daß es schlecht ist, wenn wir unsere Mitmenschen belügen, betrügen, bestehlen oder ihnen sonstigen Schaden zufügen.

Ethische Werte sind feststehend, da sie das Allgemeinmenschliche betreffen (vgl. v. Stepski-Doliwa, 1988). Sie sind nicht irgendwie kulturell verschieden, wie es der Fall wäre, wenn es sich um Moral handelte (was bekanntlich vom lateinischen *mores*, Sitten kommt), die sich von Land zu Land und von Jahrzehnt zu Jahrzehnt verändert und wo einmal gut ist, was ein andermal oder anderswo schlecht ist.

Der Fallstrick für den Therapeuten ist hier seine angebliche Toleranz oder sein Nichtwissen. So ist es ein Ausdruck dieser Pseudotoleranz, wenn ein Therapeut seine Patienten auffordert, immer ihre Gefühle zu leben. Er macht damit nämlich deutlich, daß er nicht zwischen der therapeutischen Situation und dem Leben außerhalb unterscheidet. Es ist natürlich wichtig, daß Menschen in der Therapie lernen, mit ihren Gefühlen umzugehen. So ist die Aufforderung entscheidend, sie sollten auf ihre Gefühle hören, sie spüren und ausdrücken.

Es zeigt aber das Verkennen der Realität, wenn der Therapeut nicht zwischen der Therapie und dem Leben außerhalb unterscheidet – und seinen Patienten diesen Unterschied nicht deutlich macht. Denn keine zwischenmenschliche Beziehung wird von Dauer sein, wenn jeder seine Primärbedürfnisse leben und sofort befriedigen möchte. Deshalb besteht die Entwicklung und Reifung eines Menschen sehr wohl darin, daß er seine Gefühle bewußt spürt, sie also nicht wegen irgendeiner neurotischen Angst abschneiden muß. Gleichzeitig darf er ihnen aber nicht derart ausgeliefert sein, daß er ihnen sofort nachgeben muß, sogar dann, wenn er weiß, daß es auf lange Sicht nachteilig für ihn ist. Er kann sie vielmehr zunehmend im Verhältnis zu anderen Werten sehen, wie etwa dem Wert, den der Fortbestand einer Beziehung darstellt. Die innere Entwicklung und Reifung eines Menschen zeigt sich eben dann, wenn er weder Gefühle unmittelbar ausleben noch sie unterdrücken muß, sondern verschiedene Werte bewußt gegeneinander abwägen kann.

Wertfreiheit besteht in der Therapie darin, daß der Therapeut einen Freiraum schafft, in dem Gefühle, Gedanken und Einstellungen geäußert werden können, die außerhalb dieses Rahmens nie angesprochen bzw. abgewogen werden könnten.

Dieser Freiraum verpflichtet den Therapeuten aber dazu, zu sehen, wie gefährdet die Entwicklung und damit das Glück seiner Patienten sind, wenn er nicht klare Grenzen setzt. Grenzen, die zwischen der Welt in und der Welt außerhalb der Therapie differenzieren, und Grenzen, die Illusionen von der Realität unterscheiden. Mit letzterem meine ich, daß es sinnlos ist, wenn ein Therapeut seine Patienten nicht darauf hinweist, daß sie keine glückliche Beziehung gegen jegliche Ethik leben können, d.i. daß es zwei Gegensätze sind, ständig auf sein Recht zu pochen und dabei zu hoffen, Ruhe und Glück zu finden. Die Alternative zu Egoismus ist nicht Standpunktlosigkeit bzw. Charakterlosigkeit, sondern das richtige Abwägen der Mittel, um das zu erreichen, was wir uns wünschen.

In diesem Zusammenhang frage ich mich, ob der Therapeut, der in allem gewährend ist, nicht vielleicht insofern seinen Schatten lebt, als er seine Patienten das verwirklichen läßt, was er selber nicht darf bzw. nicht kann (vgl. Kapitel „Macht als Gefahr in der Therapie" ab S. 242).

Freiheit und die Konsequenzen des Handelns

Ein weiterer Bereich, neben Neutralität und Wertfreiheit, zu dem es in der Psychologie häufig eine illusionäre Vorstellung gibt, ist die Freiheit. Es werden diesbezüglich heute viele verschiedene Vorstellungen vertreten, von denen viele gemeinsam haben, daß sie unter Freiheit verstehen, man könne machen, was man wolle. Das Interessante an dieser Vorstellung von Freiheit besteht nun darin, daß sie zwar in gewisser Hinsicht stimmt – und trotzdem falsch ist. Wie ist das zu erklären?

Der Widerspruch erklärt sich dadurch, daß zwischen der *Möglichkeit* der Wahl und der *Notwendigkeit* der Folgen nicht unterschieden wird. Natürlich sind wir frei, zu wählen und zu entscheiden, wie wir wollen.

Aber abgesehen von der unbewußten Bestimmtheit, d.i. daß die unbewußten Gründe unseres Handelns ganz andere als unsere bewußten sein können (Freud, 1901b), sind wir auch noch an andere Gegebenheiten gebunden, über die wir nicht ohne Folgen hinweggehen können. Eine ist z.B. unser Körper. Wir haben z.B. durchaus die Freiheit, aus dem 12. Stock zu springen. Wir haben dann aller Voraussicht nach aber nicht mehr die Freiheit, ein Konzert zu besuchen, da wir wahrscheinlich entweder tot sind oder im Krankenhaus liegen. Ebenso haben wir die Freiheit, Gift zu schlucken; wir werden danach aber nicht mehr die Freiheit haben, uns ebenso wohl wie vorher zu fühlen.

Weiterhin sind wir von unseren seelischen Bedürfnissen bestimmt. Wir haben z.B. natürlich die Freiheit, einen geliebten Menschen zu verlassen. Wir haben aber dann nicht mehr die Freiheit, zu entscheiden, ob wir glücklich sind oder traurig, da die Gefühlswelt unabhängig von unseren Freiheitsvorstellungen ist.

Und ebenso haben wir die Freiheit, die Gesetze eines Staates zu übertreten. Wir haben dann aber nicht mehr die Freiheit, über die Konsequenzen zu entscheiden, sondern erfahren eine unserer Handlung entsprechende Reaktion der Gesetzesorgane.

Freiheit ist also nicht, daß wir tun können, was wir wollen, und dabei auf alle Fälle glücklich und zufrieden sind. Freiheit ist vielmehr die wertfreie Möglichkeit, sowohl das zu wählen, was uns schadet, als auch das, was uns fördert und zufrieden macht.

Bemerkenswert in diesem Zusammenhang ist, was Sai Baba sagt: „Sie (sc. die Leute) sind selbst zu tadeln für die Leiden, die sie erdulden. Leiden ist allein durch Unwissenheit bedingt. Nehmen wir z.B. den Fall der körperlichen Krankheiten und Leiden. Die meisten Krankheiten werden von zu vielem Essen und falschen Eßgewohnheiten verursacht." (1986, S. 192 f., Übersetzung von mir) Die Freiheit der Wahl, so viel zu essen, wie wir wollen, bedeutet damit noch lange nicht, daß wir dadurch auch die Freiheit haben, uns wohl zu fühlen, denn es gehört zu den Gesetzmäßigkeiten des Körpers, daß ihm Überlastung schadet.

Mit anderen Worten: Unsere Freiheit ist einerseits eng bemessen und andererseits vielschichtig. Wie wir bereits sahen, haben wir einmal eine Handlungsfreiheit, tun zu können, was wir wollen. Wir haben aber andererseits nicht die Freiheit, die Konsequenzen unseres Handelns frei zu bestimmen.

Wahre Freiheit ist also Freiheit von Blindheit, d.h. die Freiheit, *richtig* handeln zu können. Daher auch das Postulat von Sokrates/ Platon: „Wer das Gute kennt, tut es auch!" Der Kluge weiß um die Konsequenzen seines Handelns. Er benutzt seine Handlungsfreiheit so, daß sie ihm Glück und Frieden bringt. Der Unwissende dagegen jagt ständig Zielen nach, von denen er sich viel mehr verspricht, als er in der Tat bekommt. Daher die Enttäuschung und das damit verbundene Leiden.

Aus diesem Blickwinkel betrachtet, ist die Freiheit der Wahl, die der Therapeut seinen Patienten gewährt, zunächst ebenso wertfrei. Er kann z.B. darum bemüht sein, daß seine Patienten ihre eigenen Erfahrungen machen bzw. erleben und lernen, zwischen verschiedenen Möglichkeiten zu wählen.

Läßt er ihnen aber die Illusion, Freiheit bedeute, ohne Rücksicht auf irgendwelche Gesetzmäßigkeiten alles tun zu können, so lebt er hier ein Größenselbst (siehe S. 311 ff.) und wird deshalb bald mit dem eigenen Schatten und dem der Patienten zu tun bekommen, da der Schatten stets mit schlafwandlerischer Sicherheit auf Größenphantasien reagiert – besonders natürlich, wenn sie von seiten des Therapeuten kommen.

Das heißt mit anderen Worten: Der Therapeut hat nicht nur die Aufgabe, sich bewußt zu werden, daß er ein Wertsystem vertritt, er muß sich auch Rechenschaft darüber ablegen, ob sein Wertsystem, sprich seine Ethik, zu innerer Zufriedenheit führen kann, weil es realitätsbezogen, d.i. praktikabel ist. Oder ob es Ausdruck einer Illusion ist und deshalb früher oder später ihm und seinen Patienten zum Nachteil gereichen wird.

Und es hilft weder ihm noch seinen Patienten auf Dauer, wenn er sich hinter einer Wertfreiheit und Neutralität verschanzt, denn Probleme entstehen primär durch Unwissenheit, wie alle Weisen betonen. Leider besteht ein Teil unserer Freiheit auch darin, daß wir unser Unglücklichsein selbst wählen – eben aus Unwissenheit, sei diese nun psychologisch oder philosophisch bedingt, weil wir entweder nicht die unbewußten Motive kennen, die unser Handeln beeinflussen, oder nicht wissen, nach welchen Werten wir uns ausrichten sollen, um das zu erreichen, was wir uns vom Leben erhoffen. Damit drückt paradoxerweise unsere falsche Vorstellung von Freiheit deutlich unsere Unfreiheit aus, denn wir jagen einer Illusion nach, die uns schadet.

PSYCHOPATHIE UND NARZISSMUS

Die Psychologie des Selbst ist die Theorie über die Formen und die Behandlung des Narzißmus. Viele Autoren haben über dieses Kernstück im theoretischen Gebäude der Psychoanalyse wichtige Arbeiten geschrieben (Kohut, 1976, 1979; Kernberg, 1980; Jacobson, 1977; Grunberger, 1982).

In der Körpertherapie dagegen haben diese Theorien noch keinen allzu großen Niederschlag gefunden. Vielmehr sind hier immer noch die Auswirkungen zu spüren, die Lowen (1975) mit seinem Artikel „Psychopathic Behavior and the Psychopathic Personality" in Gang brachte.

Es würde nun den Rahmen dieses Buches weit überschreiten, wollte ich die vielfältigen und weitreichenden Theorien über den Narzißmus abhandeln. Statt dessen möchte ich mich mit Lowens Artikel auseinandersetzen, summarisch Kohuts Theorie des Narzißmus darstellen und anhand des Films „Der große Gatsby" zu veranschaulichen versuchen, wie sich narzißtisches Verhalten auswirken kann.

Psychopathisches Verhalten und die psychopathische Persönlichkeit

Mit dem oben genannten Artikel führte Lowen neben den bereits bekannten Charakterstrukturen eine weitere, nämlich die psychopathische, ein. Zu Beginn dieses Artikels beschreibt er, was unter psychopathischem Verhalten zu verstehen sei: „Es gibt einige wohlbekannte Aspekte dieses Verhaltens, wie z.B., wenn ein Mensch ständig lügt, ohne sich um den Unterschied zwischen Wahrheit und Unwahrheit zu kümmern. Wir können ihn einen psychopathischen Lügner nennen, womit wir ausdrücken, daß er seine eigenen Lügen glaubt und nicht den Unterschied zwischen Wahrheit und Lüge kennt. Für ihn sind Wahrheit und Lüge dasselbe, was in der Tat bedeutet, daß alles Lüge ist. Es gibt keine Wahrheit, und so ist er sich auch nicht bewußt, daß er lügt. Mit anderen Worten: Der Psychopath glaubt das, was er sagt, ohne es zu hinterfragen.

Ein anderer Aspekt des psychopathischen Verhaltens ist die fast vollständige Gleichgültigkeit den Gefühlen und der Empfindsamkeit anderer gegenüber. Er kann Dinge sagen und tun, die andere verletzen, und sich dabei nicht über die Wirkung seiner Handlungen bewußt sein. Er könnte, mit Recht, seine Absicht leugnen, aber er geht einen Schritt weiter und verneint die offensichtliche Bedeutung.

Wir sind vertraut mit dem Gedanken, daß der Psychopath kein Gewissen hat. Er macht keinen Unterschied zwischen Richtig und Falsch oder Gut und Böse. Verständlich, daß er dann auch keine Schuldgefühle hat. So kann der Psychopath in Extremfällen stehlen oder betrügen mit der Haltung, dies sei das Natürlichste auf der Welt. Natürlich weiß er, daß Stehlen schlecht ist, er sieht aber nicht sein eigenes Verhalten in diesem Licht."

Lowen schreibt weiter: „Aufgrund dieser Eigenschaften sind Psychopathen stadtbekannte Betrüger. Sie können einem weismachen, daß das, was sie sagen, wahr ist, vielleicht, weil sie es selbst oder weil sie überhaupt nichts glauben. Sie können einen von ihrer Unschuld überzeugen, selbst wenn man Zeuge ihres Unrechttuns war. Und sie können einen durch unglaubliche Offenheit gewinnen.

So wird man genarrt. Eines Tages realisiert man, daß man genarrt wurde, und erkennt dann, daß der andere ein Lügner, ein Dieb oder ein Psychopath ist. Man ist wütend, ebenso auf sich selbst wie auf den anderen, da man niemals geglaubt hat, daß man solch ein Narr sein kann." (Übers. von mir)

Die Körperstruktur des Psychopathen

In seinem Buch „Bio-Energetik" beschreibt Lowen erneut den Psychopathen, ebenso in seinem Buch „Narzißmus". Er geht dabei auch auf dessen Körperstruktur ein. Dabei unterscheidet er zwei Formen von Psychopathen: den tyrannisierenden und den verführerischen (1979b, S. 138). Der tyrannisierende Psychopath möchte dadurch Macht über andere bekommen, daß er sie zu beherrschen versucht. Der verführerische versucht andere dadurch zu bezwingen, daß er „sich in ihr Vertrauen einschleicht" (ebenda). Vom Körper her unterscheiden sie sich folgendermaßen: „Der Körper des tyrannisierenden Typs ist in der oberen Hälfte unverhältnismäßig stark entwickelt. Sie wirkt aufgebläht, was der Selbst-Vorstellung des Betreffenden entspricht. Man könnte sagen, daß der Körperbau kopflastig ist. Er ist außerdem starr. Die untere Körperhälfte ist schmaler und weist in vielen Fällen die typische Schwäche der oralen Charakterstruktur auf.

Der Körper des zweiten Typs, der andere Menschen bezwingt, indem er sich in ihr Vertrauen einschleicht, sie verführt, ist besser proportioniert und wirkt nicht aufgebläht. Sein Rücken ist gewöhnlich hyperflexibel.

In beiden Fällen ist der Fluß zwischen den zwei Körperhälften gestört. Beim ersten Typ ist das Becken ungenügend geladen und hat eine starre Position; beim zweiten ist es zu stark geladen, aber nicht mit dem Kern verbunden." (S. 140)

In meiner Praxis erlebte ich immer wieder Patienten, die genau diesen Körperbeschreibungen entsprachen, und schon nach kurzer Zeit gestaltete sich die Therapie mit ihnen sehr schwierig. Zusätzlich fühlte ich mich häufig von ihren Tricks ausmanövriert. Da viele von ihnen die Therapie abbrachen, bestätigte sich auch für mich die Annahme Lowens, daß die Therapie mit Psychopathen kaum, wenn überhaupt möglich ist.

„Psychopath" als Schimpfwort

Eine Beobachtung, die ich häufiger machte, überzeugte mich noch mehr von der Richtigkeit der Lowenschen Ansicht. Es geschah nämlich immer wieder, daß ich Schwierigkeiten mit jemandem hatte, noch *bevor* ich mir Gedanken über seine Charakterstruktur gemacht hatte. Wegen der Schwierigkeiten, die ich mit diesen Patienten hatte, überlegte ich mir dann genauer, welche Probleme bzw. welche Struktur diese Menschen bestimmten. Zu meiner Überraschung stellte ich stets fest, daß die Betreffenden deutlich die Züge hatten, die Lowen als psychopathisch beschrieben hat.

Ich bekam damit von zwei Seiten, einmal von der charakterologischen, d.i. durch Lowens Beschreibungen, und einmal von meinem Erleben mit bestimmten Patienten die Bestätigung der oben beschriebenen Annahme.

Was diese „klaren" Überlegungen aber durchkreuzte, war mein Gefühl. Ich konnte noch so deutlich die psychopathischen Züge sehen und auch in der Supervision oder im Gespräch mit Kollegen Lowens Standpunkt bestätigt bekommen, es blieb in mir ein Unbehagen, das sich mit dieser so negativen Charakterisierung von Menschen nicht abfinden wollte. Verstärkt wurde dies dadurch, daß „Psychopath" offensichtlich ein Schimpfwort ist.

Die Verwendung des Begriffs „Psychopath" als Schimpfwort ist weder in der Therapie ein Einzelfall, noch kann man sagen, daß Lowen in seinem Artikel der negativen Konnotation dieses Begriffs besonders entgegengetreten wäre. Er schreibt zwar am Anfang seines Artikels, daß dieser Begriff unglücklicherweise einen schmähenden Klang habe, aber seine weiteren Ausführungen lassen nicht darauf schließen, daß er selbst diesen Klang für unangemessen hält.

Dies alles stimmte mich nachdenklich und wirkte sich so aus, daß ich mich mehr und mehr beobachtete, wenn ich mit Menschen arbeitete, bei denen ich diese Struktur feststellte. Es dauerte nicht lange, bis ich bemerkte, daß ich diese Patienten anders als andere behandelte. Ich erkannte, daß ich die Tricks und Spiele bei ihnen negativer bewertete als bei anderen. Erzählten sie mir, daß sie häufig ihre Partner wechselten, so fiel auch dies in das Raster der psychopathischen Struktur. ‚Ach ja', dachte ich, ‚typisch psychopathisch: verführt und verliert dann das Interesse!' Und ich ertappte mich dabei, wie ich dachte: ‚Das wird bestimmt schwierig werden!'

Wechselwirkungen zwischen Therapeut und Patient

In diesem Lichte gesehen war die Tatsache, daß ich mit jemandem Schwierigkeiten hatte, noch bevor ich über seine Struktur nachgedacht hatte, nicht eine Bestätigung der Theorie, die ich anwendete, sondern nur ein Beweis dafür, daß ich Vorurteile hatte. Ich hatte tief in mir eine vorgefaßte Meinung, die sich auswirkte, lange bevor ich mir bewußtmachte, was eigentlich geschah. *Sie* bestimmte die Interaktion. Alles andere waren nachträgliche Rationalisierungen. Aufschlußreich war für mich in diesem Zusammenhang die nochmalige Lektüre des Aufsatzes von H. F. Searls „Das Bestreben, den anderen verrückt zu machen – ein Element in der Ätiologie und Psychotherapie der Schizophrenie". Searls beschreibt darin sehr einleuchtend die Wechselwirkung zwischen dem Verhalten von Therapeut und Patient – und wie sehr die unbewußten Einstellungen und Haltungen des Therapeuten vom Patienten wahrgenommen werden und ihn beeinflussen. Nimmt der Therapeut aber nicht wahr, welches Verhalten er beim Patienten bewirkt, so wird er nie erkennen, daß in bestimmten Situationen nicht er für den Patienten, sondern dieser für ihn den Spiegel darstellt.

Dies brachte mich zu dem Schluß, daß es von meinem Verhalten abhing, wenn diese Patienten mich verließen, da ich ihnen zweifellos nicht das Verständnis gab, das sie brauchten, um mit den Teilen ihrer selbst in Kontakt zu kommen, mit denen nicht nur ich Schwierigkeiten hatte. In meiner Voreingenommenheit hatte ich nicht gesehen, daß sie sehr unter ihrem Verhalten litten und unbedingt jemanden suchten, der sie verstand. Ich verhielt mich statt dessen vielmehr wie eine strafende Elternfigur, die das Kind immer nur kritisiert oder zu irgend etwas anspornt, es aber nie so sieht und annimmt, wie es ist. Diese neue Sichtweise brachte bei mir viel ins Rollen und machte mich gleichzeitig recht hilflos, denn es war mir klar, daß ich diesen Menschen mit dem, was ich gelernt hatte, nicht helfen konnte.

Diese Hilflosigkeit und der damit verbundene Druck bewirkten, daß ich viel über Narzißmus las und dadurch viele Antworten auf meine Fragen fand. Besonders die positive und einfühlsame Haltung Heinz Kohuts, dessen Kerngedanke die Empathie, d.i. das einfühlsame Verstehen, ist, berührte mich sehr (Kohut, 1971, bes. S. 338 f.; 1979, S. 17). Die Beschäftigung mit dieser Sichtweise veränderte meine Einstellung grundlegend, so daß ich es heute sinnvoller finde, von einer narzißtischen als von einer psychopathischen Struktur zu sprechen. Erstens ist dieser Begriff weniger diskriminierend, und zweitens ist die psychoanalytische Theorie viel differenzierter und damit hilfreicher als die Vorstellung der Bioenergetik.

Da ich mit Hilfe der psychoanalytischen Literatur begann, die Menschen mit narzißtischen Störungen besser zu verstehen, mußte ich in einem solchen Patienten nicht mehr den charakterlosen Außenseiter sehen, der mich mit Sicherheit irgendwann belügen und betrügen würde, sondern jemanden, der sehr früh sehr tief verletzt wurde und dem ich nur durch anteilnehmendes Verstehen helfen konnte, die Anteile in sich zu sehen und zu akzeptieren, die er so sehr geneigt war zu verdrängen oder hinter einer Maske von Lässigkeit, Stärke und Geschicklichkeit zu verbergen.

Und so denke ich heute auch nicht mehr, wenn mir jemand berichtet, er habe ständig wechselnde Beziehungen, daß ich mit ihm einen Psychopathen vor mir habe, mit dem ich große Schwierigkeiten bekommen werde, sondern daß dieser Mensch deshalb so große Angst hat, sich jemandem zu öffnen, weil er so häufig verletzt wurde. Kohut schreibt dazu: „Auch sexuelle Betätigung auf der Skala von gewissen masturbatorischen Handlungen von Kindern, die an einer chronischen narzißtischen Leere leiden, bis zum Bedürfnis nach endlosen selbstbestätigenden sexuellen Erfolgen gewisser Don-Juan-Typen kann das Ziel haben, einem Gefühl der Selbstentleerung entgegenzuwirken oder der Gefahr der Selbstfragmentierung zu entgehen." (Kohut, 1971, S. 144)

Aus dem gleichen Grund hat sich auch meine Einstellung zu den „Tricks" der narzißtischen Menschen geändert. Ich kann sie heute nicht nur akzeptieren, sondern ich habe durch Kohut gelernt, in ihnen eine besondere Kreativität wirken zu sehen. So spiele ich heute, wenn es die Situation erlaubt, gerne mit ihnen mit und betrachte mit Interesse die verschlungenen und pfiffigen Wege dieser Tricks. Denn diese sind sehr wichtige Boten, die mitteilen, wie diese Menschen sich in ihrer Kindheit verhalten mußten, um das zu bekommen, worum jemand, der in glücklicheren Verhältnissen aufwächst, direkt bitten und es auch bekommen kann.

Ähnlich wie mit den Tricks gehe ich mit der verführerischen Art dieser Menschen um. Ich enthalte mich jeder Bewertung, antizipiere nicht den Weg der Ereignisse, sondern widme meine gesamte Aufmerksamkeit dem, was im Moment geschieht, und versuche, dessen Bedeutung zu ergründen. Mir ist nämlich klargeworden, daß man Tricks und Verführungen nur dadurch verstehen kann, daß man sie genau beobachtet, ohne sie abzulehnen. Bewerte ich die Handlungsweise eines Patienten nicht, sondern mache sie ihm durch vorsichtige Deutungen verständlich, so wird er sich nach einer Weile sogar selbst sein Verhalten erklären und damit den Fortgang der Therapie beschleunigen können.

Ebenso gehe ich mit dem Lügen und mit der Unfähigkeit mancher Patienten, zwischen wahr und unwahr zu unterscheiden, um. Das Lügen muß natürlich wie jedes andere Verhalten in der Therapie als Ausdruck einer besonderen psychischen Situation verstanden werden. So ist das Lügen eines Menschen mit einer narzißtischen Problematik so zu verstehen, daß verschiedene Teile seines Selbst nicht integriert sind. Unter dieser Prämisse kann das Lügen bedeuten, daß hier Teile des „ursprünglichen allumfassenden Narzißmus" insofern zum Tragen kommen, als dieser Mensch noch glaubt, bestimmte Dinge tun oder lassen zu können, die realiter außerhalb seiner Möglichkeiten stehen. Kohut kommt häufiger auf das Lügen in der Behandlung narzißtischer Persönlichkeitsstörungen zu sprechen (1971, S. 41, 134 f., 239 f.). So schreibt er (S. 239 f.): „Gewisse Symptomhandlungen am Anfang der Analyse, die dem Analytiker Folgen von Über-Ich-Defekten scheinen mögen, können in Wirklichkeit Ausdruck einer narzißtischen Persönlichkeitsstörung sein. Da der Patient unfähig ist, die zugrundeliegende Störung des Selbstbildes klar zu erkennen, und deshalb auch unfähig (ist), sie dem Analytiker mitzuteilen, kann er die Analyse mit einer Lüge oder einer finanziellen Unaufrichtigkeit oder einem anderen betrügerisch erscheinenden Verhalten beginnen. Der Analytiker darf diese anfängliche agierte Mitteilung weder leichtnehmen, noch darf er mit Verurteilung oder aktivem Eingreifen reagieren. (...) Jedes aktive Eingreifen, das die Symptomhandlung völlig für bare Münze nimmt, kann das unmittelbare Zentrum der Störung des Patienten aus dem Blickpunkt der analytischen Arbeit entfernen, weil der Patient auf den Tadel des Analytikers erst mit Zorn und Auflehnung und später mit Unterwerfung reagiert – kurz gesagt: Es tritt eine Veränderung im Ich des Analysanden ohne Freilegung der zugrundeliegenden pathogenen narzißtischen Konfigurationen ein."

Der Über-Ich-Defekt

Kohut spricht hier am Anfang des Zitats von „Über-Ich-Defekt". Dieser Über-Ich-Defekt ist kennzeichnend für die narzißtische Persönlichkeit und zeigt auf, daß ein bestimmter Entwicklungsschritt nicht gemacht werden konnte (Kohut, 1971, S. 135).

Dieser Defekt ist deshalb bezeichnend für diese Struktur, weil „narzißtische Persönlichkeiten, die in der Kindheit den traumatischen Verlust einer idealisierten Eltern-Imago erlitten haben, (...) in der Folge an einem spezifischen strukturellen Defekt in Form einer unzureichenden Idealisierung des Über-Ichs leiden. In diesen Fällen ist die Tatsache, daß der Analysand einen eigenen Erfolg einem anderen zuschreibt, nicht die Folge seiner Schuld, sondern seiner Sehnsucht nach einem allmächtigen, archaischen Objekt, mit dem er sich verbinden möchte. Der Widerstand, den der Patient der deutenden Auflösung dieser Pseudologie entgegensetzt, ist dementsprechend durch seine Angst motiviert, die narzißtische Zufuhr zu verlieren, die er von dem überhöhten, in seiner Phantasie erschaffenden Objekt bekommt." (ebenda)

Es ist ein Charakteristikum der narzißtischen Persönlichkeit, daß sie Schwierigkeiten hat, zwischen Phantasie und Wirklichkeit und damit zwischen Wahr und Unwahr zu unterscheiden. Strukturell gesehen ist die Entstehung eines funktionierenden Über-Ichs davon abhängig, daß das Kind die Möglichkeit hatte, ohne massive Traumatisierungen eine Elternfigur zu idealisieren. Ist dies nicht der Fall gewesen, so ist das Kind nicht in der Lage, von einer Idealisierung außerhalb seiner selbst zu einer Idealisierung in sich zu gelangen, also von der Idealisierung einer Elternfigur zur Idealisierung seines Über-Ichs.

Mit anderen Worten heißt das: Für die gesunde Entwicklung des Kindes und für die Entwicklung eines stabilen Wertsystems ist es nicht nur entscheidend, daß das Kind zumindest einen Elternteil hat, den es idealisieren kann, sondern es ist ebenso wichtig, daß diese Elternfigur es nicht so enttäuscht und damit traumatisiert, daß es nicht mehr an sie glauben kann. Tritt eine derartige fatale Situation ein, so wird das Kind irre in seinem Glauben, daß es wirklich etwas so Großes und Sicheres gibt, das als Wert gegen die allumfassenden Forderungen seines Größenselbst gestellt werden könnte. Ein entscheidender Entwicklungsschritt des Kindes besteht nämlich darin, daß es durch die empathische Hilfe der Elternfigur und die damit verbundene Idealisierung befähigt wird, den riesigen Forderungen seines noch archaischen Selbst Grenzen zu setzen und es dadurch in sein bewußtes Erleben zu integrieren. Um deutlich zu machen, wie dies zu verstehen ist, möchte ich kurz die kindliche Entwicklung und deren mögliche Störungen aufzeigen.

Die kindliche Entwicklung

Am Anfang der kindlichen Entwicklung besteht eine vollkommene Einheit von Mutter und Kind – dies natürlich besonders im inneruterinen Zustand. Je mehr das Kind sich in seinem Reifungsprozeß von diesem Zustand mit der Mutter entfernt, desto mehr wird sein Gefühl von allumfassender Geborgenheit „durch die unvermeidlichen Begrenzungen mütterlicher Fürsorge gestört, aber das Kind ersetzt die vorherige Vollkommenheit (a) durch den Aufbau eines grandiosen und exhibitionistischen Bildes des Selbst: *das Größenselbst*; und (b) indem es die vorherige Vollkommenheit einem

311

bewunderten, allmächtigen (Übergangs-)Selbst-Objekt zuweist: *der idealisierten Elternimago*" (Kohut, 1971, S. 43). Dabei versteht man unter Selbst-Objekt das Gegenüber des Kindes, also die es spiegelnde Mutter. Narzißtisch wird das Kind deshalb genannt, weil es seine Umwelt als zu sich selbst gehörig, d.h. *innerhalb* seiner Selbst-Grenzen erlebt. Es unterscheidet also noch nicht zwischen sich und der Außenwelt.

Die idealisierte Elternimago, also das idealisierte Bild der Elternfigur, ist die entscheidende Voraussetzung für das Kind, um innerpsychisch mit seinem Größenselbst umgehen zu können. Denn aus der idealisierten Elternimago wird, wie wir bereits sahen, das Über-Ich des Kindes.

Durch optimale Frustration, indem nämlich die Elternfigur behutsam Grenzen setzt, erlebt das Kind, daß ein Unterschied zwischen seinem Größenselbst und der Außenwelt besteht: Wenn nicht alles nach seinem Willen geschieht, so bedeutet dies, daß es eine andere, äußere Kraft gibt, die den Ansprüchen seines Größenselbst offenbar nicht unterliegt.

Ist die Zuwendung der Mutter ihrem Kind gegenüber aber unempathisch und frustriert sie es deshalb zu sehr, so wird eine phasengerechte Entwicklung des Selbst behindert. Je massiver die Traumatisierung ist und je früher sie stattfindet, desto größer ist die Schädigung des Selbst. Denn die „Beziehung zur empathisch spiegelnden Mutter legt die Basis zum Größenselbst, während später die Wahrnehmung des Vaters zur Idealisierung der Elternimago, d.h. zum Über-Ich führt. Eine schwache Einfühlungsfähigkeit der Mutter kann durch die starke Präsenz eines empathischen, idealisierbaren Vaters kompensiert werden; eine ernstere Störung der Selbstentwicklung ist erst dann zu erwarten, wenn beide Eltern keine Selbstbestätigung zu geben vermögen.

Wenn der Säugling keine Geborgenheit bei der Mutter erleben kann, entweder aufgrund anlagemäßiger Defekte des Kindes oder aufgrund einer schwer gestörten oder nicht vorhandenen Beziehung zur Pflegeperson, kann sich kein kohärenter Selbstkern bilden." (Wiederkehr-Benz, 1982, S. 2)

Das Kind hat in einer solchen Situation nur eine Reaktionsmöglichkeit: Es tötet seine Bedürfnisse nach Kontakt ab, um dadurch seinem Selbst einen Überlebensraum zu sichern.

Dies erklärt, warum Menschen mit einer narzißtischen Störung so selbstbezogen bzw. egoistisch sind. Sie haben echte Empathie nie erfahren und mußten deshalb all ihre Energie darauf verwenden, psychisch zu überleben. Ist die Traumatisierung besonders stark gewesen, so entwickelt sich weder das Größenselbst zu einem gesunden Kern-Selbst, d.h. zu einem gesunden Selbst-Wert-Gefühl, noch entsteht aus der idealisierten Elternimago ein stabiles Über-Ich, weswegen sich bei narzißtischen Menschen die Verbindung von mangelndem Selbst-Bewußtsein bei gleichzeitiger Grandiosität und der ebenso fehlenden Empfindung für Richtig und Falsch wie für Wahrheit und Lüge ergibt.

Zwischen Abgrenzungs- und Verschmelzungswunsch

Dieser Mangel an gesundem Selbstwertgefühl und tragfähigen Werten bedingt, daß Menschen mit diesen Störungen sich nicht deutlich gegen ihre Außenwelt abgrenzen können. Daraus leitet sich ein weiteres Problem für sie ab: Einerseits sind sie vollkommen auf sich bezogen, aus der Angst heraus, zu wenig zu bekommen. Andererseits sind sie in hohem Maße von anderen abhängig, da sie keine psychischen Strukturen entwickeln konnten, aus denen heraus sie innere Ruhe und Selbstzufriedenheit erleben können.

Sie benötigen ständig Bestätigung, die sie aber weder in dem erforderlichen Maße bekommen können, da ihre Forderungen übermäßig sind, noch können sie wirklich Bestätigung annehmen, da sie ständig befürchten, ihr brüchiges Selbst könne sich durch starke Gefühle auflösen.

„Dieser Strukturdefekt führt zu einem zentralen Bedürfnis nach Vereinigung mit einem idealisierten Objekt. ‚Ich selbst bin nicht, aber du bist allmächtig, und ich bin ein Teil von dir‘, lautet die unbewußte Haltung. Die psychische Energie bleibt an den Wunsch der Vereinigung mit den Selbstobjekten gebunden, so daß die realen Objektbeziehungen verarmen und oberflächlich werden. Das gilt auch für den sexuellen Bereich." (Wiederkehr-Benz, op. cit., S. 4)

Da das Größenselbst nicht integriert wurde, geht dessen bereichernde Energie verloren. Deshalb leidet ein Mensch mit einer narzißtischen Störung um so mehr unter Arbeitshemmung, Lustlosigkeit, mangelnder Initiative, die bis zur Apathie gehen kann, je stärker das Größenselbst verdrängt wurde und damit dem Real-Ich nicht zur Verfügung steht.

Durch diese Spaltung von verarmtem Real-Ich und verdrängtem Größenselbst ergibt sich das so häufige und zum Teil recht erstaunliche Nebeneinander von enormen Größenphantasien, Arroganz und Herablassung und völliger Hilflosigkeit und extremer Verletzlichkeit. Das Erstaunliche dabei ist, daß das Nebeneinander dieser so gegensätzlichen Teile für Außenstehende sowohl deutlich sichtbar als auch spürbar ist, während der narzißtische Mensch sich dessen überhaupt nicht bewußt ist, was den Umgang mit diesen Menschen oft so schwierig gestaltet.

Darüber hinaus widersetzt sich der narzißtische Mensch mit allen Mitteln einer Bewußtwerdung dieser Problematik, weil er in seiner frühkindlichen Entwicklung erlebt hat, daß nur die Verdrängung seines Größenselbst ein halbwegs funktionierendes inneres Gleichgewicht ermöglicht. So sind unerwartete, außergewöhnliche, unberechenbare Situationen für ihn schwer zu verkraften.

Denn das Selbst der narzißtischen Persönlichkeit „droht unter Belastungen in die ersehnte grenzenlose Größe oder spurlose Verschmelzung mit den Selbst-Objekten aufzugehen und muß deshalb von menschlichem Kontakt, der ja immer ein Erschütterungspotential in sich birgt, geschützt werden. Die Kontaktschwierigkeiten des narzißtisch Gestörten haben also ihren Ursprung nicht nur in der mangelnden Fähigkeit, andere Menschen als eigenständige, abgegrenzte Einheiten wahrzunehmen, sondern auch in der Angst vor der Bedrohung des labilen Selbst durch allzu große menschliche Nähe." (Wiederkehr-Benz, op. cit., S. 6)

Die narzißtische Wut

Diese Unfähigkeit, andere Menschen als eigenständige Einheiten zu erleben, erklärt auch die Maßlosigkeit der narzißtischen Wut. Da andere Menschen als Teil des eigenen Selbst wahrgenommen werden, ist jede ihrer Handlungen, die deren Autonomie beweist, für den narzißtischen Menschen höchst bedrohlich. Die Autonomie anderer wird als *innere* Bedrohung erlebt, denn sie kommt für ihn einem Verfall seines Selbst gleich. Daher rühren der „Fanatismus des Rachebedürfnisses und der nicht endende Zwang, nach einer Beleidigung die Rechnung zu begleichen", denn dieser „weist darauf hin, daß die Aggression im Dienst eines archaisch-grandiosen Selbst mobilisiert wurde" (Kohut, 1973, S. 540).

Die andere Seite dieser Wut ist die grenzenlose Scham, der der narzißtische Mensch ausgesetzt ist. Er verfolgt sich selber mit der gleichen Unerbittlichkeit, mit der er anderen nachstellt. Die Scham ist somit nichts anderes als gegen das eigene Selbst gerichtete Wut, und haben wir einmal aus nächster Nähe miterlebt, wie tief und erschütternd diese Scham sein kann, so wird uns der Vergleich mit einer nach innen gerichteten Blutrache nicht abwegig erscheinen.

Die Stimulation

Das Problem des narzißtisch Gestörten, das sich in der Spannung zwischen einem verdrängten starken Selbst und einem mehr oder weniger entleerten Ich widerspiegelt, erklärt auch die Tendenz dieser Menschen zur Eigenstimulation. Sie ist häufig massiv und weist deutlich zwanghafte Züge auf, denn sie speist sich aus dreierlei Quellen. Einmal werden durch sie die Energien des Größenselbst abgeführt, denn die Fähigkeit, sich z.B. dauernd sexuell betätigen zu können, drückt deutlich Größenphantasien aus. Zweitens wird die Spannung, die zwischen Größenselbst und Real-Ich besteht, abgeführt. Und drittens wird der bewußt erlebten Gefühlsverflachung entgegengewirkt, denn durch die sexuelle Stimulation oder andere stimulierende Erlebnisse wie etwa gefährliche Unternehmungen werden intensive Gefühle erlebt, die das Grundgefühl der inneren Leere zumindest zeitweise aufheben. So schreibt Kohut (1979, S. 198): „Die Masturbation war nicht triebmotiviert, war nicht kraftvolle Aktion des lustsuchenden, stabilen Selbst eines gesunden Kindes. Sie war sein Versuch, durch Stimulierung der empfindsamsten Zonen seines Körpers zeitweilig die Bestätigung zu erlangen, daß er lebendig war, daß er existierte."

„Der große Gatsby"

Wie einsam Menschen mit einer narzißtischen Störung sind, wie sehr sie Hilfe benötigen, obwohl sie sich so abweisend geben, möchte ich anhand des Films „Der große Gatsby" darlegen, der in fast schon genialer Weise die Probleme, Wünsche, Ängste und die tiefe Einsamkeit seiner Protagonisten darstellt.

Die Geschichte

Die Geschichte beginnt damit, daß Nick Carraway zu seiner Cousine Daisy und deren Mann Tom kommt. Zu Besuch ist auch Jordan, die Freundin von Daisy. Daisy und Tom leben in größtem Luxus mit allen nur denkbaren Annehmlichkeiten.

Nach der überschwenglichen Begrüßung durch Daisy setzen sich alle vier auf die Terrasse. Kurz darauf kommt ein Diener und bittet Tom zum Telephon. Daisy ist im ersten Moment betroffen, redet dann aber weiter in überschwenglichem Ton. Als sie ebenfalls geht, offenbart Jordan dem erstaunten Nick, daß Tom in New York eine Freundin hat, die, wie Jordan meint, nicht einmal so viel Anstand besitzt, nicht während der Essenszeit anzurufen.

Dann fahren Tom und Nick nach New York. Sie halten an einer Tankstelle. Der Besitzer der Tankstelle, Wilson, ist ein armer einfacher Mann, der in flehentlichem Ton Tom bittet, ihm bald den versprochenen Wagen zu geben, da er einen Käufer habe. Tom verspricht es, denkt aber nur daran, Myrtle, Wilsons Frau, zu sehen und zu sprechen, denn sie ist jene Freundin, von der Jordan gesprochen hatte. Tom und Myrtle verabreden sich hinter dem Rücken Wilsons und treffen sich anschließend in New York.

Der Hauptteil der Handlung beginnt damit, daß Nick zu einem der großen Feste, die sein Nachbar Gatsby alle 14 Tage gibt, eingeladen wird. Es handelt sich um Feste, auf denen es an nichts mangelt und zu denen Menschen, die meisten ungeladen, aus allen Himmelsrichtungen kommen und für Stimmung bzw. allerlei Ausschweifungen sorgen.

Auf diesen Festen ist von Gatsby immer wieder die Rede, besonders deshalb, weil er sich selbst nie sehen läßt. Keiner weiß, wer er eigentlich ist, woher er kommt, was er macht. Die einen meinen, er sei ein Mörder, die anderen halten ihn für einen Neffen Kaiser Wilhelms, wieder andere glauben, er sei beides. Dabei ist die Faszination des Unbekannten, Unheimlichen und irgendwie Anrüchigen stets gegenwärtig.

Einige Tage nach dem Fest bei Gatsby kommt Jordan zu Nick und fragt ihn, ob er gewillt sei, seine Cousine zum Tee einzuladen, denn damit könne er ermöglichen, daß Gatsby und Daisy sich treffen. Nick ist zunächst verwundert. Als Jordan ihm aber versichert, daß seine Cousine es ihm „danken, danken, danken" werde, sagt er zu.

Im weiteren Verlauf der Handlung wird deutlich, was der Hintergrund dieses Treffens ist. Daisy und Gatsby hatten eine Beziehung, bevor er für längere Zeit nach Europa ging. Er hatte ihr in einem Brief geschworen wiederzukommen und sie gebeten, auf ihn zu warten. Sie heiratete jedoch Tom, der, wie sie es darstellt, mit einem Pomp ohnegleichen in ihr Leben eingebrochen war. Und sie erklärt ihre Handlung mit dem Satz: „Reiche Frauen heiraten nie arme Männer." Und Gatsby war damals arm.

Daisy kommt also zu Nick, trifft dort Gatsby, und die beiden beginnen eine Liaison. Als sie in seinem Haus sind, fragt Gatsby Daisy, warum sie nicht auf ihn gewartet habe. Sie erklärt ihr Handeln mit Toms unerhörtem Reichtum. Sie sprechen auch von einer Perlenkette für 350 000,- Dollar, die Tom ihr schenkte.

Sie erzählt, daß sie am Abend vor der Hochzeit viel trank, wo sie doch sonst nie Alkohol trinkt, und entschied, Tom nicht zu heiraten. Sie habe damals Gatsbys Brief in der Hand gehalten und geweint. Dann sei aber Jordan gekommen, habe sie in eine kalte Wanne geworfen. Sie habe immer noch den Brief gehalten, bis er sich auflöste – und dann Tom geheiratet.

Wieder findet ein Fest bei Gatsby statt, zu dem sowohl Tom als auch Daisy, Jordan und Nick kommen. Tom ist sehr irritiert, als Gatsby ihn begrüßt. Gatsby geht dann mit Daisy weg. Als Daisy nach geraumer Zeit wiederkommt, ist Tom sehr eifersüchtig und wütend, was sie sichtlich genießt, denn sie reizt ihn bis zur Weißglut.

Zu einem Tee bei Tom und Daisy kommen außer Gatsby auch Nick und Jordan. Die Luft ist zum Schneiden. Der einzig „Coole" ist Gatsby. Als Tom zum Telephon gerufen wird, geht Daisy sofort zu Gatsby und umarmt und küßt ihn derart, daß Jordan sie darauf aufmerksam macht, daß außer ihr noch eine Dame am Tisch sei. Daisy antwortet, sie solle doch Nick küssen.

Als Tom zurückkommt, wird die Frage aufgeworfen, was nun zu machen sei. Es wird entschieden, nach New York zu fahren. Gatsby bietet Tom seinen Rolls-Royce an. Er selbst fährt mit Daisy in Toms Wagen. Tom, Jordan und Nick halten bei der Tankstelle von Wilson. Wilson geht es schlecht. Er hat offensichtlich herausbekommen, daß seine Frau eine Affäre hat. Er möchte wegziehen. So fragt er Tom erneut, ob er ihm den Wagen verkaufen werde, denn er brauche Geld. Tom bietet ihm Gatsbys Wagen an.

Oben am Fenster versucht Myrtle sich dadurch bemerkbar zu machen, daß sie so lange gegen die Fensterscheibe schlägt, bis diese zerbricht und ihr die Hand aufschneidet. Aber Tom hat offensichtlich kein Interesse mehr an ihr und fährt ungerührt weiter.

Im Plaza-Hotel kommt es schließlich zur Aussprache, da Gatsby Tom eröffnet, Daisy werde nicht mehr zu ihm zurückkehren. Sie sagt Tom ihrerseits, daß sie ihn nicht mehr liebe. Gatsby bedrängt sie aber zu sagen, sie habe ihn nie geliebt. Sie bricht in Tränen aus und antwortet ihm, er verlange so viel von ihr.

Daraufhin eskaliert die Situation zwischen den beiden Männern, die nur deshalb nicht in einer Schlägerei endet, weil Daisy aus dem Zimmer läuft und Gatsby ihr folgt.

Dann sehen wir Tom, Jordan und Nick auf der Fahrt nach Hause. An der Tankstelle von Wilson hat sich ein Unfall ereignet. Myrtle ist von einem Wagen tödlich verletzt worden. Durch die Beschreibung der Augenzeugen erkennt Tom, daß der Unfallwagen Gatsbys Wagen ist. Er schäumt vor Wut.

Am nächsten Morgen besucht Gatsby Nick. Nick lenkt das Gespräch auf den Unfall, aber Gatsby hat nur Daisy im Sinn. Er hat die ganze Nacht vor ihrem Haus gewacht, um sicher zu sein, daß Tom ihr nichts antut. Es stellt sich nun heraus, daß Daisy den Wagen gelenkt und also den Unfall verursacht hat und weitergefahren war. Gatsby ist froh über den Verlauf der Dinge, denn daraus ergibt sich, daß Daisy zum erstenmal auf seine Hilfe angewiesen ist.

In der Zwischenzeit sinnt Wilson auf Rache. Er nimmt eine Pistole und macht sich auf, um Tom zu ermorden, da er in ihm den Liebhaber und auch den Mörder seiner Frau vermutet. Er geht zu dessen Haus. Daisy und Tom sind beim Frühstück. Daisy sieht ihn und erstarrt. Tom aber schickt Wilson zu Gatsby als dem Verantwortlichen.

Gatsby liegt auf einer Luftmatratze in seinem Swimmingpool, als Wilson kommt, um ihn und anschließend sich selbst zu erschießen.

Nick kümmert sich um Gatsbys Beerdigung. Danach sehen wir ihn und Jordan in einem teuren Restaurant. Nick drückt ihr seine Empörung über das Verhalten von Tom und Daisy aus. Sie versucht, deren Gründe zu erklären. All dies berührt sie aber weniger als die Tatsache, daß Nick weggehen wird.

Tom und Daisy kommen dann. Nick macht Tom Vorhaltungen. Dieser wehrt ab. Daisy begrüßt Nick in ihrer üblichen überschwenglichen Art, und dann gehen beide wieder.

Die Illusion des narzißtisch Gestörten

Dieser Film ist in bezug auf den Narzißmus von besonderem Interesse. Der ganze Film ist nämlich primär von der Unfähigkeit der Protagonisten bestimmt, die Realität so zu sehen, zu akzeptieren und in ihr zu leben, wie sie ist.

Es ist kein Zufall, daß die Kamera so häufig mit Weichzeichner arbeitet, wodurch „das Leben" viel sanfter, samtener und unrealistischer erscheint und damit die Grundhaltung des narzißtisch Gestörten offenbart. Er lebt in der Illusion, das ersehnte Glück erlangen zu können, wenn er endlich eine perfekte Welt errichtet hat. Er glaubt, daß er durch Leistung endlich das erreichen kann, was er nie bekommen hat: Ruhe, Glück und so akzeptiert zu werden, wie er ist, ohne Verstellungen, ohne Maske, ohne Lug und Trug.

Aber genau hier liegt die Illusion, die in „Der große Gatsby" so deutlich wird. Durch all die äußeren Güter wurden eben nicht Ruhe, Friede und Glück gefunden, denn zusammen mit Reichtum wurde nicht gleichzeitig die Fähigkeit erworben, adäquat mit den eigenen und den Gefühlen anderer umzugehen.

Dies wird bereits bei der ersten Begegnung zwischen Tom und Nick bzw. Daisy und Nick deutlich. Tom spricht sofort von Geld, und Daisy freut sich überschwenglich. Das Gespräch bleibt oberflächlich. Echt ist allein der Ausdruck in Daisys Augen, die immer wieder panische Angst und tiefe Verlassenheit verraten.

Interessant in diesem Zusammenhang ist eine Frage, die sie Nick stellt: „Wartest du auch immer auf den längsten Tag des Jahres und verpaßt ihn dann?" Sie könnte als Motto für ihr Leben und für das all derer gelten, die ähnlich einsam in einer Welt voller Trubel leben. Daisy hat so viel, sie hat – verglichen mit dem Durchschnittsmenschen – kaum vorstellbare Möglichkeiten, aber ihr Leben ist gekennzeichnet von Enttäuschung und Leere.

So erduldet sie still die Demütigungen, die sie durch Toms Ehebrüche erleidet, weil sie keinen inneren Wert, kein tragfähiges Idealselbst entwickeln konnte. Mit der Rationalisierung, Frauen seien am besten Dummchen, versucht sie, ihre tiefempfundene narzißtische Wertlosigkeit zu verdecken. Diese drückt sich auch in ihrer Oberflächlichkeit und den Scheingefühlen, die sie besonders in intensiven Augenblicken zur Schau stellt, aus. Auch zeugt ihre Meinung, reiche Frauen heirateten keine armen Männer, von ihrer narzißtischen Wunde, die sie eine Welt rein äußerlicher Werte suchen läßt.

Zwei Gesichter

Dabei besteht das Tragische dieser Ansicht für mich darin, daß Daisy damit etwas durchaus Realistisches über sich selbst vermittelt. Denn ihre Probleme und ihre Unfähigkeit zu emotionaler Tiefe würden jede Beziehung belasten, wobei die finanziell günstigen Verhältnisse ihr eine Möglichkeit bieten, überhaupt eine Beziehung – wenn auch eine oberflächliche – zu haben. Denn an der Seite eines reichen Mannes hat sie wenigstens die Wahl unter einer Vielzahl von Ablenkungen, die ihr das Leben etwas erträglicher erscheinen lassen. Einem ärmeren Mann würde sie früher oder später Vorwürfe machen, weil er nicht in der Lage wäre, ihre Ansprüche zu erfüllen. Ihre Unzufriedenheit entspränge dann selbstverständlich nicht dem engeren finanziellen Rahmen, sondern rührte aus ihrer inneren Störung. Damit zeichnet sich deutlich die Tragik von Daisys Situation ab. Sie lebt unter inneren und äußeren Bedingungen, in denen sie nicht glücklich werden und sich nicht entfalten kann. Auch hat sie keine Chance, etwas zu verändern, sondern kann nur die Rolle des „Dummchens" einnehmen, da diese Haltung sie wenigstens vor allzu großen Auseinandersetzungen bewahrt, die bei ihr Gefühle hervorrufen würden, die einer Selbstauflösung gleichkämen.

Tom seinerseits entspricht genau dem Bild des „Psychopathen", das Lowen beschreibt. Sowohl die Skrupellosigkeit dem unterlegenen Wilson gegenüber als auch der Umstand, daß er seine Diener wie Kleiderständer bzw. Menschen allgemein geringschätzig behandelt, ist beispielhaft für die mangelnde Rücksicht des Psychopathen auf die Gefühle anderer.

Er hat ständig Liebschaften, die ihn aber emotional mehr oder weniger unbeteiligt lassen. So ist er z.B. unberührt von Myrtles

Verzweiflung und kann unbeschwert weiterfahren. Er liebt das Geld und die Macht und lügt vollkommen unbekümmert, selbst wenn dies den Tod eines Menschen bedeutet.

Würden wir ihn aber mit diesem Etikett und den damit verbundenen negativen Bewertungen versehen, dann würden wir übersehen, wie hilflos er hinter dieser Maske von kalter Lässigkeit ist. Wir würden in ihm nur den Schuft sehen, ohne zu registrieren, wie verletzt er z.B. reagiert, wenn Daisy ihn „ungeschlacht" nennt oder Myrtle ihn einen Tölpel schimpft. Ebenso verletzt ist er, als Gatsby ihn auf dem Fest als „Polospieler" vorstellt. Bemerkenswert in diesem Zusammenhang ist das scheinbare Mißverhältnis zwischen seinem ungerührten Äußeren bzw. seiner Fähigkeit, andere zu verletzen, einerseits und seiner eigenen Empfindlichkeit bzw. Verletzbarkeit andererseits. Dies entspricht dem Mißverhältnis zwischen seinem Anspruch, ein großer, starker Mann zu sein, und der gleichzeitigen völligen Abhängigkeit seines Selbstbildes von der Meinung anderer.

Auch hier kann aber – wie bei Daisy – der äußere Schein die innere Leere nicht verdecken, geschweige denn die narzißtische Wunde heilen. Zu einer Verhaltensänderung bzw. Heilung benötigte er viel mehr als den äußeren Schein, nämlich das Erlebnis, daß jemand ihn so sieht und akzeptiert, wie er ist – mit all seiner Unfähigkeit, Rücksichtslosigkeit und sogar auch Gemeinheit.

Betrachten wir auch, wie oberflächlich bzw. falsch die Gefühle sind, die Daisy ihrer Tochter entgegenbringt, und bedenken wir, daß Tom sich diese Frau als Partnerin ausgesucht hat, so können wir abschätzen, wie allein sie alle beide aufgewachsen sein müssen. Hätten sie nicht beide ihre Kindheit in ähnlich „dünner Luft" verbracht, so hätten sie sich nie gefunden. Und der Pomp, den Daisy so unwiderstehlich fand, wäre für sie eher abschreckend gewesen. Ihr gemeinsames Unbewußtes brachte sie aber dazu, daß sie sich fanden und ein ähnliches Familienleben schufen, wie sie es von ihrer eigenen Kindheit her gewohnt waren.

Diese unbewußten Erfahrungen bedingen auch die Ausweglosigkeit ihrer Lage: Sie leiden zwar beide unter ihrer Situation, da sie aber keine andere Art von Beziehung kennen und deshalb nicht die Möglichkeit haben, etwas anderes zu suchen, sind sie trotz aller Klagen aufeinander fixiert. Besonders deutlich zeigt sich diese Abhängigkeit, wenn Tom sofort seine Geliebte aufgibt (im wahrsten Sinne des Wortes), als die Gefahr droht, er könne Daisy verlieren, und Daisy ihrerseits überhaupt nicht auf den Tod Gatsbys reagiert.

Selbst-Verlust

Hier spielt das narzißtische Besitzdenken natürlich eine große Rolle. In dem Augenblick, wo ein Mensch droht, sich selbständig zu machen, reagiert der narzißtische Partner so, als bestünde Gefahr, er könne einen Teil seines Selbst verlieren. Erstaunlicherweise wird er auch dann noch so reagieren, wenn ihm an seinem Partner seit langem nichts mehr liegt. Denn wie wir bereits sahen, erlebt er die drohende Trennung tatsächlich wie eine mögliche Selbstfragmentierung. Deshalb muß er alles einsetzen, um sie zu verhindern, und kann er es nicht, so gerät er in maßlose Raserei. Daß Tom Wilson zu Gatsby schickt, ohne auch nur mit der Wimper zu zucken, spiegelt eben diese narzißtische Wut wider, die keine Grenzen, kein Halten, keine Gnade kennt. Er erlebt vielmehr die Tatsache, daß Gatsby eine Beziehung zu seiner Frau unterhält, als existentielle Bedrohung. Entsprechend vernichtend ist seine Reaktion. Als Nick ihn darauf anspricht, geht er überhaupt nicht darauf ein, denn für sein innerpsychisches Gleichgewicht ist sein Verhalten konsequent und kongruent. Deshalb kann es auch keine Verständigung zwischen den beiden geben, da jeder von Dingen spricht, die der andere nicht nachempfinden kann.

Die Tragik der Beziehung zwischen Daisy und Tom liegt schließlich auch darin, daß ihre Versöhnung auf Kosten anderer nicht von Dauer sein kann, da in beider Erleben keine Änderung eingetreten ist. Daisy wird eine verängstigte Träumerin bleiben, die die Realität deshalb fliehen muß, weil sie in ihrer Kindheit keine psychischen Strukturen, d.i. kein Kern-Selbst entwickeln konnte, mit deren Hilfe sie die Außenwelt als Chance für innere Erfahrungen und damit für Entwicklung erleben könnte. So bleibt ihr Kontakt zu anderen trotz – oder gerade *wegen* – ihrer überschwenglichen Gefühle so oberflächlich, daß sie innerlich verhungern muß. Es würde mich nicht wundern, wenn eine solche Frau entweder bulimisch oder Alkoholikerin wäre, um durch die Droge Essen bzw. Alkohol zumindest einen Teil der inneren Spannungen abzuführen.

Tom will seinerseits auch in Zukunft seine ebenso tiefen Ängste durch Kraftmeierei kompensieren bzw. unterdrücken. Er wird auf Dauer die „Langeweile" einer glücklichen Beziehung nicht aushalten können. Die ruhige Intensität einer tiefen Beziehung wäre nämlich für ihn keineswegs langweilig, sondern viel zu aufreibend, da er mit Gefühlen in Berührung käme, die bei ihm Panik auslösten. Deshalb verbirgt sich hinter seinen vielen Aktivitäten die Angst, einen Augenblick zur Besinnung zu kommen und in diesem Augenblick von jenem Grauen eingeholt zu werden, das er seit seiner Kindheit flieht. Er ist mit Sicherheit ein Alkoholiker, der sich seiner Sucht nicht bewußt ist, der vielmehr meint, Trinken sei nichts weiter als eine gesellschaftliche Umgangsform.

Daß Tom und Daisy der Zweisamkeit nicht trauen, ist dabei durchaus realistisch. Beide leben mit einem Partner zusammen, mit dem sie keine wirkliche Nähe erleben können. So weiß jeder von beiden, mehr oder weniger bewußt, daß er dem anderen nicht trauen kann. Dennoch braucht er ihn, weil er genau diese Mischung aus Distanz und Nähe benötigt, um überhaupt eine Beziehung eingehen zu können. Gleichzeitig bleibt aber ein Gefühl von Unzufriedenheit, das von der inneren Zerrissenheit herrührt, aber nach außen projiziert wird. So befinden sich beide in einem goldenen Käfig, dessen Tür offensteht, den sie aber nicht verlassen können, da sie außerhalb sicherlich keine Nahrung finden und somit Hungers sterben würden.

Gatsby seinerseits ist eine ähnlich tragische Gestalt. Er gibt seit Jahren rauschende Feste, in der Hoffnung, endlich wieder der Frau seines Herzens zu begegnen. Und er hat ein Vermögen verdient, um endlich einer reichen Frau als Partner ebenbürtig zu sein.

All seine Liebe gilt aber einer Frau, die ihn überhaupt nicht so sehen kann, wie er ist. Sie kommt in sein Haus, hört, daß er all die Jahre auf sie gewartet hat, und trotzdem sagt sie: „Du warst niemals sentimental." Er selbst, als er es nach so langem Warten endlich erreicht hat, der ersehnten Frau gegenüber zu sein, kann mit keinem Wort seine Liebe ausdrücken. Er sieht sie hilflos an und redet über Nebensächliches.

Während des ganzen Films wird immer wieder deutlich, wie groß seine Kommunikationsschwierigkeiten sind. Z.B. spricht er jeden mit einer Mischung aus Kumpanei, Distanz und Verachtung als „alter Knabe" an – und es ist kein Zufall, daß Tom darauf allergisch reagiert.

Bei dem ersten Treffen zwischen Nick und Gatsby ist dieser unfähig, auch nur die einfachste Konversation zu führen. Die Atmosphäre ist vielmehr erschreckend unpersönlich und unbeholfen. Er ist sichtlich erleichtert, als das Telephon klingelt. Da ist er sofort der knallharte Mann, der keine Widerrede duldet.

Macht und Hilflosigkeit

Es gibt eine alte Redewendung, die sagt: „Wie der Herr, so's Gscherr", d.h. wie der Herr, so auch die Diener. Ich denke dabei an die Szene, wo Gatsbys Diener Nick zu ihm führt. Dieser Diener hat kurz vorher einen stattlichen Mann, der eine Schlägerei provozieren wollte, k.o. geschlagen. Als der Diener Nick kurz nach der Schlägerei ohne weitere Erklärung auffordert, ihm zu folgen, ist dieser sichtlich verunsichert. Ein kurzer Hinweis hätte genügt, um ihn aufzuklären. Doch der Diener genießt seine Macht und Nicks Unsicherheit.

Hier lebt der Diener deutlich einen Schattenanteil seines Herrn. Gatsby hat die Macht erreicht, die ihm die Möglichkeit gibt, andere die Schmutzarbeit erledigen zu lassen. Er hat damit die Genugtuung, als distanzierter, „cooler" Gentleman dazustehen. Ebenso wie er genießt auch sein Diener die Macht und läßt sie andere spüren. Die Kehrseite von Gatsbys Macht ist aber, daß er vollkommen allein ist, keine Freunde hat, sich mit niemandem aussprechen kann und riesige Feste gibt, an denen er nicht einmal teilnimmt, sondern allein in seiner Traumwelt bleibt. Deshalb redet er immer wenig, denn Kommunikation bedeutet, sich mit der eigenen und der Realität der anderen auseinanderzusetzen.

Erstens ist Gatsby dazu nicht in der Lage, weil er offensichtlich nie die Erfahrung machen konnte, daß es möglich ist, Kommunikation herzustellen. Vor allem aber würde die Auseinandersetzung mit der Realität die Gefahr mit sich bringen, daß die eigene Traumwelt, deren Inhalt offensichtlich Daisy ist, gestört wird. Treten wir aber nicht in Kommunikation mit anderen Menschen, so können wir zwar unsere Traumwelt absichern, aber zu dem Preis, daß wir einsam und ohne Kontakt bleiben.

Deshalb handelt Gatsby seiner psychischen Situation entsprechend, wenn er sich weder mit Daisy noch mit anderen über seine Gefühle austauscht – es gibt in dem Film keinen einzigen Satz, mit dem ein Gesprächspartner einem anderen *spiegelt*, welche Gefühle er bei dessen Handeln, Reden usw. hat.

In der Person des Gatsby wird die tiefe Hilflosigkeit eines narzißtischen Menschen deutlich. Aus diesem Blickwinkel wird nachvollziehbar, warum der Protagonist so verzweifelt versucht, über Äußerlichkeiten auf andere zu wirken, *weiß* er doch, daß er Schwierigkeiten hat, wirklich Kontakt aufzunehmen. Auch er hatte wie Tom keine Eltern, die auf ihn eingingen, die sich in ihn einfühlten, die ihn wirklich verstanden und die ihn so liebten, wie er war. Er mußte vielmehr immer ein anderer sein. Wie soll er da die Möglichkeit haben, sich anderen zu öffnen und sich so zu zeigen, wie er ohne Maske ist? Deshalb muß er auf ein Repertoire zurückgreifen, von dem er sich einen sicheren Erfolg erwartet: Reichtum, Glanz und Exklusivität. Und Daisy bestätigt ihn in dieser Einstellung, denn sie zeigt zum erstenmal tiefere Gefühle, als Gatsby ihr seine exklusive Hemdenkollektion zeigt. Er nimmt den Stapel Hemden aus dem Schrank und wirft sie in die Luft. Daisy fängt eines auf, preßt es an die Wange, sagt: „Ich habe noch nie so wunderschöne Hemden gesehen" und weint.

Nähe und Angst

Gatsbys Schwierigkeiten zu kommunizieren drücken damit auch aus, wieviel Angst er vor Nähe hat. Sosehr er Nähe ersehnt, sosehr fürchtet er sie auch. Einmal wegen der gefährlichen Intensität der

Gefühle, aber auch wegen der möglichen Aktivierung alter Erinnerungen, nämlich Enttäuschungen und Verletzungen, und wegen der Angst, erneut verletzt zu werden. Aber gerade diese Mischung aus Angst und der Unfähigkeit zu kommunizieren läßt häufig genau das eintreten, was der narzißtische Mensch befürchtet und mit allen Mitteln zu verhindern versucht.

So ist auch Gatsby außerstande, Daisys Realität zu begreifen, geschweige denn zu akzeptieren. Natürlich verletzte es ihn tief, daß sie Tom heiratete, aber er erweist weder ihr noch sich selbst einen guten Dienst, wenn er diesen Teil ihres Lebens dadurch auslöschen will, daß er ihr einzureden versucht, sie habe Tom nie geliebt.

Mit dieser Erwartung, ihre eigene Realität zu leugnen, konfrontiert Gatsby Daisy mit einer Forderung, die jeder psychisch gesündere Mensch zurückweisen würden. Und so verliert er sie in gewisser Hinsicht durch eben diese Forderung wieder an Tom. Denn Tom mag verletzend, vielleicht auch plump und sicherlich nicht so einfühlsam wie Gatsby sein, er ist aber auch nicht so aufwühlend, nicht so mitreißend und damit nicht so gefährlich, wie Gatsby es in seiner maßlosen Romantik ist. Und eben diese Romantik, die Gatsby in vollen Zügen lebt und deren Bezugs- und Mittelpunkt Daisy ist, nimmt ihr den Atem. In dieser Romantik gibt es keinen Platz für Daisys Ehe mit Tom, für ihr Leiden, wenn sie ihn verläßt, für ihr Trauern um ihn und damit für den Teil ihrer selbst, der mit Gatsby primär nichts zu tun hat. So gesehen ist es nicht mehr so verwunderlich, daß sie am Schluß ebensowenig um ihn trauert, wie er ihr Raum für ihre Gefühle Tom gegenüber ließ.

Auch hier werden wir Zeugen des Tragischen, das sich mit Sicherheit immer dann einstellt, wenn die Realität geleugnet wird, und das so eng mit der narzißtischen Persönlichkeit verbunden ist.

Gatsby erwirbt ein Vermögen, erzählt die „fabelhaftesten" Märchen über sich, setzt alles ein, um die Frau seines Herzens wiederzufinden und zu erobern, und sieht dabei weder, daß er ihr keinerlei Raum für ihr Seelenleben gibt, noch daß er eine Frau gewählt hat, die die Gefühle, die er ihr entgegenbringt, nicht erwidern kann.

Sie macht nämlich eher den Eindruck, daß sie mehr in sein Verliebtsein als in ihn selbst verliebt ist; daß sie es vielmehr genießt, die Hauptdarstellerin in seinem romantischen Traum zu sein, statt eine Realität in ihm und mit ihm zu lieben und zu leben. Und vielleicht ist dies ebenfalls ein Grund, warum sie auf Gatsbys Tod überhaupt nicht reagiert.

Schwäche und Stärke

Ihr Verhalten ist deshalb schwer zu verstehen, weil hier eine besondere Verbindung von Schwäche und gleichzeitiger Stärke der narzißtischen Menschen zum Ausdruck kommt.

Durch die Enttäuschungen und Entbehrungen in ihrer Kindheit haben sie gelernt, sich nicht auf allzu intensive Gefühle zu verlassen. Deshalb lassen sie sich nicht so leicht auf starke Gefühle ein – selbst wenn es, von außen betrachtet, ganz anders erscheinen mag – und können dazu mit erschreckender Schnelligkeit Beziehungen beenden. Dies mag den anderen noch so erschüttern, der narzißtische Mensch kann dessen Gefühle nicht nachempfinden, weil er nicht die Empathie eines gesunden Selbst hat. Er fühlt sich nur bedroht und handelt dementsprechend.

So trennte sich Daisy am Vortag von Tom, um bei Gatsby zu bleiben. Am nächsten Tag ist alles wie ungeschehen, und ihr Leben läuft weiter, als sei nichts passiert. Es geht damit nicht um das Leben und Erleben einer nahen und intensiven Beziehung – die könnte man nicht hin und her schieben wie einen Blumentopf –, sondern es geht zunächst um das psychische Überleben.

Deshalb bleibt die Frage offen, ob Daisy Gatsby nicht nur benutzte, um Tom eifersüchtig zu machen und sich so an ihm wegen seiner ständigen Liebschaften zu rächen und ihm eine Lehre zu erteilen. Es ist nämlich erstaunlich, wie sehr sie auf Gatsbys Fest Toms Eifersucht anstachelt. Sie bietet ihm sogar ihren Stift an, damit er die Adressen anderer Frauen aufschreiben kann, wodurch sie ausdrücken will, wie ungebunden sie sich fühlt. Und als sie wiederkommt, nachdem sie den ganzen Abend mit Gatsby verbracht hat, genießt sie es sehr, ihn eifersüchtig zu sehen und ihn bis zur Weißglut zu reizen.

Dies läßt zumindest die Frage aufkommen, ob es ihr im Grunde nicht mehr um Tom als um Gatsby ging und ob sie Tom eifersüchtig machen wollte, um ihn damit wiederzuerobern. Was ihr ja auch gelang.

So stellt sich am Ende, als Gatsby ermordet wird, die Frage, ob seine Ermordung nicht eine weitere Aufrechterhaltung seiner Illusionen darstellt. Denn er starb im Glauben, Daisy würde zu ihm zurückkehren. Dabei bestand ihre Zukunft darin, daß sie mit Tom eine Reise nach Europa machen würde. Gatsby starb so mit der Illusion, er könne die Vergangenheit zurückholen. Statt dessen holte ihn die Gegenwart derart ein, daß er nicht mehr erkennen konnte, wie weit seine Wünsche von der Realität entfernt waren. Er starb also, weil er die Realität nur als Traumwelt erleben konnte, dabei aber übersah, wie gefährlich eine Traumwelt werden kann.

Mangel an Gespür

Als am Schluß sein Vater erscheint, wird sein Hang, sich in eine Traumwelt zu flüchten, noch deutlicher. Der Vater hat alle Züge eines ausgebrannten Alkoholikers. Kein Wunder also, daß ein Kind, das in einer Familie aufgewachsen ist, in der ein Elternteil Alkoholiker ist, den Wunsch entwickelt, zu fliehen – und sei es in eine Traumwelt (vgl. Norwood, 1986). Gatsby dagegen ist sowohl von zu Hause als auch in eine Traumwelt geflohen – wie traumatisch müssen da seine Kindheitserfahrungen gewesen sein!

Wer Alkoholikerfamilien und die dort herrschende Atmosphäre von Zwist, Bedrohung, Gewalt, Unberechenbarkeit und Angst kennt, der kann leicht nachempfinden, daß Menschen, die in einer solchen Familie ihre Kindheit verbracht haben, keinen guten Instinkt für den richtigen Partner entwickeln konnten, sondern leicht an Menschen geraten, die vom ersten Eindruck her etwas ganz anderes versprechen, mit denen sie schließlich aber doch ihre Kindheitstraumen erneut erleben.

So investierte Gatsby auch alles, was er hatte, in Daisy, ohne auch nur im geringsten zu spüren, wie gefährlich die Situation für ihn wurde, in die er sich manövrierte. Als er, kurz bevor ihn die tödlichen Schüsse trafen, ein Geräusch hörte, glaubte er, Daisy sei gekommen. Nicht im entferntesten dachte er, sein Mörder sei es, der sich ihm näherte.

Und wie eng die Verbindung zwischen Daisy und seinem Mörder war, wäre ihm noch weniger in den Sinn gekommen. Dabei hatte sie immerhin Wilsons Frau totgefahren, und sie hatte einen Mann geheiratet, der nicht nur Liebschaften hatte, sondern der eine Frau auch so brutal fallenlassen konnte, daß diese verzweifelte.

Doch Gatsby war außerstande, die Verwicklungen zu sehen, in die er geriet. Deshalb reagierte er mit vollkommenem Unverständnis, als Nick ihm nahelegte, er solle für eine Weile verreisen, bis sich alles gelegt habe. Er meinte, Daisy brauche ihn jetzt – dabei fuhr sie mit Tom nach Europa!

Und was hätte er woanders tun sollen, wo doch Daisy nicht nur der Inhalt seines Lebens, sondern sogar seines Selbst war?

Ethik und Gefühl

Wir könnten es uns nun leichtmachen und uns über den Mangel an Ethik bei allen Beteiligten beklagen. Sosehr wir damit recht hätten, so glaube ich, daß uns die Gedanken über Ethik und Moral gerade deshalb gelegen kommen, weil sie uns von der Tragik der Handelnden ablenken. Für mich ist es zumindest schwer zu ertragen, wenn ich erkennen muß, daß die Protagonisten dieses Films gar nicht ethisch hätten handeln können. Denn weder ist ihnen bewußt, was Ethik überhaupt ist, noch hätten sie die innere Stärke, zu ihren Entschlüssen zu stehen – besonders wenn sie sich damit gegen andere stellen müßten. Und gleichzeitig wird ihnen ja ihre Unfähigkeit zum Verhängnis.

Der einzige gesund Reagierende in diesem Szenarium ist der „langweilige" Nick. Er redet nicht viel. Er ist nicht eine der rasanten Gestalten dieses Films. Er zeigt hingegen Gefühle, er kann zwischen Richtig und Falsch, zwischen Gefährlich und Ungefährlich unterscheiden. Und er ist innerlich so ausgewogen, daß er niemandem seine Meinung aufdrängen muß und auch erkennt, wann es das beste ist, zu schweigen oder zu gehen, wenn er nichts erreichen kann.

Auch ist er so weit in Kontakt mit seinen Gefühlen, daß er mit Jordan keine Beziehung eingeht. Er spürt nämlich, daß sie die Falsche für ihn wäre und daß zu einem „Unfall immer zwei gehören", wie er auf ihre Frage antwortet, warum er sie „sitzen" läßt.

Ebenso gelingt es ihm, in den verwickeltsten Situationen Anstand und Würde zu bewahren. So ist es für ihn selbstverständlich, daß er von Gatsby keine finanzielle Entschädigung für seine Freundschaftsdienste erwartet – worüber Gatsby wiederum erstaunt ist.

Aus dem Verhalten Nicks wird deutlich, daß er offensichtlich das Glück hatte, in einer Familie aufzuwachsen, in deren Sicherheit, Geborgenheit und stabiler Zuwendung er seine Anlagen entfalten konnte, die ihm die Fähigkeit gaben, ohne äußeres Aufsehen mit sich in Einklang und Zufriedenheit zu leben.

An dieser Stelle möchte ich noch einmal auf die Frage der Moral zurückkommen. Es fällt leicht, die meisten Menschen in diesem Drama als verantwortungs- und skrupellos zu verdammen. Mit einem solchen Urteil ist jedoch niemandem geholfen. Auch uns, den Urteilenden, nicht, wenn unser ganzer Einsatz sich im Verurteilen erschöpft und wir anschließend seelenruhig die Hände in den Schoß legen.

Wie ich in den vorangegangenen Kapiteln ausführte, ist es eine Illusion, zu glauben, Therapie und Ethik seien trennbar. Vielmehr ist Ethik eine der tragenden Stützen der Therapie, da Ethik nichts anderes ist, als zu wissen, was uns guttut und was uns schadet. Nur bedeutet der bewußte Umgang mit Ethik keineswegs, daß wir den Nächstbesten mit unseren Vorstellungen überschütten, sondern daß wir genau abwägen, was hilfreich ist und was nicht.

Die therapeutische Arbeit

In der Arbeit mit Menschen, wie sie in dem Film dargestellt wurden, wäre es sicherlich ein Fehler, sie mit ethischen Gesichtspunkten zu konfrontieren. Sie würden die Therapie sofort abbrechen, da sie sich verurteilt fühlen würden. Und meiner Ansicht nach würden sie sogar richtig handeln, denn sie wären wieder einmal auf einen Menschen gestoßen, der ihnen seine Leitlinien als Maßstab aufdrängen wollte.

Der Therapeut würde darüber hinaus mit der Betonung der Ethik einen weiteren Fehler begehen. Er würde nämlich außer acht lassen, daß in diesen Menschen ein enormes Potential an Wut und Haß steckt, das sie auch dadurch ausleben, daß sie über andere hinweggehen. Ist der Therapeut nun nicht in der Lage, seinem Patienten das Gefühl zu vermitteln, daß er ihn versteht, daß er seine Problematik kennt und *aushalten* kann, so hat der Patient keine andere Wahl, als ihn zu verlassen.

Auf diese Weise wiederholt er eine Kindheitssituation, allerdings mit vertauschten Rollen. In seiner Kindheit war er es, der häufig verlassen wurde, entweder de facto, weil seine Eltern z.B. für längere Zeit verreisten, oder seelisch, weil seine Eltern kein affektives Band zu ihm aufrechterhalten konnten. Außerdem stellt sein Verhalten insofern eine direkte Reaktion auf den Therapeuten dar, als er sich von diesem mindestens genauso verlassen fühlt.

Ein weiterer Aspekt besteht darin, daß Menschen mit einer narzißtischen Störung häufig in ihrer Kindheit Machtkämpfen ausgesetzt waren. Bemerken sie nun, daß der Therapeut sie seine Macht spüren läßt, daß er ihnen seine Ideen oder Gefühle als Maßstäbe aufdrängt, so distanzieren sie sich sofort, denn sie erspüren sogleich, daß dieser Therapeut ihnen keine neue Erfahrung bieten kann, sondern daß sie nur die alten Muster wiederholen.

Wie gesagt: Narzißtische Menschen sind deshalb in der Lage, sich schneller von einem Therapeuten zu lösen, weil sie in ihrer Kindheit gelernt haben, sichere Distanz zu halten und sich deutlich abzugrenzen, um damit ihr seelisches Gleichgewicht zu wahren. Wie schnell diese Trennung vonstatten gehen kann, sahen wir am Beispiel von Tom und Daisy.

Und eben hier liegt das Dilemma dieser Menschen: Sie suchen große Emotionen, um sich etwas lebendiger zu fühlen, und gleichzeitig fürchten sie sich davor, von diesen Emotionen davongetragen zu werden, da sie unbewußt um die Brüchigkeit ihres Selbst wissen und deshalb befürchten, diesem Ansturm von Gefühlen nicht standhalten zu können.

Daraus erklärt sich auch ihr schnelles Wechseln zwischen überschwenglichen Gefühlen und Apathie. Die ständige Abfolge dieser Gegensätze gibt ihnen die Sicherheit, daß sie zwar lebendig sind und doch gleichzeitig ein inneres Gleichgewicht halten, das sie handhaben können. Dies ist auch der tiefere Grund dafür, warum Gatsby sich eine Frau wie Daisy wählt. Er ist selbst nicht in der Lage, eine tiefe, nahe Beziehung einzugehen. Deshalb sitzt oder steht er immer fern von ihr. In seiner Traumwelt lebt er jedoch die Illusion, etwas zu können, wozu er in Wirklichkeit überhaupt nicht fähig ist.

So ist die Therapie mit narzißtischen Menschen durch diese beiden Faktoren besonders gekennzeichnet: einerseits durch ihre Illusion über sich selbst bzw. ihre Fähigkeiten und andererseits durch ihre große Angst vor zu viel Nähe, wobei sie, wie wir sahen, außerstande sind, mit der Illusion oder mit der Angst angemessen umzugehen.

Deshalb mißtrauen narzißtische Patienten so sehr, prüfen immer wieder, zweifeln und behandeln den Therapeuten so, als existiere er überhaupt nicht oder als sei er höchstens ein Teil ihrer selbst bzw. ihres Selbst (vgl. den Anfang dieses Kapitels).

Ist dagegen der Therapeut in der Lage, eine derartige Konstellation zu ertragen, kann er trotz Zweifel, Anfeindungen und Prüfungen eine vorurteilsfreie Beziehung mit ihnen eingehen und aufrechterhalten und schafft er es, allmählich eine Vertrauensbasis aufzubauen, so kann der Patient mehr und mehr Vertrauen aufbauen. Und es können sich auf diesem Wege jene Strukturen herausbilden, die wir in dem Film „Der große Gatsby" vermißten: Anteilnahme, Verständnis für andere, echte Zuwendung und Instinkt. Zwangsläufig entwickelt sich dann auch das Urteilsvermögen, das einen Menschen befähigt, zwischen Richtig und Falsch zu unterscheiden.

ERNÄHRUNG UND PSYCHOTHERAPIE

Hätte ich vor nicht allzu langer Zeit in einem Buch über Psychotherapie ein Kapitel über Ernährung gefunden, hätte ich mich noch sehr gewundert. Ich kann mich nämlich noch gut an mein Gefühl erinnern, als ich Anfang der 80er Jahre in die Vereinigten Staaten kam und zum erstenmal etwas über die Bedeutung der Ernährung hörte. Damals schien mir, daß ich meine Zeit mit unnützem Zeug verschwendete. ‚Was soll dieses Gerede über Ernährung‘, dachte ich, ‚man ißt, weil man Hunger hat, und man ißt, was einem schmeckt – fertig. Ist der Hunger gestillt, besorgt der Körper den Rest.‘ Ich konnte mir damals keinen tieferen Zusammenhang zwischen Ernährung und allgemeinem Wohlbefinden vorstellen. Und hätte mir jemand gar eine Wechselwirkung zwischen Ernährung und seelischer Verfassung erklären wollen, ich hätte ihn sicherlich für absonderlich gehalten – und nichts geglaubt. Glücklicherweise erreichten mich die neuen Einsichten nur allmählich, so daß ich sie auch annehmen konnte. Heute denke ich in vielen Punkten völlig anders als damals.

Falls also jemand bei dieser Kapitelüberschrift den Kopf schüttelt, sei ihm versichert, daß ich selbst lange seine Meinung teilte und deshalb hoffe, meinen heutigen Standpunkt so zu vermitteln, daß er wenigstens zum Teil nachvollziehbar ist.

Es gab für mich selber viele Gründe, die mich auf die Bedeutung der Ernährung brachten. Zunächst spielte es eine Rolle, daß ich Bioenergetik machte und dadurch mehr und mehr in Kontakt mit meinem Körper kam. Das befreite mich nicht nur von alten Verspannungen, sondern öffnete mich auch für Fragen der Ernährung, und so fand ich zunächst sieben wichtige Regeln für mich:

1. Langsam essen.
2. Sich beim Essen Zeit lassen.
3. In Ruhe essen.
4. Gut kauen.
5. Langsam kauen.
6. Nicht zu viel essen.
7. Mit Verstand essen.

Daß hier mehrmals mit verschiedenen Worten das gleiche ausgedrückt wird, hat seinen Grund. Es ist mir nämlich bald deutlich geworden, daß ein Großteil der Ernährungsprobleme dadurch entsteht, daß zu viel zu schnell gegessen wird. Wir kommen hier zu dem berühmten Ausspruch des Paracelsus, der meinte, alles sei Gift, nur die Dosis mache, daß Gift nicht Gift sei.

In diesem Zusammenhang erinnere ich mich an einen Mann, der erzählte, er habe bis zum Krieg immer unter Gastritis gelitten. Der Krieg habe ihn aber geheilt. Es habe damals so wenig Fette, Kaffee, Zigaretten und Zucker gegeben, daß sein Magen sich erholen und vollständig genesen konnte. In Friedenszeiten wäre der „Krieg" gegen seinen Bauch weitergegangen, die Zeit der Entbehrung habe ihn dagegen gesunden lassen.

Yin und Yang

Aber nicht nur das richtige Maß, sondern auch die Ausgewogenheit der Ernährung ist von Bedeutung. Beides, Maßhalten und Ausgewogenheit, sind beispielsweise Grundvoraussetzungen der chinesischen Medizin. Die chinesische Medizin nimmt zwei gegensätzliche Prinzipien, Yin und Yang, an, die auch im Körper wirken. „Auf Arbeit bezogen, ist Yin mehr psychologisch, geistig und spirituell orientiert, während Yang mehr körperlich, materiell und gesellschaftlich ausgerichtet ist. Von der Einstellung her ist Yin sanft, passiv und empfangend, während Yang mehr aggressiv, aktiv und nach außen gerichtet ist. In der biologischen Welt ist das Pflanzenreich mehr Yin, während das Tierreich stärker zum Yang neigt." (M. Kushi, 1987, S. 27; vgl. auch Haas, 1983, S. 194) Nach diesen beiden Prinzipien wird auch die Nahrung unterteilt. So sind z.B. Spargel, Avocado, Bananen, Kokosnüsse, Kartoffeln, Butter, Sahne stark Yin, während Fleisch, Fisch, raffiniertes Salz, Käse, Eier stark Yang sind und ganze Getreidekörner, Bohnen, rundes Wurzel- und grünes Gemüse, Meeresfrüchte, unraffiniertes Meersalz, Pflanzenöl, Samen und Nüsse, Obst aus der gemäßigten Klimazone und ähnliches mehr ausgewogenere Nahrungsmittel darstellen (vgl. M. u. A. Kushi, 1987, S. 47). Damit diese beiden Prinzipien in einem harmonischen Verhältnis zueinander stehen können, sollte der Mensch sich vor allem ausgewogen ernähren, so daß Yin und Yang einander harmonisch ergänzen. Eine einseitige Ernährung bewirkt dagegen dieser alten chinesischen Lehre zufolge auf die Dauer, daß der Organismus aus seinem natürlichen Gleichgewicht gerät und infolgedessen früher oder später erkrankt. Die chinesische Medizin lehrt weiter, daß Krankheiten nichts anderes als der Verlust der inneren Harmonie sind (vgl. M. Kushi, 1981, 1985; Cayce, 1976, S. 95).

Dies erklärt in gewisser Weise auch das Ansteigen so vieler Krankheiten in der Wohlstandsgesellschaft. Die Menschen hier haben heute so viel und so reichlich zu essen wie nie zuvor. Gleichzeitig haben die Krankheiten aber nicht ab-, sondern zugenommen. So betonen Ärzte, Heilpraktiker und Ernährungswissenschaftler, daß zuviel Eiweiß, zuviel Fett, zuviel Weißmehl und zuviel Zucker verzehrt werden. Die Folge dieser falschen Ernährung sind die unzähligen sogenannten Zivilisationskrankheiten (vgl. Dufty, 1975; M. u. A. Kushi, 1987), die sich zuletzt in Fettleibigkeit ausdrücken. Dagegen machen z.B. die Menschen in Indien einen ganz anderen Eindruck auf mich. Sie sind offensichtlich sehr arm und ernähren sich mit dem allermindesten. Ihre Körper scheinen mir aber nicht so geplagt und geschunden zu sein wie die „belasteten" Wohlstandskörper vieler Menschen aus den Industrieländern.

Ein dicker Bauch bedeutet nun aber nicht nur, daß jemand zuviel ißt (und trinkt), sondern er kann auch auf eine Krankheit im Magen-Darm-Trakt hindeuten.

Die Theorie von F. X. Mayr

Interessant ist für mich in diesem Zusammenhang die Theorie von F. X. Mayr. Bereits als Student beschäftigte sich dieser österreichische Arzt mit der Frage, nach welchen Gesichtspunkten zu entscheiden sei, ob der Verdauungsapparat eines Menschen krank oder gesund ist. Erstaunlicherweise konnte ihm niemand auf diese im Grunde einfache Frage eine klare Antwort geben. So forschte er auf eigene Faust und gelangte zu erstaunlichen Ergebnissen: Fast alle Patienten, die er behandelte, hatten einen mehr oder weniger geschädigten Verdauungsapparat. Die Betonung lag dabei fast immer deutlicher auf dem „mehr" als auf dem „weniger". So kam er zu dem Schluß, daß das wichtigste für die Gesundheit eines Menschen sei, einen gut funktionierenden Darm zu haben. Dies konnte er mit den Erfolgen aus seiner Praxis belegen. Denn er heilte die verschiedensten Krankheiten wie „Kopf-, Hals-, Lungen-, Magen- oder Unterleibsbeschwerden" (Rauch, 1957, S. 15) durch die gründlichste Reinigung der Verdauungsorgane. „Dabei kam er zu dem verblüffenden Ergebnis, daß 1. auch die angeblich Verdauungsgesunden nicht völlig gesund, sondern oft schon erheblich verdauungsgeschädigt (und verschlackt!) waren und 2. mit der Gesundung und Reinigung des Verdauungsapparates auch die meisten anderen Leiden, zum Beispiel der Lungen, des Herzens, des Unterleibes usw. sich zurückbildeten oder gänzlich verschwanden." (ebenda)

F. X. Mayr entwickelte aus diesen Einsichten sowohl eine Therapie, um den Verdauungstrakt zu heilen, als auch eine Diagnostik der Gestalt des Bauches, durch die er erkennen konnte, ob ein Organismus gesund oder krank bzw. wie krank er bereits war.

Die Therapie selbst besteht in einer verblüffend einfachen Methode: Es sollen zu allen Mahlzeiten ausschließlich zwei bis drei Tage alte Brötchen gegessen werden, die so lange gekaut werden müssen, bis sie einen Brei ergeben, der durch die Verbindung mit den Enzymen im Speichel süß schmeckt. Erst wenn dieser süße Brei entstanden ist, wird ein wenig Milch dazu genippt und das Ganze geschluckt.

Dabei ist die Menge der verzehrten Brötchen nicht vorgeschrieben, sondern nur ihre Beschaffenheit vor und nach dem Kauen. F. X. Mayr hat mit dieser Kur meiner Ansicht nach etwas äußerst Hilfreiches entdeckt, denn sie bewirkt nicht nur ein Ausheilen des Magen-Darm-Traktes, sondern erzieht den Esser auch zu langsamem, gründlichem Kauen sowie dazu, weniger zu essen! Ich möchte mich nun nicht weiter mit dieser Diätform befassen, sondern auf das Buch von E. Rauch verweisen, in dem sie genau beschrieben ist.

Die Mayrsche Diagnostik

Statt dessen möchte ich hier auf die Diagnostik von F. X. Mayr eingehen. Sie hat mich sehr interessiert und beeindruckt, denn sie stellt einige Annahmen in Frage, die mir als Körpertherapeuten selbstverständlich gewesen sind. Mayr kann nämlich anhand der *Körperhaltung* feststellen, ob der Darm eines Menschen in Ordnung ist oder nicht. Damit bekommt eine bestimmte Körperhaltung eine ganz andere Bedeutung als etwa in der Körpertherapie, denn sie wird hier nicht auf die *quergestreifte* (also die vom Willen abhängige) Muskulatur bezogen, wie das z.B. in der Bioenergetik der Fall ist, sondern auf die *glatte*, vom Willen eben unabhängige Muskulatur des Darmes.

Die „Habachthaltung"

Die erste Haltung, die Mayr beschreibt (S. 29), ist die „Habachthaltung" (vgl. Abb. 1 auf S. 340). Interessant ist der Vergleich dieser Beschreibung mit der bioenergetischen. Danach ist diese Körperstruktur die „psychopathische", die durch ein Verführungserlebnis in der Kindheit des Patienten entstanden ist. Durch dieses Verführungserlebnis, das das Kind nicht verarbeiten konnte, und die damit zusammenhängenden Verletzungen und Enttäuschungen war es gezwungen, die Energie aus dem Becken in den Oberkörper zu ziehen und dadurch das Becken gleichsam „kaltzustellen".

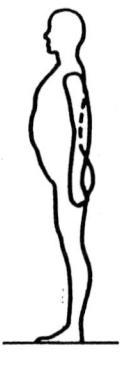

Abb. 1: Habachthaltung

Hier benötigt der durch chronischen Verdauungsschaden (besond. Oberbauch!) stärker gefüllte Magen-Darm-Trakt mehr Platz für sich. Daher erfolgt bei muskelkräftigen Menschen besonders Streckung der Brustwirbelsäule, verstärkte Brustkorbwölbung, Hochstellung des Zwerchfelles, Rückwärtsneigung des Unterleibes mit Tieferstellung des Beckenbodens. (Rauch, 1957, S. 29)

Mayr sieht die Zusammenhänge anders. Er setzt die Körperhaltung nur in Beziehung zur Darmtätigkeit und betont, daß sich der Körper durch seine Kur verändere, daß der Bauch abschwelle, das Zwerchfell sich lockere und die Tiefstellung des Beckenbodens sich verändere – alles, ohne daß die frühen Gefühle ausgedrückt und mit der gestreiften Muskulatur gearbeitet wurde! Hier erhebt sich natürlich die Frage, wie die Theorie Mayrs mit der Körpertherapie in Einklang zu bringen ist. Welche ist nun richtig und welche falsch? Oder sind vielleicht beide beides?

Ich muß gestehen, daß ich überhaupt kein Bedürfnis habe, der einen auf Kosten der anderen den Vorzug zu geben. Ich meine vielmehr, daß alle Theorien ihren wahren Kern haben, von dem aus sie zum Teil unverhältnismäßig stark verallgemeinern. Es ist nun erwiesen, daß die gestreifte und die glatte Muskulatur über die neuronalen Umschaltketten im Rückenmark miteinander in Verbindung stehen. Zwangsläufig wirkt sich also die Arbeit an der einen auf die andere aus. Gleichzeitig ist es gut möglich, daß Dr. Mayrs Patienten eine starke positive Übertragung auf ihn hatten und deshalb einen Teil ihrer Kindheitsgeschichte neu besetzen konnten. Ebenso ist es wahrscheinlich, daß die Arbeit an der gestreiften Muskulatur sich organisch viel tiefer auswirkt, als wir es wissen.

Aber all diese „Erklärungsversuche" sollen nur dazu dienen, Fragen aufzuwerfen, und nicht das wichtige Grundgefühl aufheben, daß wir nie wissen, was wirklich heilt, wie vielfältig die Verbindungen der einzelnen Elemente miteinander sind. Ich denke in diesem Zusammenhang an einen hervorragenden Augenarzt, der auf seinem Gebiet eine Koryphäe ist, der mir aber mit all seinem Wissen klarmachen wollte, daß die Augendiagnostik reine Scharlatanerie sei. D.h., er weiß als Augenarzt anerkanntermaßen viel über das Auge und dessen Behandlung, gleichzeitig aber überhaupt nichts über die Augendiagnostik, die eine wichtige, empirisch erprobte Technik darstellt.

Die „Anlaufhaltung"

Doch kehren wir zur Diagnostik von F. X. Mayr zurück. Die nächste Haltung, die er beschreibt (S. 29), nennt er „Anlaufhaltung".

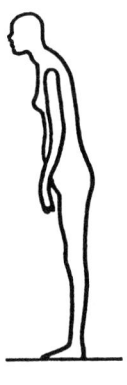

Abb. 2: Anlaufhaltung

Der durch chronische Erschlaffung der Därme vermehrte Bauchhöhleninhalt verursacht hier Vergrößerung des Bauchraumes, die bei muskelschwächeren Menschen mit straffen Bauchdecken besonders durch obige Streckung der Wirbelsäule und Vorneigung des Oberkörpers vorgenommen wird. Das Extrem dieser Haltung zeigt sich im Zusammenkrümmen des Körpers bei starken Bauchschmerzen („Bauchwehhaltung"). (Rauch, 1957, S. 29)

Die Bioenergetik würde hier von einer oralen Struktur reden, also von einem Menschen, der sehr früh in seiner Kindheit erleben mußte, daß seine Bedürfnisse nicht wichtig sind, daß er sich anderen unterordnen muß und daß er nichts tun kann, um seine Bedürfnisse geltend zu machen.

Die „Entenhaltung"

Dann kommt die „Entenhaltung".

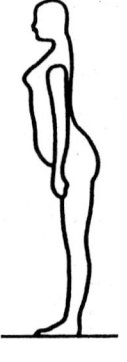

Abb. 3: Entenhaltung

Hier wurde durch Verdauungsschä-den noch stärkere Vergrößerung des Bauchraumes nötig. Daher besonders vermehrte Rückverlagerung des Bek-kens (Herausstellung des Gesäßes), Durchstreckung der Wirbelsäule, Erweiterung und Höherstellung des Brustkorbes (siehe Verkürzung des Halses!). (Rauch, 1957, S. 30)

Die geblähte Brust und das zurückgezogene Becken würde der Körpertherapeut wieder als Merkmale für eine psychopathische Struktur interpretieren.

Die „lässige Haltung"

Als vierten Typus nennt Mayr die „lässige Haltung".

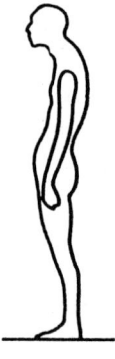

Abb. 4: Lässige Haltung

Bei muskelschwachen darmgeschä-digten Menschen mit vermehrter Darmfüllung wird die Verlagerung der Schwerlinie besonders durch obi-ge Verbiegung der Wirbelsäule (Rund-rücken) kompensiert. (Rauch, 1957, S. 30)

Der eingefallene Brustkorb, das schwache Kreuz und der weit nach vorne geschobene Hals gelten in der Bioenergetik wieder als Cha-rakteristika für die orale Struktur.

Die „Sämannhaltung"

Die „Sämannhaltung" beschreibt Mayr folgendermaßen:

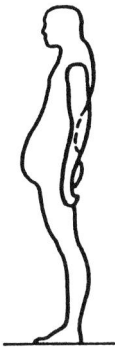

Abb. 5: Sämannhaltung

Hochgradige chronische Darmer-schlaffung und Kotfüllung ergibt hier den sackförmigen Kotbauch. Wobei der Träger die Haltung des mit gefüll-tem Saattuch einhergehenden Säman-nes einnimmt. Die Vorderbelastung durch den Kotbauch erzwingt die ent-sprechende Zurückneigung des Ober-körpers. (Rauch, 1957, S. 30)

Es fällt mir etwas schwer, diese Figur vom bioenergetischen Stand-punkt zu beurteilen, weil sie von mehreren Anteilen bestimmt zu sein scheint und ich der Seitenansicht allein nicht genau entnehmen kann, wie sich diese Anteile zueinander verhalten. Der dicke Bauch scheint mir auf eine masochistische Struktur hinzuweisen, der ein-gefallene Brustkorb eher auf eine orale. Auch scheint mir der Gesichtsausdruck recht stark und kräftig zu sein. Ich würde diesen Ausdruck mit dem Rücken in Verbindung setzen, der mir ebenfalls kräftig, wenn auch verspannt zu sein scheint und damit auf rigide Anteile dieses Menschen hinweisen könnte. Wir hätten es also mit einem Menschen zu tun, der sowohl orale als auch masochistische Anteile hat, ebenso aber auch rigide. Nach bioenergetischer Auffas-sung kennzeichnet die rigide Struktur Menschen, die, verglichen mit anderen, am meisten in ihrer Kindheit bekommen haben. Es war ihnen aber nicht möglich, ihre Sexualität mit ihrem Herzen zu verbinden, weil sie hier von dem andersgeschlechtlichen Elternteil verletzt wurden. So ist ihnen eine gewisse Starrheit, Unbeweglich-keit und Unflexibilität eigen.

Die „Großtrommelträgerhaltung"

Die letzte Charakterisierung von F. X. Mayr ist die „Großtrommelträgerhaltung".

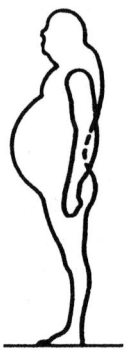

Abb. 6: Großtrommelträgerhaltung

Erinnert an den eine große Trommel vor sich tragenden Soldaten. Enorme Vermehrung des Bauchhöhleninhaltes bedingt hier den großen Gasbauch beziehungsweise Gaskotbauch. Enorme Weit- und Hochstellung des Brustkorbes (Hals verschwindet, Kopf steckt zwischen den Schultern), kompensatorische Buckelbildung der Brustwirbelsäule und Einknickung der Lendenwirbelsäule sind Auswirkungen der schweren Erkrankung des Verdauungsapparates. (Rauch, 1957, S. 31)

Die bioenergetische Diagnose findet hier die typische masochistische Struktur vor, wo bereits der Körper überdeutlich das Leiden dieser Menschen ausdrückt. Interessant ist nun für unseren Zusammenhang, daß ich bei allen Menschen mit starken masochistischen Anteilen von großen Problemen in bezug auf die frühkindliche Ernährung erfuhr.

Sie durften nie nach eigenen Bedürfnissen Nahrung zu sich nehmen oder gar verweigern, sondern wurden vielmehr so vollgestopft, wie die Mutter bzw. die Pflegeperson meinte, daß es gut für sie sei. Eine Patientin erzählte eine besondere Absurdität: Es wurde ihr immer vorgehalten, sie sei zu dick, aber trotzdem mußte sie immer ihren Teller leer essen, und wenn sie dazu von mittags bis abends am Eßtisch sitzen mußte! Und Nachtisch bekam sie auch nur, wenn sie vorher „ordentlich" gegessen hatte!

So betrachtet wären die Theorien der Bioenergetik und die von F. X. Mayr wunderbar kompatibel. Würden wir sie aber ganz einfach ineinanderfügen, so würden wir schnell den Denkanstoß verlieren, der uns meines Erachtens dahin führen sollte, nicht nur auf einer, sondern auf mehreren Ebenen zu denken und zu handeln. So arbeitete ich in Berlin mit einem Arzt zusammen, der in Mayr-Diagnostik ausgebildet war. Er führte mit einigen Patienten die Mayr-Diät durch, während ich mit ihnen körpertherapeutisch arbeitete. Diese Patienten veränderten sich zum Teil verblüffend schnell und tiefgreifend.

Heute arbeite ich mit einem Heilpraktiker zusammen. Er macht mich immer wieder auf rein physiologische Zusammenhänge aufmerksam, auf die ich von meinem psychologischen Ansatz her nie gekommen wäre. Aus diesen Erfahrungen heraus bin ich zu dem Schluß gekommen, daß zu eng gefaßte Theorien fast immer von Nachteil sind und leicht zur Ein-Bildung anstatt zur Ein-Sicht führen.

Organische *und* psychische Bedingungen

So weitreichend Mayrs Theorien über die Magen-Darm-Trägheit und die daraus resultierenden Probleme auch sind, so bleiben sie doch ganz auf der physischen Ebene. Zumindest in dem oben genannten Buch spricht er kein einziges Mal über die Beziehung von Verdauungsstörungen und psychischen Problemen.

In der neueren Literatur, besonders der amerikanischen über Ernährung und Lebensmittelallergien bzw. -sensibilitäten, ist dagegen immer häufiger die Rede von Menschen, die allein dadurch z.B. ihre chronischen Depressionen überwinden konnten, daß sie ihre Ernährung veränderten. Ja, daß Menschen sogar in die Psychiatrie eingewiesen und als Psychotiker behandelt wurden, nur weil niemand erkannte, daß sie auf ein bestimmtes Lebensmittel allergisch reagierten – und dies dermaßen, daß sie als psychisch hochgradig gestört diagnostiziert wurden.

Dies erinnert mich an die Diskussionen während meines Studiums, ob Schizophrenie medikamentös zu heilen sei, d.h., ob sie dadurch zu beheben sei, daß dem *Körper* ein Stoff zugefügt wird, der ihm fehlt, oder ob sie kindheitsbedingt und deshalb nur durch Therapie heilbar sei.

Wieder einmal wird deutlich, daß zwei verschiedene Theorien durchaus nebeneinander bestehen können. Es kann nämlich sowohl ein organisches als auch ein psychisches Problem vorliegen. Und ich kenne viele Beispiele von Menschen, die durch die Psychotherapie so sensibilisiert wurden, daß sie von ganz allein ihre Eßgewohnheiten veränderten. Von anderen wiederum weiß ich, daß sie in Therapie gingen, nachdem sie eine Fastenkur gemacht hatten, durch die sie so offen für ihre momentanen wie für die Gefühle ihrer Kindheit wurden, daß sie intensiver damit arbeiten wollten.

Umgekehrt kann die psychotherapeutische Arbeit auf dem Gebiet der Ernährung von großem Nutzen sein. So höre ich immer wieder, daß tatsächlich viele glauben, durch die richtige Ernährung ließe sich alles ändern läßt – selbst Beziehungsprobleme. Meiner Erfahrung nach verbirgt sich hinter dieser Haltung immer eine tiefe Angst – nämlich die Angst davor, sich zu überantworten (vgl. M. Kushi und dessen negative Einstellung Träumen gegenüber, 1981, S. 223).

Solange ich glaube, daß ich selbst meine Probleme „in den Griff" bekommen kann, muß ich mich nicht klein und hilflos fühlen. Wie wir sahen, ist die Ernährung – vom Unbewußten her betrachtet – der Ausdruck der Beziehung zur Mutter. Fühlte sich jemand in der Beziehung zur Mutter sehr ausgeliefert und ohnmächtig, so wird es für ihn besonders schwierig sein, sich wieder einmal einem Menschen ganz hinzugeben bzw. auszuliefern – sei dies ein Therapeut oder ein Partner –, weil er befürchtet, wieder ebenso fremdbestimmt zu werden wie damals. So wird er nur in der größten Not therapeutische Hilfe aufsuchen.

Vorher wird er vielmehr alles versuchen, was ihm die Möglichkeit verspricht, *selbst* über sich zu bestimmen – sei es durch Bodybuilding, Diätkurse oder auch Homöopathie, wie sie von manchen Ärzten bzw. Heilpraktikern angewandt wird, nämlich mit der Vorstellung, daß sie Psychotherapie ersetzen kann.

Diese Angst, sich jemals wieder in fremde Hände zu geben, und die damit verbundene Illusion, die Probleme allein bewältigen zu können, geben mir eine Erklärung dafür, warum viele Menschen, die auf dem sogenannten „Gesundheitstrip" sind, zum Teil so krank aussehen und auch sind. Es ist eben nicht nur der Darm, der nicht funktioniert und der durch Vollkornnahrung bzw. Makrobiotik ausheilt, es sind auch die psychischen Probleme, die ihren Tribut fordern und die allein durch bewußte Entscheidungen und vernünftigeres Essen nicht „besser schluckbar" werden.

Sucht und Suchen

Da der Akt des Essens eine von unbewußten Motiven bestimmte Übertragung erfährt, ohne daß dadurch tiefer liegende Konflikte gelöst werden, wird das, was Menschen essen, leicht vom Lebens- zum Suchtmittel. (Wobei ich Sucht in der Therapie stets als eine Form von Suchen interpretiere. Häufig stellt sie nämlich nichts anderes dar als eine sehr versteckte Suche nach einem Sinn im Leben.) Die Sucht kann in zweierlei Hinsicht bestehen: Es gibt Menschen, die nach einem Nahrungsmittel regelrecht süchtig sind. Sie können z.B. niemals nur einen Löffel Honig essen, sondern können erst dann aufhören, wenn das Glas leer ist. Die andere Sucht besteht in dem Wunsch, über besonders gesunde Ernährung die eigenen Probleme „schlucken" zu können. Dies führt zuweilen zu regelrecht zwanghaftem Verhalten, da das Essen die Funktion des Allesregelnden, Alleslösenden bekommt. Ein Mensch mit diesen Problemen kann dadurch, daß er glaubt, etwas „Falsches" gegessen zu haben, in größte physische und psychische Schwierigkeiten kommen. Er deutet sein Unwohlsein als eindeutige Bestätigung seiner Theorie, daß seine Ernährungsweise vollkommen stimmig für ihn ist und daß sein Körper so offen ist, daß allein der Geruch eines „falschen" Nahrungsmittels Schlimmes bei ihm auslösen kann. Ich habe beobachtet, daß diese Form von Ernährung manchmal regelrecht kontraphobische Züge annimmt. Nicht selten schlummert in Menschen mit zwanghaftem Eßverhalten eine Phobie, die mit allerlei Mitteln (das ist das *Kontra*) niedergehalten werden soll. Werden die zwanghaft festgelegten Regeln, d.h. die Schranken, durchbrochen, etwa dadurch, daß die Eßgewohnheiten nicht eingehalten werden, so bricht die Phobie aus. Diese Menschen haben dann große Angst, sich vergiftet zu haben. Dabei ist das eigentliche

Gift nicht primär in der Nahrung, die sie gerade gegessen haben, enthalten, sondern es handelt sich um all die Gefühle, die sie vor langer Zeit in ihrer Kindheit schlucken mußten und die nun ihre giftige Wirkung entfalten.

Auffällig ist, daß sich durch die therapeutische Arbeit mit diesem „Kindheitsgift" u.U. plötzlich das Eßverhalten der Patienten verändert. Menschen können plötzlich Dinge, die für sie vorher vollkommen unverträglich waren, nicht nur essen, sondern auch verdauen.

Dazu fällt mir eine Begebenheit aus dem Leben des indischen Heiligen Sri Aurobindo ein. Er wurde vor Gericht zitiert, und es wurde ihm vorgehalten, er stifte viel Unruhe, weil die Leute sich in der Überzeugung, er sei ein Heiliger, um ihn versammelten. Als Antwort auf die Anschuldigung bat er um ein halbes Pfund Opium. Das aß er dann, und ... es geschah nichts. Das war für alle Anwesenden Beweis genug, daß sie es hier mit einem Menschen zu tun hatten, der nicht nur von sich reden machte, sondern tatsächlich Ungewöhnliches vollbrachte. Seine Erklärung für seine Fähigkeiten bestand darin, daß Materielles einem hochentwickelten Menschen nichts anhaben könne.

Ernährung und Therapie

Es ist nun zwar nicht möglich, durch Therapie aus einem Menschen mit ein paar Schwierigkeiten sogleich einen Heiligen zu machen. Eine Therapie kann aber meiner Erfahrung nach durchaus bestimmte Verhaltensformen ändern. In bezug auf Ernährung ist es deshalb wichtig, an den frühen Entbehrungen von Empathie und dem damit verbundenen Verlust des eigenen Körpergefühls zu arbeiten. Denn Kinder wurden und werden leider immer noch primär nach den Vorstellungen der Eltern und nicht gemäß *ihren* eigenen Bedürfnissen ernährt (vgl. das gute Buch von Laridon und Maes). Dies bewirkt, daß sie auf der physischen Ebene das Gefühl für das rechte Maß verlieren und im psychischen Bereich Ernährung mit einer Vielzahl von Problemen verbinden. Wurde ein Kind z.B. dazu gezwungen, zu viel zu essen, hat dieser Mensch als Erwachsener kein inneres Maß, das ihn die richtige Menge spüren läßt. Und so wird er sich ständig überessen. Hatte das Kind dagegen Angst, nicht genug zu bekommen, so wird der Erwachsene dazu neigen, sein Essen hinunterzuschlingen, damit er ja genug bekommt. Er hat die immerwährende Angst, für seine Nahrung kämpfen zu müssen und doch nicht genug zu bekommen. Der weit nach vorn gestreckte Hals bestimmter Menschen ist nach bioenergetischer Auffassung ein Ausdruck dieser Problematik. Sie sind ihr Leben lang auf der Suche nach dem, was sie befriedigen könnte, und finden sie es endlich – so können sie es nicht nehmen (vgl. Kapitel „Geld und Therapie" ab S. 203).

Die Therapie muß nicht unbedingt ausschließlich auf dem Nacherleben dieser frühen Erfahrungen und Traumen beruhen, sondern sollte zusätzlich mit Hilfe von Massagegriffen die durch die Traumen bedingten muskulären Verspannungen in Mund, Rachen, Speiseröhre und Magen lockern bzw. lösen. Ich arbeite direkt an den Muskeln im Mund- und Rachenbereich. Die siebte Sitzung der strukturellen Integration ist dazu ein hervorragender Wegweiser. Zur Entspannung der Speiseröhre und des Magens finde ich im übrigen die morgendliche Brechübung nach Lowen sehr hilfreich. Man trinkt dazu einen halben Liter lauwarmes Wasser, steckt den Finger in den Hals und erbricht es wieder. Ich habe diese Übung selber eine lange Zeit gemacht: So unglaublich es klingen mag, sie wirkt nach einiger Zeit richtig erfrischend.

Mutter und Nahrung

Für viele Frauen (und sehr früh gestörte Männer) ist diese Übung zunächst nicht durchführbar, da sie sich nicht übergeben können. Die Arbeit an den frühen Ursachen dieser Sperre ergab immer wieder, daß hier ein starkes Verbot vorliegt. Erbrechen wird nämlich unbewußt als Ablehnung der Mutter gewertet, weil, wie wir bereits sahen, Nahrung mit der Mutter gleichgesetzt wird. Außerdem hat das Mädchen von seiner Kindheitsentwicklung her viele Gründe, die Mutter „zum Kotzen" zu finden. Und weil die negativen

Gefühle stärker als bei Jungen sind (Dowling, 1982), ist das Verbot dementsprechend massiver. Die Gründe für die größeren Spannungen zwischen Müttern und Töchtern liegen auch darin, daß Mädchen sich in der ödipalen Phase von der Mutter ab- und dem Vater zuwenden. Dadurch wird die Mutter zwangsläufig zur Konkurrentin in bezug auf den Vater. Die negativen Gefühle, die die Tochter während dieser Entwicklungsphase der Mutter gegenüber (und die Mutter ihr gegenüber) entwickelt, muß sie *schlucken*, denn sie weiß genau, daß sie gegen diese mächtigere Konkurrentin nicht gewinnen kann – und auch nicht soll, denn dies würde durch das Inzesttabu noch mehr Angst erzeugen, da bekanntlich erwachsene Sexualität für Kinder katastrophale Folgen hat.

Wegen dieser weitreichenden Bedeutung der nährenden Mutter, die vom inneruterinen Stadium bis hin zum Erwachsenenalter reicht, wo die Mutter den Besuch der Kinder mit einem besonders schönen Essen feiert, und wegen der anfänglichen Verbindung von Nahrungsaufnahme mit der vollkommenen Erotik des Kleinkindes ergibt sich, daß Essen in der vielfältigsten Weise bestimmt ist. Es geht dabei offensichtlich nicht nur um die Beziehung zu den Eltern, sondern ebenso um die Beziehung zur eigenen Erotik und Sexualität.

Konnte z.B. ein Mensch in seinen späteren Entwicklungsphasen nicht so angenehme Erfahrungen mit seinem Körper machen wie etwa in der oralen Phase, so wird er auf diese Stufe seiner Entwicklung regredieren. Essen wird für ihn eine unverhältnismäßig wichtige Rolle spielen, da er auf anderen Ebenen keine entsprechende Befriedigung erleben konnte und kann. So kommt in der Arbeit mit diesen frühen Problemen und den damit verbundenen körperlichen Verspannungen immer wieder dieser Themenkreis zum Vorschein, der durchgearbeitet werden muß, bevor eine Verhaltensänderung möglich ist. Ist er durchgearbeitet, so entkrampft sich der Verdauungstrakt spürbar (wir sagen nicht umsonst „Das kann ich nicht schlucken", „Das konnte er nicht verdauen", „Das liegt mir wie ein Stein im Magen", „Mir läuft die Galle über" und ähnliches mehr). Womit nicht nur die Möglichkeit des willentlichen Erbrechens, sondern eine Befriedung des ganzen inneren Bereichs gegeben ist.

Gesellschaftliche „Enthemmung"

Diese Befriedung ist aber deshalb so schwer zu erreichen und zu halten, weil Essen und Trinken das Suchtproblem Nr. 1 in unserer Gesellschaft darstellen. Es gibt keine Feier ohne ein gutes Essen und einen „guten Schluck". Es gibt manche Gastgeber, die ihren Gästen zur Begrüßung als erstes ein Glas Schnaps in die Hand drücken. Dahinter steckt auch ein psychologischer Grund: Viele fühlen sich unsicher, ängstlich, manche sogar panisch, wenn sie unter viele Menschen kommen, besonders dann, wenn sie viele nicht kennen. Um diese Verspannungen zu lösen, wird ein Gläschen gereicht. Das entkrampft, macht munter und dient damit der „guten Stimmung". Anschließend wird ohne Unterbrechung weitergetrunken. Dabei bedeutet „Trinken" das Trinken von alkoholischen Getränken, da die nichtalkoholischen entweder gar nicht vorhanden sind oder nur in Mineralwasser bestehen, was eben kein so festliches Image hat wie Wein oder gar Sekt („Was, du trinkst Wasser, bist du krank?"). Durch diesen vielen Alkohol werden Menschen zwangsläufig enthemmter.

So berichtete eine Frau in der Therapie, sie trinke immer dann viel Alkohol, wenn sie mit anderen Leuten zusammen sei, weil sie sich dann ungehemmter fühle. Am nächsten Tag leide sie aber nicht nur unter dem Kater, sondern ebenso unter ihrem schlechten Gewissen, da sie befürchte, sich in einer Weise verhalten zu haben, wie es ihr in nüchternem Zustand nicht geschehen wäre. Hinzu kommt das schlechte Gewissen der Figur wegen. Denn Alkohol hat viele Kalorien, die man schnell schluckt und erst einmal nicht spürt. Am Tag nach einem Fest fühlen sich deshalb viele nicht nur schlapp, sondern auch schwer. Bleibt der „Speck", so kann sich daraus eine fatale Spirale ergeben: Dadurch, daß sie sich dick fühlen, fühlen sie sich auch unsicher, weil uns heute alle Medien weismachen, daß Schlankheit mit Gesundheit und Attraktivität identisch ist. So steht jemand, der diesen Idealen nicht entspricht, unter einem enormen Druck. Da aber bereits Probleme bestehen, die diese Menschen mit zuviel Essen bzw. Trinken abzureagieren versuchen, wird mit den neuen

Problemen nach ähnlichem Muster verfahren. Es wird also versucht, sie durch Essen und Trinken zu bewältigen. Dies beschleunigt die Spirale von Unwohlsein und falschen Gegenmaßnahmen nur noch mehr.

Droht diese Spirale ihren Höhepunkt zu erreichen, der immer mit dem Tiefpunkt des eigenen Selbstwertgefühls und Selbstbewußtseins gleichzusetzen ist, so verfallen viele wegen der großen inneren Hilflosigkeit in Depression. Manche versuchen sich aus der Depression z.b. durch sexuelle Abenteuer oder ähnlich „spannende Erfahrungen" zu retten, wovon sie sich Aktivität und Bestätigung versprechen. Oder sie entschließen sich abrupt zu einer Abmagerungskur, die wiederum alle Zeichen der Selbstverachtung trägt, da es sich häufig um Radikalkuren handelt, die deutliche Züge von Körperfeindlichkeit aufweisen.

Für die Leber ist dieser Teufelskreis allemal schlecht, da sie sowohl durch den Alkohol und das übermäßige Essen als auch durch die Abmagerungskuren belastet wird. Das Schlimmste an dieser teuflischen Spirale ist aber die massive Selbstverachtung, die ihre eigentliche Triebfeder ist. Man verachtet sich selbst, weil man sooo „fett" und sooo unfähig und unkontrolliert ist. So muß diesen Menschen erst der Teufelskreis mit all seinen Konsequenzen und frühkindlichen Ursachen erlebbar und bewußt werden, bevor eine Besserung möglich ist.

Essen als gesellschaftliches Ereignis

Aber außer der Tatsache, daß Essen und Trinken in der Hoffnung verwendet werden, innere Probleme zu handhaben, besteht die Schwierigkeit auch darin, daß ein gutes Mahl als ein Zeichen von Festlichkeit angesehen wird und viel Essen als Zeichen der Würdigung der guten Küche gilt. Und so ist es für viele kaum nachzuvollziehen, daß man wenig essen und trotzdem genießen kann. Gilt doch die gesellschaftliche Übereinkunft, daß, wer viel essen kann, gesund und stark ist, und wer viel anbietet, gastfreundlich und wohlgesonnen. Diese Klischees machen es nicht nur den Menschen mit Gewichtsproblemen schwer, sich nach dem eigenen inneren Maß zu richten. Nicht nur sie werden mit Sätzen konfrontiert wie: „Was, du ißt nichts mehr? Bist du krank, oder schmeckt es dir nicht? So etwas Kleines, Leichtes kann man doch immer noch essen!"

Dabei kommt natürlich noch etwas anderes ins Spiel, nämlich die Freude, den anderen füttern zu können, die bis hin zum massiven Übergehen von dessen Grenzen reicht. So habe ich immer wieder beobachten können, daß Gastgeber ihren Gästen das Essen regelrecht aufzwingen. Diese mögen sich noch so sehr dagegen sträuben, sie *müssen* dieses oder jenes „unbedingt noch probieren". Bemerkenswert ist dabei, daß diese Form der Verführung, die – als Gastlichkeit getarnt – bis zur Nötigung reicht, so selten durchschaut wird. Und sollte sie auch durchschaut werden, so bleibt das Problem, daß es vielen Menschen unmöglich ist, eine Freundlichkeit, selbst wenn sie ihnen schadet, auszuschlagen.

In Verbindung mit Verführung kommen wir auf all die Formen, wo Essen wiederum nur wenig mit Nahrungsaufnahme zu tun hat, sondern ein ganz bestimmter Bedeutungsträger ist. Hierzu gehört z.B. das Essen bei einem Rendezvous, das besonders schön und gemütlich sein muß, damit sich eine Atmosphäre von „entspannter Nähe" entwickeln kann. Und dann die vielen Spielarten von Geschäftsessen. Viel zu essen gilt hier besonders als Ausdruck dafür, daß die „Gabe" angenommen wird. Und der Gastgeber wartet reichlich auf, weil er ja nicht nur im Sinn hat, seinen Gast gut zu nähren, sondern vielmehr, weil er sich von dem Essen einen bestimmten wirtschaftlichen Vorteil erhofft. Dabei muß er sich in seiner Rolle häufig gar nicht besonders anstrengen, denn kostenloses Essen scheint auf die meisten Menschen so zu wirken, daß sie die Beherrschung verlieren. Die „Schlacht um das kalte Buffet" ist zu einem Schlagwort geworden, und für viele besteht nach einer Einladung das wichtigste Gesprächsthema darin, zu berichten, wieviel sie gegessen und getrunken haben und ... wie schlecht sie sich fühlen.

Dabei ist erstaunlich, mit welcher Selbstverständlichkeit festgestellt wird, daß sich fast alle übergessen haben, ohne daß auch nur ein Gedanke daran verschwendet wird, ob unsere Einstellung zum Essen nicht falsch ist.

Erziehung und Essen

Und sie ist falsch, da wir auf diese Art weder die Lebens-Mittel noch uns selbst würdigen. Vielmehr schlingen wir das Essen hinunter, als hungerten wir seit Wochen, womit wir die Wahrheit des alten Sprichworts bestätigen, das besagt: „Fresser werden nicht geboren, sondern erzogen!" Dahinter steht das Phänomen, daß in der Erziehung viel zuwenig Wert auf ein körpergerechtes Verhalten dem Essen gegenüber gelegt wurde. Vielmehr war das starre und sinnlose Einhalten von Konventionen wichtig, wie z.B. „Was auf den Tisch kommt, wird gegessen" oder „Was auf dem Teller ist, wird aufgegessen!" Die Folge dieser bis zur Grausamkeit gehenden Einstellung den Bedürfnissen des kindlichen Organismus gegenüber sind leidende Psychen in leidenden Körpern. Wie wenig Bedeutung dagegen frei erzogene Kinder dem Essen beimessen, können wir dem Bericht von A. S. Neill über seine Tochter entnehmen.

Er schreibt: „Zoe konnte immer wählen, was sie essen wollte. Wenn sie eine Erkältung hatte, aß sie nur Obst und trank nur Fruchtsaft, ohne daß wir es vorgeschlagen hatten. Ich habe nie vorher ein Kind gesehen, das so wenig Interesse am Essen zeigt wie Zoe. Schokolade konnte tagelang auf ihrem Tisch liegen, ohne daß sie sie anrührte, und ein ganz ausgezeichnetes Gericht, das es zum Mittag- oder Abendessen gab, konnte sie ganz gleichgültig lassen. Wenn sie beim Frühstück von einem anderen Kind zum Spielen gerufen wurde, dann ließ sie ihr Frühstück im Stich und kam nicht mehr zurück. Aber sie war stets in ausgezeichneter Verfassung, und wir sorgten uns deswegen nicht." (Neill, 1969, S. 179)

Angesichts der Realität in unserer Gesellschaft klingt dieser Bericht eher phantastisch. Denn es gibt trotz all der Aufklärung noch recht wenige Eltern, die in der Lage sind, ihr Kind einfach vom Tisch aufstehen zu lassen, ohne daß es vorher „ordentlich" gegessen hat. Aus dieser Haltung erklären sich viele Probleme und dementsprechend intensive Gefühle dem Essen und den Eltern gegenüber.

Essen, Gefühle und Spiritualität

Aber abgesehen von diesen psychologischen Implikationen kann Essen eine noch viel weitreichendere Bedeutung beinhalten. So hörte ich während meines Aufenthaltes in Indien eine Geschichte, von der mir von glaubwürdiger Seite versichert wurde, sie sei wahr, obwohl sie für unsere westlichen Ohren doch sehr phantastisch klingt.

Die Geschichte handelt von einem Kloster in Tibet, dessen Mönche sich ganz dem Glauben und der Spiritualität widmen. Sie besitzen kaum etwas und essen nur Lebensmittel, die ihnen als Spenden gegeben werden und die ein Koch in Empfang nimmt und zubereitet.

In diesem Kloster war nun ein junger Mönch, der in seiner spirituellen Entwicklung besonders weit gekommen war. Er hatte plötzlich mehrere Tage hintereinander die Vision einer jungen Frau, die immer schwermütiger wurde und sich schließlich in einen Fluß stürzte. Der junge Mönch war durch diese Vision sehr berührt und konnte sie in keiner Weise einordnen. Deshalb ging er zum Abt und erzählte ihm, was ihn bewegte. Der Abt unternahm nun etwas sehr Erstaunliches: Er fragte den Koch, woher das Essen der letzten Tage gestammt habe! Es stellte sich heraus, daß ein Mann mit dieser Spende des Jahrestages des Todes seiner jungen Frau gedenken wollte, die zuerst schwermütig geworden war und sich dann in einen Fluß gestürzt hatte!

Der junge Mönch, sensibilisiert durch seine spirituelle Entwicklung, hatte über die Nahrung diese Botschaft erhalten und als Vision gesehen. Als er, nachdem diese Zusammenhänge klargeworden waren, anderes Essen erhielt, tauchten die genannten Visionen nicht mehr auf.

Für uns Abendländer ist solch ein Denken reichlich fremd. Die meisten von uns machen sich wenig Gedanken darüber, was sie essen, sondern es interessiert sie primär, ob es schmeckt oder nicht. Für viele ist die Anerkennung einer Verbindung von unzuträglichen Lebensmitteln und Krankheiten ebenso fern. Und selbst viele Ärzte wissen wenig von diesen Zusammenhängen. Sie verordnen immer neue Mittel gegen Blähungen, Kopfschmerzen, Pickel, Hämorrhoiden, ohne je nach den Eßgewohnheiten ihrer Patienten zu fragen. Eine besonders krasse Blindheit gegenüber der Wirkung von Nahrungs- und Genußmitteln erlebte ich mit einem Freund. Er war in Behandlung bei einem Lungenspezialisten, da er unter starker Atemnot litt. Ich wußte, daß er viel rauchte, und fragte ihn deshalb, ob der Arzt ihn gefragt habe, wieviel er rauche oder ob er ihm gar das Rauchen verboten hätte. „Nein, nein", antwortete er und zog freudig an seiner Zigarette, „der raucht ja selber wie ein Schlot!" (vgl. dagegen M. Kushi, 1981 u. 1985).

Ernährung, Verstand und Charakter

Das indische Denken ist dagegen ganz anders. Die viele tausend Jahre alten Veden berichten bereits von der Beziehung zwischen Lebensmitteln und Charakter. Interessant und sehr überraschend war für mich, was Sai Baba dazu sagt: „Der Verstand ist der Schlüssel für Gesundheit und Glück, und so muß eine Nahrung gewählt werden, die den Verstand nicht nachteilig beeinflußt." (Sadhana, S. 208, Übers. von mir) Sai Baba meint weiter, daß man durch ein maßvolles Verhalten in bezug auf Essen und Trinken den Grundstein für ein spirituelles Leben legen kann. Und er sagt auch, daß das Essen von Fleisch aggressive Tendenzen und tierische Krankheiten in uns erzeugt. Ebenso schreibt er in der Zeitschrift *Sanathana Sarathi* (September 1983, S. 216), daß eine Freundschaft zwischen zwei Menschen, die rajasisch essen, nicht halten kann. Rajasisches Essen ist scharf und/oder salzig, opulent und/oder durch Fleisch- und Fischverzehr bestimmt – also mehr oder minder unsere Durchschnittsnahrung.

In dem Buch *Sai Avatar* (S. 103) können wir etwas noch Erstaunlicheres lesen. „Viele der Lebensmittel, die wir essen, verändern sich, zumindest was den ersten Eindruck betrifft, in überflüssige Fasern, die wieder ausgeschieden werden. In einer feineren Form verwandelt sich das gleiche Lebensmittel in unser Blut und unsere Muskulatur. Noch feinere Bestandteile dieses Lebensmittels werden als unser Verstand erscheinen. Deshalb ist unsere Nahrung hauptsächlich verantwortlich sowohl für die Verdrehtheit in unserem Denken als auch für die heiligen Gedanken, die ihm entspringen. So können gute Eigenschaften wie Friedfertigkeit, Nachsicht, Liebe und Bindung an die Wahrheit nur durch gutes Essen gefördert werden." (Vgl. den Untertitel des Buchs von A. Kushi, 1987: „Kochen für Gesundheit, Harmonie und Frieden".)

Diese Äußerungen klingen im ersten Moment nicht nur unglaubwürdig, sondern auch unglaublich simpel. Da ißt jemand das Richtige, und schon hat er gute Gedanken. So einfach soll das sein! Aber so einfach ist das gar nicht.

Erstens ist es für viele Menschen eine der schwierigsten Auflagen, wenn sie ihre liebgewonnenen Gewohnheiten ändern sollen. So muß bereits viel in einem Menschen geschehen, wenn er sich aus freien Stücken bereit erklärt, seine Ernährung umzustellen. Wie fest diese Gewohnheiten mit der Persönlichkeit verbunden sind, sehe ich immer daran, daß Menschen ganz selten erzählen, was sie an einem Tag essen. Fast alle verheimlichen etwas, dessen sie sich schämen. Sie schämen sich entweder, bestimmte Dinge gegessen zu haben (z.B. Sahnetorte), oder/und der Menge wegen (fünf Stück). So erwähnen sie es entweder überhaupt nicht oder machen falsche Mengenangaben. Die Änderung der eigenen Eßgewohnheiten ist also alles andere als einfach und kommt tatsächlich einer inneren Veränderung gleich.

Betrachten wir uns dazu Sai Babas Aussagen im Zusammenhang mit der Homöopathie, dann erhalten wir eine weitere Erklärung. In der Homöopathie wird bekanntlich Gleiches mit Gleichem behandelt. D.h., ein Schlangenbiß wird mit eben diesem Gift, allerdings in einer bestimmten Verdünnung, behandelt. Die Verdünnung kann fast unendlich groß sein. Bei C 1000 z.B. wurde ein Mittel, da C gleich 100 ist, 1000mal nach einem speziellen Verfahren mit je 100 Teilen einer Trägersubstanz – wie Alkohol oder Milchzucker – verdünnt. In solch einem Mittel ist die Anfangssubstanz chemisch nicht mehr nachweisbar. Und trotzdem haben diese Mittel eine so starke Wirkung, daß nur mit aller Vorsicht mit ihnen umgegangen werden sollte, ganz besonders weil sich diese sogenannten Hochpotenzen auch sehr stark psychisch auswirken. Es können mit diesen

Mitteln, in denen angeblich nichts mehr enthalten ist, die allerstärksten Reaktionen hervorgerufen werden, wie ich aus nächster Nähe bei einem Patienten sehen konnte, der solch eine Hochpotenz bekommen hatte und dadurch in die tiefsten seelischen Prozesse geriet.

Ähnlich könnte es sich mit Lebensmitteln verhalten, deren Wirkung wir vielleicht deshalb in Abrede stellen, weil sie uns zunächst so unglaublich erscheint und weil dies auf der anderen Seite eine große Verantwortung unserem Eßverhalten gegenüber nach sich ziehen würde (vgl. auch hier M. Kushi, 1987).

So muß ich gestehen, daß ich Sai Babas Äußerungen zunächst auch sehr ablehnend gegenüberstand. Dann fiel mir, neben manch anderem, auf, daß sich Sai Babas Aussage sogar in unserem Sprachgebrauch widerspiegelt. Sagen wir nicht „Du bist, was du ißt" oder „Das Pferd sticht der Hafer"? Und ist es nicht eine Binsenweisheit für einen Reiter, daß sein Pferd sich anders verhält, wenn es Hafer bekommt? Und sagen wir nicht auch, Reis sei die Nahrung für den geistigen Menschen? (Laridon und Maes, 1979, S. 44) Die Anthroposophen haben eine ganze Wissenschaft über die Wirkung der verschiedenen Lebensmittel entwickelt. Kartoffeln und Knollengemüse erden z.B., Getreide macht leicht und vieles mehr.

So gesehen können Sai Babas Worte bedeuten, daß wir unsere Gewohnheiten und unsere liebgewonnenen Gedankengänge vielleicht einmal hinterfragen und das Sinnvolle vom weniger Vernünftigen trennen sollten, was manchmal tatsächlich einem Stück Freiheit bzw. Bewußtheit gleichkommen kann.

Bemerkenswert war für mich auch, wo überall Sai Baba Einflüsse auf Lebensmittel und deren Zubereitung feststellt (Bhagavan's Discourse on the Gita, 8th August 1984, S. 4). Die Töpfe und das Geschirr, mit denen gekocht wird, müssen z.B. absolut sauber sein. Diese Sauberkeit bezieht sich nicht allein auf die äußere Reinheit dieser Gegenstände, sondern auch auf die Art und Weise, wie sie erworben wurden. Sind sie über unrechte Wege zu uns gelangt, so erzeugen sie nicht nur schlechte Gedanken, sondern führen uns auch auf den falschen Weg. Als nächstes soll darauf geachtet werden, daß der Kochprozeß selber „sauber" ist. Hierbei spielen die Gedanken,

Vorstellungen und Gefühle der Person, die kocht, eine entscheidende Rolle, denn sie beeinflussen ebenfalls das Essen und damit uns
(vgl. Laridon und Maes, 1979, S. 31).

Interessant ist nun, welches Mittel Sai Baba gegen all die möglichen
Unreinheiten und Probleme nennt: Mit einem Gebet *vor* dem Essen
wird das ganze Mahl Gott dargereicht in dem Wissen, daß alles von
Ihm kommt und zu Ihm geht (vgl. v. Stepski-Doliwa, 1994, S. 27).

Dieser Vorschlag Sai Babas erleichterte mich, denn es war mir
sofort klar, daß es für mich unmöglich war, herauszufinden, welchen Weg meine Töpfe und Lebensmittel gegangen sind, bevor sie
zu mir kamen.

Ich hatte aber auch ganz andere Gedanken, wie: ‚Das ist ja raffi-
niert! Erst wird mir angst gemacht, und dann soll ich beten, um die
Angst wieder loszuwerden!' Trotz dieser Skepsis versuchte ich es
einmal, vor dem Essen zu beten, was ich bis dahin belächelt und
abgelehnt hatte. Ob das Essen dadurch rein wurde, kann ich nicht
sagen. Feststellbar war für mich zunächst nur eine Veränderung in
mir. Durch diese kurze Besinnung bekam ich eine andere Einstellung zu meinem Essen. Es ging nicht mehr um die bekannte und zur
totalen Gewohnheit gewordene Nahrungsaufnahme, sondern um
etwas ganz anderes, was mir nun bewußt wurde. Meine Veränderung lag darin, daß ich langsamer aß und besser kaute und daß mir
während des Essens immer wieder Gedanken darüber durch den
Kopf gingen, wieviel Anstrengung und Mühen erbracht werden
mußten, bis diese Lebensmittel auf meinen Tisch kommen konnten.
Das hat mich angesprochen – mag es Zu-fall gewesen sein (vgl.
Birkhäuser-Oeri, 1976, S. 74) oder nicht –, immerhin hat es etwas in
mir bewirkt, was bis dahin nie so intensiv in mir war.

Essen und Zunge

Abschließend möchte ich auf noch einen Gedankengang eingehen,
auf den mich Sai Baba brachte. Er spricht viel über die Zunge in
Verbindung mit Essen. Er sagt, daß zu scharfes Essen die Zunge
scharf werden lasse, und das sei sehr gefährlich, denn alle Verlet-

zungen, die wir anderen zufügen, würden früher oder später auf uns zurückkommen. Deshalb meint er, daß wir sowohl mit dem, was wir essen, als auch mit dem, was wir reden, behutsam umgehen sollten.

Wir hören hier deutlich einen Anspruch von Moral, vielleicht von Ethik, auf den unsere Ohren sehr allergisch reagieren, da wir genug böse Erfahrungen mit falscher, doppelter oder einseitiger Moral gemacht haben. Obwohl es mir in den Ohren ‚gepikst‘ hat, habe ich trotzdem versucht hinzuhören und konnte dabei einiges wahrnehmen, was mich nachdenklich stimmte.

Ich dachte dabei an all das, was der Pflanzen-, der Tier-, überhaupt der ganzen Umwelt angetan wird, damit wir gut essen können. Schildkröten werden ebenso ausgerottet wie Frösche, damit wir Schildkrötensuppe und Froschschenkel auf dem Tisch haben; Kälber werden auf engstem Raum aufgezogen, mit Hormonen gespritzt, damit sie schnell schlachtreif sind. Über die Hühnerbatterien ist häufig genug geredet worden – aber die Eier werden immer noch gekauft, nicht anders die Hähnchen und die Truthähne, die eingepfercht sich ihrem Ende entgegenquetschen müssen; oder die Lämmer, die mit zwei Monaten geschlachtet werden, damit wir zartes Fleisch haben.

In der Folge dieser gnadenlosen Ausnutzung der Haustiere entstehen Fleischberge, deren Lagerung wieder Unsummen kostet. Und wie wird mit Obst umgegangen! Die Pflanzen werden mit allen möglichen Giften vollgespritzt, damit sie auch ja viel erbringen – und dann wird tonnenweise das Obst vernichtet, um die Preise stabil zu halten.

Anfangs fühlte ich mich vollkommen hilflos einer Wirtschaft gegenüber, die eine solche zerstörerische Macht hat. Dann dämmerte mir aber immer mehr, daß es eine Illusion ist, die Welt verändern zu wollen – oder gar blutig für den Frieden zu kämpfen, wie häufig vorgeschlagen wird. Es wurde mir klar, daß die einzige Veränderung, die ich mit gutem Gewissen erreichen kann, meine eigene ist. Und ein Schritt zu dieser Veränderung liegt darin, daß ich so gewissenhaft wie möglich darauf achte, meine Umwelt nicht „aufzufressen".

Es gibt eine Theorie in der Ernährungswissenschaft, die fordert, daß man nichts essen sollte, was außerhalb des eigenen Breitengrades gewachsen ist. Die zweite Regel ist, daß man nichts essen sollte, was man sich nicht selber zubereiten könnte. Wenn ich mir vorstelle, wie vollgespritzt unser Obst ist, habe ich Schwierigkeiten, es zu essen. Hier fällt mir Sai Babas Ermahnung ein, man sollte nichts essen, was durch unreine Menschen und unreine Handlungen erzeugt wurde. Wieviel Sinn ergibt diese Ermahnung in diesem Licht betrachtet! Menschen, die gedankenlos alle möglichen Gifte auf ihre Produkte kippen können, um mehr zu verdienen, sind alles andere als Wächter unserer Gesundheit. Sai Babas Rat ist, zu beten, um dadurch die üblen Folgen zu neutralisieren. Er rät aber auch, eine vernünftige Wahl des Essens zu treffen, die darin besteht, daß wir uns so sauberes Essen wie möglich verschaffen – d.h. ungespritztes, unbehandeltes Obst und Gemüse, biologisches Getreide etc. Wichtig ist für mich heute, daß ich mich nicht von den sauberen Verpackungen blenden lasse. Die Lehre von Schneewittchen gilt immer noch: Die schönsten Äpfel sind die giftigsten!

Die richtige Ernährung

Aber wie sollten wir uns nun sinnvollerweise ernähren? Wie ich bereits eingangs sagte, halte ich das mäßige und langsame Essen für besonders wichtig. Denn zu viel, zu schnell und zu schwer zu essen, belastet den Organismus und hindert die Verdauung (vgl. M. Kushi, 1987).

Zweitens wird es für mich immer wichtiger zu wissen, woher die Lebensmittel stammen, die ich verwende. Deshalb kaufe ich gerne in Läden, wo ich das Personal kenne und das Gefühl habe, mich auf dessen Rat und Aussagen verlassen zu können.

Drittens sind die vielen Getreidesorten und -produkte von großer Bedeutung. Nicht nur, daß Getreide sehr preiswert ist, es enthält wichtige Vitamine, Mineralien, Eiweiß und Spurenelemente in einem sehr harmonischen Verhältnis.

Viertens sind Algen, Nüsse und Hülsenfrüchte wie Erbsen, Bohnen und Linsen besonders für die Küche der Vegetarier wichtig, da sie außerordentlich reich an Eiweiß und Aminosäuren sind.

Fünftens ist es wichtig, die Mahlzeiten zu vereinfachen, um damit zu verhindern, daß wir Lebensmittel miteinander verbinden, die zusammen schlecht verdaulich sind und so leicht Gärungsprozesse und Gase entstehen lassen, die den Körper belasten und z.t. auch vergiften.

Sechstens sollten wir wenig Fette verwenden, und dann solche mit hohem Anteil an ungesättigten Fettsäuren bzw. kaltgepreßte Öle.

Siebtens sollten wir Obst entweder eine Stunde vor oder etwa zwei bis drei Stunden nach den Mahlzeiten zu uns nehmen. Vor allem nicht abends, da über Nacht durch die Gärungsprozesse Fuselalkohole entstehen, die Leber und Gehirn belasten. Wir sollten auch nicht viele verschiedene Obstsorten auf einmal essen, da sich hier schwerverdauliche Verbindungen ergeben können.

Achtens sollten wir die Nahrungsmittel, die in unserer näheren Umgebung wachsen, anderen vorziehen, da sie häufig genau die Stoffe enthalten, die wir benötigen und die deshalb für die meisten von uns besser verdaulich sind als Lebensmittel, die aus einer entfernten, z.B. tropischen Gegend stammen.

Neuntens sollten wir keinen raffinierten Zucker zu uns nehmen. Raffinierter Zucker ist kein Lebensmittel, sondern eine Droge (über die Folgen von Zucker, raffiniertem Mehl etc. vgl. M. Kushi, 1984). Zum Süßen sollten wir entweder Obst, Gersten- bzw. Reismalz oder Obstsaft verwenden (bei Obstsaft ist die Menge ausschlaggebend, da zuviel davon zu einer Übersäuerung und Überzuckerung führen kann). Im Gebrauch von Honig sollten wir vorsichtig sein, da er ein Vitamin-B-Räuber ist und dazu stopft.

Und zehntens sollten wir uns so ernähren, daß wir nach dem Essen nicht müde und erschöpft, sondern leicht und angeregt sind. Das hält uns nicht nur leistungsfähig, sondern auch gesund.

BIBLIOGRAPHIE

Abraham, K. (1924): Melancholie und Zwangsneurose. Zwei Schriften der sadistisch-analen Entwicklungsphase der Libido. Fischer.
– (1925): Psychoanalytische Studien zur Charakterbildung. 1969. Fischer.
Aeppli, E. (1943): Der Traum und seine Deutung. 8. Auflage 1980. Teutsch.
Altmann, L. L. (1981): Praxis der Traumdeutung. Suhrkamp.
Ansbacher, H. L. u. R. R. (1972): Alfred Adlers Individualpsychologie. Reinhardt.
Argelander, H. (1981): Was ist eine Deutung. Psyche 35.
Baker, E. (1980): Der Mensch in der Falle. Kösel.
Balint, M. (1966): Die Urformen der Liebe und die Technik der Psychoanalyse. Huber/Klett.
– (1973): Therapeutische Aspekte der Regression. Rowohlt.
– (1987): Angstlust und Regression. Klett-Cotta.
Bally, G. (1951): Lächeln, Spiel und Maske. Psyche 5.
Barnes, M. (1973): Meine Reise durch den Wahnsinn. Kindler.
Bates, W. (1940): Better Eyesight Without Glasses. Jove Book.
Bateson, G. et al. (1969): Schizophrenie und Familie. Suhrkamp.
Bergler, E. (1947): The Psychology of Bargain Hunters.
In: Bornemann (1973).
Bion, W. R. (1963): Elements of the Psycho-Analysis.
In: Cremerius (1982).
Birkhäuser-Oeri, S. (1976): Die Mutter im Märchen. Hrsg. v. M.-L. v. Franz. 1983. Bonz.
Bittner, G. (1986): Vernachlässigt die Psychoanalyse den Körper? Psyche 40.
Blanton, S. (1971): Tagebuch meiner Analyse bei Sigmund Freud.
In: Cremerius (1982).
Bollnow, O. F. (1975): Das Doppelgesicht der Wahrheit. In: Loch (1976b).

Bornemann, E. (1973): Psychoanalyse des Geldes. Suhrkamp.

Bräutigam, W. (1983): Beziehung und Übertragung in Freuds Behandlungen und Schriften. Psyche 37.

Bristo, C. M. (1969): The Magic of Believing. Pocket Book.

Brown, M. (1985): Die heilende Berührung. Synthesis.

Bucker, W. u. M. (1966): Beyond Success And Failure. Pocket Books.

Bühler, C. (1962): Die Rolle der Werte in der Entwicklung der Persönlichkeit und in der Psychotherapie. Klett.

Cassius, J., Hrsg. (1980): Horizons in Bioenergetics. Promethean Publications.

Cayce, E. (1976): Das große Edgar-Cayce-Gesundheitsbuch. Hrsg. v. Reilly, H. J. u. Brod, R. H. Bauer.

Cremerius, J. (1979): Die Entwicklung der psychoanalytischen Technik. In: Fischle-Carl (1979).

– (1981): Die Präsenz des Dritten in der Psychoanalyse. Zur Problematik der Fremdfinanzierung. Psyche 35.

– (1982): Die Bedeutung der Dissidenten für die Psychoanalyse. Psyche 36.

– (1984): Die psychoanalytische Abstinenzregel. Vom regelhaften zum operativen Gebrauch. Psyche 38.

Desmonde, W. H. (1953): On The Anal Origin of Money. In: Bornemann (1973).

– (1957): Der Ursprung des Geldes. In: Bornemann (1973).

Devereux, G. (1973): Angst und Methode in den Verhaltenswissenschaften. Ullstein.

Dieckmann, H. (1977): Märchen und Symbole. 3. Aufl. 1984. Bonz.

– (1978): Träume als Sprache der Seele. 3. Aufl. 1984. Bonz.

– (1979): Methoden der analytischen Psychologie. Walter.

Doolittle, H. (1976): Huldigung an Freud. Ullstein.

Drewermann, E. (1984): Tiefenpsychologie und Exegese. Bd. I, 3. Aufl. 1985. Schöningh.

Drews, S. et al. (1978): Alexander Mitscherlich zu ehren. Suhrkamp.

Dufty, W. (1935): Sugar Blues. Warner Books.

Dürckheim, K. Grf. (1976): Meditieren – wozu und wie. Herder.

Dychtwald, K. (1981): Körperbewußtsein. Synthesis.

Eibl-Eibesfeld, I. (1973): Der vorprogrammierte Mensch. Molden.
Eissler, K. R. (1980): Goethe. Eine psychoanalytische Studie. 3. Aufl. 1983.
Engelke, E. (1981): Psychodrama in der Praxis. Pfeiffer.
Erikson, E. (1981): Kindheit und Gesellschaft. Klett.
– (1971): Einsicht und Verantwortung. Fischer.
– (1973): Identität und Lebenszyklus. Suhrkamp.
Faraday, A. (1972): Die positive Kraft der Träume. Knaur.
– (1980): Deine Träume – Schlüssel zur Selbsterkenntnis. Fischer.
Fast, J. (1970): Body Language. Pocket Books.
Fenichel, O. (1974): Psychoanalytische Neurosenlehre. Bde. I–III. 2. Aufl. 1980. Walter.
– (1979): Aufsätze. Bde. I–II. Walter.
Ferenczi, S. (1970): Schriften zur Psychoanalyse. Bde. I–II. Fischer. Daraus:
– (1917): Pecunia olet.
Fetscher, R. (1978): Grundlinien der Tiefenpsychologie von S. Freud und C. G. Jung in vergleichender Darstellung. Frommann-Holzboog.
Fischle-Carl, H., Hrsg. (1979): Theorie und Praxis der Psychoanalyse. Bonz.
Flader, D. und Grodzicki, W.-D. (1978): Hypothesen zur Wirkungsweise der psychoanalytischen Grundregel. Psyche 32.
Franz, M.-L. v. (1984): Traum und Tod. Kösel.
Freud, A. (1936): Das Ich und die Abwehrmechanismen. Kindler 1975.
Freud, S., Gesammelte Werke. Fischer.
– mit Breuer, J. (1885): Studien über Hysterie. Bd. 1.
– (1889a): Besprechung von Auguste Forel. Bd. 1.
– (1900): Die Traumdeutung. Bde. 2/3.
– (1901a): Über den Traum. Bde. 2/3.
– (1901b): Zur Psychopathologie des Alltagslebens. Bd. 4.
– (1905d): Drei Abhandlungen zur Sexualtheorie. Bd. 5.
– (1905e): Bruchstück einer Hysterie-Analyse. Bd. 5.
– (1908b): Charakter und Analerotik. Bd. 7.
– (1910a): Über Psychoanalyse. Bd. 8.

- (1910b): Vorwort zu S. Ferenczi Lelekelenyes. Bd. 11.
- (1910d): Die zukünftigen Chancen der psychoanalytischen Therapie. Bd. 8.
- (1910k): Über „wilde" Psychoanalyse. Bd. 8.
- (1911c): Psychoanalytische Bemerkungen über einen autobiographischen Fall von Paranoia (Dementia paranoides). Bd. 8.
- (1912b): Zur Dynamik der Übertragung. Bd. 2.
- (1912e): Ratschläge für den Arzt bei der psychoanalytischen Behandlung. Bd. 8.
- (1912/13): Totem und Tabu. Bd. 9.
- (1913c): Zur Einleitung der Behandlung. Bd. 8.
- (1913i): Die Disposition zur Zwangsneurose. Bd. 8.
- (1914g): Erinnern, Wiederholen, Durcharbeiten. Bd. 10.
- (1915a): Bemerkungen über die Übertragungsliebe. Bd. 10.
- (1915b): Zeitgemäßes über Krieg und Tod. Bd. 9.
- (1915c): Triebe und Triebschicksale. Bd. 10.
- (1915d): Die Verdrängung. Bd. 10.
- (1915e): Das Unbewußte. Bd. 10.
- (1916): Über Triebumsetzung insbesondere der Analerotik. Bd. 10.
- (1916/17): Vorlesung zur Einführung in die Psychoanalyse. Bd. 11.
- (1917a): Eine Schwierigkeit der Psychoanalyse. Bd. 12.
- (1917e): Trauer und Melancholie. Bd. 10.
- (1918b): Aus der Geschichte einer infantilen Neurose. Bd. 12.
- (1919a): Wege der psychoanalytischen Therapie. Bd. 12.
- (1920a): Über die Psychoanalyse eines Falles von weiblicher Homosexualität. Bd. 11.
- (1920g): Jenseits des Lustprinzips. Bd. 13.
- (1921): Massenpsychologie und Ich-Analyse. Bd. 13.
- (1923a): „Psychoanalyse" und „Libidotheorie". Bd. 13.
- (1923): Das Ich und das Es. Bd. 13.
- (1924): Realitätsverlust bei Neurose und Psychose. Bd. 13.
- (1924b): Neurose und Psychose. Bd. 13.
- (1925): Die Verneinung. Bd. 14.
- (1926d): Hemmung, Symptom und Angst. Bd. 14.

- (1926e): Die Frage der Laienanalyse. Bd. 14.
- (1927): Fetischismus. Bd. 14.
- (1930a): Das Unbehagen in der Kultur. Bd. 14.
- (1933a): Neue Folge der Vorlesungen zur Einführung in die Psychoanalyse. Bd. 15.
- (1937a): Lou Andreas-Salome. Bd. 16.
- (1937c): Die endliche und die unendliche Analyse. Bd. 16.

Freud, S., Jung, C. G. (1976): Briefwechsel. Hrsg. v. McGuire, W. und Sauerländer, W. Ex Libris.

Fürstenau, P. (1977): Die beiden Dimensionen des psychoanalytischen Umgangs mit strukturell ich-gestörten Patienten. Psyche 31.

Gaddini, E. (1964): Über Konstitutionsformen der Gegenübertragung. Psyche 18.

Gardiner, M., Hrsg. (1982): Der Wolfsmann vom Wolfsmann. Fischer.

Gardiner-Sirtl, A., Hrsg. (1983): Als Kind mißbraucht. Frauen brechen das Schweigen. Mosaik.

Glover, E. (1931): The Therapeutic Effect of Inexact Interpretation. Int. J. Psa. 18.

Greenson, R. R. (1966): Das Arbeitsbündnis und die Übertragungsneurose. Psyche 20.

- (1967): Technik und Praxis der Psychoanalyse. Klett.
- (1982): Psychoanalytische Erkundungen. Klett.

Grotjan, M. (1971): Die Sprache des Symbols. Kindler 1977.

Grunberger, B. (1982): Vom Narzißmus zum Objekt. Suhrkamp.

Grunert, U. (1979): Die negative therapeutische Reaktion als Ausdruck einer Störung im Lösungs- und Individuationsprozeß. Psyche 33.

Guggenbühl-Craig, A. (1971): Macht als Gefahr beim Helfer. 4. Aufl. Karger.

Hall, C. S. (1953): The Meaning of Dreams. 2. Aufl. 1966. McGraw-Hill Book Company.

Harsch, W. (1985): Das Geld bei Marx und Freud. Psyche 39.

Hartmann, H. (1972): Die Grundlagen der Psychoanalyse. 1. Aufl. 1972. Klett.

- (1972): Ich-Psychologie. Studien zur psychoanalytischen Theorie. Klett.

Heimann, P. (1964): Bemerkungen zur Gegenübertragung. Psyche 18.

– (1978): Über die Notwendigkeit für den Analytiker, mit seinem Patienten natürlich zu sein. In: Drews et al., 1978.

Hillmann, J. (1983): Am Anfang war das Bild. Kösel.

Hilton, R. (1980): General Dynamics of Character Structure Developement And The Therapeutic Process. In: Cassius, 1980.

Jacobi, J. (1969): Vom Bilderreich der Seele. Wege und Umwege zu sich selbst. Walter 1985.

– (1978): Die Psychologie von C. G. Jung. Fischer 1986.

Jacobson, E. (1973): Das Selbst und die Welt der Objekte. Suhrkamp.

– (1977): Depression. Suhrkamp.

Jacoby, M. (1985): Individuation und Narzißmus. Psychologie des Selbst bei C. G. Jung und H. Kohut. Pfeiffer.

Jaffé, A. (1978): Geistererscheinungen und Vorzeichen. Walter.

Johnson, D. (1980): Wie der Körper des Proteus. Rolfing und die menschliche Flexibilität. Synthesis.

Jung, C. G., Gesammelte Werke. Olten.

– (1905/06): Psychoanalyse und Assoziationsexperiment. Bd. 2.

– (1908/14): Der Inhalt der Psychosen. Bd. 3.

– (1912/52): Symbole der Wandlung. Bd. 5.

– (1916): Die Struktur des Unbewußten. Bd. 7.

– (1921/50): Psychologische Typen. Bd. 6.

– (1926/69): Analytische Psychologie und Erziehung. Bd. 17.

– (1928): Die Bedeutung der analytischen Psychologie für die Erziehung. Bd. 17.

– (1928/66): Über die Beziehung zwischen dem Ich und dem Unbewußten. Bd. 7.

– (1928/71): Allgemeine Gesichtspunkte zur Psychologie des Traumes. Bd. 8.

– (1929/50): Ziele der Psychotherapie. Bd. 16.

– (1930): Grundsätzliches zur praktischen Psychotherapie. Bd. 16.

– (1932/48): Über die Beziehung der Psychotherapie zur Seelsorge. Bd. 11.

- (1934/69a): Die praktische Verwendbarkeit der Traumanalyse. Bd. 16.
- (1934/69b): Seele und Tod. Bd. 8.
- (1935a): Grundsätzliches zur praktischen Psychologie. Bd. 16.
- (1935b): Über Grundlagen der analytischen Psychologie. Bd. 18.
- (1935/54): Über die Archetypen des kollektiven Unbewußten. Bd. 9 I.
- (1936): Traumsymbole des Individuationsprozesses. Bd. 12.
- (1937): Die Erlösungsvorstellung in der Alchemie. Bd. 12.
- (1939/54): Die psychologischen Aspekte des Mutter-Archetypus. Bd. 9 I.
- (1940/50): Über Wiedergeburt. Bd. 9 I.
- (1940/62): Psychologie und Religion. Bd. 11.
- (1942/48): Versuch einer Deutung des Trinitätsdogmas. Bd. 11.
- (1943/66): Über die Psychologie des Unbewußten. Bd. 7.
- (1944/52): Psychologie und Alchemie. Bd. 12.
- (1945/71): Vom Wesen der Träume. Bd. 8.
- (1946): Die Psychologie der Übertragung. Bd. 16.
- (1951): Aion. Bd. 9 II.
- (1952): Symbole der Wandlung. Bd. 5.
- (1955/56): Mysterium Connunctionis. Bd. 14.
- (1961): Symbole und Traumdeutung. Bd. 18.

Jung, C. G. und Jaffé, A. (1971): Erinnerungen, Träume, Gedanken. Walter.
- et al. (1968): Der Mensch und seine Symbole. 6. Aufl. 1982. Walter.

Kast, V. (1977): Trauer. Phasen und Chancen des psychischen Prozesses. Kreuz.
- (1984): Paare. Beziehungsphantasien oder wie Götter sich in Menschen spiegeln. Kreuz.

Kaufmann, W. (1956): Some Emotional Uses of Money. In: Bornemann (1973).

Kemper, W. (1950): Die Honorarfrage in der Psychotherapie. Psyche 4.
- (1953): Die Gegenübertragung. Psyche 7.
- (1977): Der Traum und seine Be-Deutung. Kindler.

Kernberg, O. F. (1980): Borderline-Störung und pathologischer Narzißmus. Suhrkamp.

– (1981): Zur Behandlungstechnik bei Borderline-Persönlichkeitsstörungen. Psyche 35.

Klauber, J. (1980): Schwierigkeiten in der analytischen Begegnung. Suhrkamp.

– (1977): Analysen, die nicht beendet werden können. Psyche 31.

Kohut, H. (1966): Formen und Umformungen des Narzißmus. Psyche 20.

– (1971): Ist das Studium des menschlichen Innenlebens heute noch relevant? Psyche 25.

– (1973): Überlegungen zum Narzißmus. Psyche 27.

– (1976): Narzißmus. Suhrkamp.

– (1977): Introspektion, Empathie und Psychoanalyse. Suhrkamp.

– (1979): Die Heilung des Selbst. Suhrkamp.

Kopp, S. B. (1971): Guru, Metaphors From A Psychotherapist. Science and Behavior Book.

– (1978): Triffst du Buddha unterwegs ... Fischer.

Kurtz, R. und Prestera, H. (1979): Botschaften des Körpers. Kösel.

Kushi, A. und Jack, A. (1985): Avelin Kushi's großes Buch der makrobiotischen Küche. Ost-West Bund.

Kushi, M. (1981): Natürliche Heilung mit Makrobiotik. Ost-West Bund.

– (1984): Die Kushi-Diät. Makrobiotik als Vorsorge. Droemer-Knaur.

– (1985): Die makrobiotische Hausapotheke. Ost-West Bund.

– (1987): Das Buch der Makrobiotik. B. Martin.

Kushi, M. und A. (1987): Das große Buch der makrobiotischen Ernährung und Lebensweise. Ost-West Bund.

Laing, R. D. (1976): Das geteilte Selbst. 4. Aufl. 1980. Rowohlt.

Laridon, T. und Maes, W. (1979): Makrobiotisch kochen. 3. Aufl. 1987. Goldmann.

Lewis, R. (1986a): Der cephale Schock.

– (1986b): Der cephale Schock als somatisches Verbindungsglied zur Persönlichkeit des falschen Selbst.

– (1986c): Den Kopf dazu bringen, wirklich auf den Schultern zu sitzen. Alle in: Sebastian (1986).

Loch, W. (1974): Der Analytiker als Gesetzgeber und Lehrer. Legitime oder illegitime Rollen. Psyche 28.
- (1976a): Zur Theorie, Technik und Therapie der Psychoanalyse. Fischer.
- (1976b): Psychoanalyse und Wahrheit. Psyche 30.
Loewenstein, R. M. (1968): Das Problem der Deutung. Psyche 22.
Lorenz, K. (1963): Das sogenannte Böse. 9. Aufl. 1972. Borotha-Schoeler.
Lowen, A. (1975): The Psychopathic Behavior and the Psychopathic Personality. Inst. f. Bioenerg. Analysis.
- (1978): Depression. Kösel.
- (1979a): Lust. Kösel.
- (1979b): Bio-Energetik. Rowohlt.
- (1980a): Liebe und Orgasmus. Kösel.
- (1980b): Der Verrat am Körper. Kösel.
- (1980c): Fear of Life. Collier Books.
- (1981): Körperausdruck und Persönlichkeit. Kösel.
- (1984): Narzißmus. Kösel.
- und Lowen, L. (1979): Bioenergetik für jeden. Kirchheim.
Lowenfeld, H. (1977): Einige Bemerkungen über Schamlosigkeit. Psyche 31.
Lynd, H. M. (1958): On Shame and the Search for Identity. Harcourt, Prace & Company.
Mahler, M. S. (1985): Studien über die ersten Lebensjahre. Klett-Cotta.
- et al. (1978): Die psychische Geburt des Menschen. Fischer.
- et al. (1979): Symbiose und Individuation. Klett-Cotta.
March, H. (1953): Menschenschicksale in Gutachten I–III. Psyche 7.
Marquardt, H. (1981): Reflexzonenarbeit am Fuß. Haug.
Masters, R. und Houston, J. (1984): Phantasie-Reisen. Kösel.
McCelland, D. (1978): Macht als Motiv. Klett-Cotta.
Metzger, H.-G. (1979): Selbstkontrolle und Selbstsicherheit. Zu neueren Techniken der Verhaltenstherapie. Psyche 33.
- (1984): Wunsch und Wirklichkeit. Anmerkungen zum gegenwärtigen Verhältnis von Psychoanalyse und Verhaltenstherapie. Psyche 38.

Miller, A. (1979): Das Drama des begabten Kindes. Suhrkamp.
– (1980): Am Anfang war Erziehung. Suhrkamp.
– (1981): Du sollst nicht merken. Suhrkamp.
Mitscherlich, A. (1983): Gesammelte Schriften. Suhrkamp.
Montagu, A. (1984): Körperkontakt. 4. Auf. Klett-Cotta.
Montagu, U. und Zimmermann, N. (1986): Mit Träumen arbeiten. Klett-Cotta.
Morgenthaler, F. (1978): Technik. Zur Dialektik der psychoanalytischen Praxis. Syndikat.
Muller, E. (1984): Auswirkungen des Berührens. In: Sollmann (1984).
M'Uzan, M. de (1977): Zur Psychologie der psychosomatisch Kranken. Psyche 31.
Nacht, S. (1962): The Curative Factors in Psychoanalysis. Int. J. Psy. 43.
– und Vidermann, S. (1960): Von der Präobjekt-Welt in die Übertragungsbeziehung. Psyche 14.
Neill, A. S. (1969): Theorie und Praxis der antiautoritären Erziehung. Rowohlt.
Nerenz, K. (1979): Die Bedeutung der Couch-Sessel-Anordnung in der Psychoanalytischen Situation. In: Fischle-Carl (1979).
Neyraut, M. (1976): Die Übertragung. Suhrkamp.
Norwood, R. (1986): Wenn Frauen zu sehr lieben. Rowohlt.
Painter, J. (1984): Körperkontakt und persönliche Entwicklung. Kösel.
Parin, P. (1975): Gesellschaftskritik im Deutungsprozeß. Psyche 29.
Perls, F. (1976): Grundlagen der Gestalt-Therapie. Pfeiffer.
– (1978): Das Ich, der Hunger und die Aggression. Klett-Cotta.
– (1979): Gestalt-Therapie in Aktion. Klett-Cotta.
– et al. (1951): Gestalt-Therapie. 2. Aufl. 1981. Klett-Cotta.
Platon, Werke. Übers. v. F. Schleiermacher. Erstausgabe 1957. Rowohlt.
Pohlen, M. und Wittmann, L. (1983): Die Modernisierung der Verhaltenstherapie. Der Fortschritt der „kognitiven Wende" als Rückschritt zur Ichpsychologie. Psyche 37.
Polster, E. und M. (1973): Gestalttherapie. 2. Aufl. 1975. Kindler.
Racker, H. (1982): Übertragung und Gegenübertragung. Reinhardt.

372

Rangell, L. (1976): Gelassenheit und andere menschliche Möglichkeiten. Suhrkamp.

Rauch, E. (1957): Die Darm-Reinigung nach Dr. med. F. X. Mayr. 33. Aufl. 1982. Haug.

Reich, W. (1973): Charakteranalyse. 5. Aufl. 1978. Fischer.

– (1974): Massenpsychologie des Faschismus. 3. Aufl. 1979. Fischer.

– (1976): Eine Einführung in die Orgonomie. Kiepenheuer & Witsch.

– (1978): Christenmord. 2. Aufl. 1979. Walter.

Richter, H. E. (1972): Die Gruppe. 9. Aufl. 1976. Rowohlt.

– (1979): Der Gotteskomplex. Rowohlt.

Ricœur, P. (1965): De l'interpretation. Essai sur Freud. Edition du Seuil.

Rohde-Dachser, C. (1979): Das Borderline-Syndrom. 3. Aufl. 1983. Huber.

Rolf, I. (1977): Rolfing. Harper & Row.

Rosenberg, J. L. (1973): Orgasmus. 5. Aufl. 1980. Ki-Buch.

Rosenkötter, L. (1958): Auslösende Faktoren bei akuten Psychosen. Psyche 12.

Rosenkötter, L. und Schweinichen, M. v. (1981): Psychoanalyse als Teil der sogenannten Krankenversicherung. Ein Meinungsbild aus dem Jahre 1974. Psyche 35.

Rühmke, H. C. (1958): Betrachtungen zum Problem: „sich öffnen und sich schließen". Psyche 12.

Saeger, A. L. und Peters, A. (1980): Bioenergetic Back-To-Back. In: Cassius (1980).

Sai Baba, Sri Sathya (1980): Sai Avatar. Hrsg. v. Kasturi, N. Sri Sathya Sai Books.

– (1986): Sai Speaks. Hrsg. v. Kasturi, N. Sri Sathya Sai Books.

Sandler, J. (1976): Gegenübertragung und Bereitschaft zur Rollenübernahme. Psyche 30.

– (1982): Unbewußte Wünsche und menschliche Beziehungen. Psyche 36.

Schlieffen, H. Grf. v. (1982): Der schweigende Analytiker. Psyche 36.

– (1983): Psychoanalyse ohne Grundregel. Psyche 37.

Schmidbauer, W. (1977): Die hilflosen Helfer. Rowohlt.

Schmölders, G. (1975): Einführung in die Geld- und Finanzpsychologie. Wiss. Buchges. Darmstadt.

Schraml, W. und Selg, H. (1966): Verhaltenstherapie und Psychoanalyse. Psyche 20.

Schutz, W. und Turner, E. (1976): Evy. Harper & Row.

Searles, H. E. (1959): Das Bestreben, den anderen verrückt zu machen – ein Element in der Ätiologie und Psychotherapie der Schizophrenie. In: Bateson et al. (1969).

– (1974): Der psychoanalytische Beitrag zur Schizophrenieforschung. Kindler.

– (1979): Contertransference. Internat. Universities Press.

Sebastian, U., Hrsg. (1986): Selbstfindung und Bioenergetische Analyse. Maks Publikationen Münster.

Siebenthal, W. v. (1984): Die Wissenschaft vom Traum. Ergebnisse und Probleme. Springer.

Shah, I. (1970): Die Hautprobe. Herder.

Sollmann, U., Hrsg. (1984): Bioenergetische Analyse. Synthesis.

Stepski-Doliwa, S. v. (1988): Die Platonische Erkenntnistheorie. P. Lang.

– (1994): Sai Baba spricht zum Westen. Govinda Sai.

Stierlin, H. (1981): Die „Beziehungsrealität" Schizophrener. Psyche 35.

Stone, L. (1981): Notes On The Noninterpretative Element In The Psychoanalytic Situation and Process. J. Am. Psa. Ass. 29.

Svasta, E. (1984): Jan Velzeboer und die Bioenergetische Analyse. In: Sollmann, U. (1984).

Tausch, R. (1960): Gesprächstherapie. 5. Aufl. 1973. Hogrefe.

Thomä, H. (1981): Schriften zur Praxis der Psychoanalyse: Vom spiegelnden zum aktiven Psychoanalytiker. Suhrkamp.

– (1984): Der Beitrag des Psychoanalytikers zur Übertragung. Psyche 38.

Todd, M. E. (1937): The Thinking Body. Dance Horizons.

Wachtel, P. (1981): Psychoanalyse und Verhaltenstherapie. Ein Plädoyer für ihre Integration. Klett-Cotta.

Ware, R. (1984): C. G. Jung und der Körper. Vernachlässigte Möglichkeit der Therapie. In: Sollmann, U. (1984).

Watzlawick, P. (1983): Anleitung zum Unglücklichsein. Piper.
– et al. (1969): Menschliche Kommunikation. 4. Aufl. 1974. Huber.
Weber, M.: Die Protestantische Ethik. Hrsg. v. Winckelmann, J.
    4. Aufl. 1975. Siebenstern.
Wiederkehr-Benz, K. (1982): Kohut im Überblick. Psyche 36.
Willy, J. (1975): Die Zweierbeziehung. 8. Aufl. 1978. Rowohlt.
Winnicott, D. W. (1965): The Maturational Process And The
    Facilitating Environment. Internat. Universities Press.
– (1971): Vom Spiel zur Kreativität. Klett-Cotta.
Yablonski, L. (1978): Psychodrama. Klett-Cotta.
Zinker, J. (1984): Gestalttherapie als kreativer Prozess. Junfermann.

DIE PLATONISCHE ERKENNTNISTHEORIE

von Stephan v. Stepski-Doliwa

In der Platonischen Philosophie lassen sich, neben der Naturphilo-
sophie, drei Hauptgebiete unterscheiden: die Ontologie, die Ethik
und die Erkenntnistheorie. Die vorliegende Untersuchung weist auf,
daß diese nicht drei voneinander getrennte Themen im Denken Platons darstellen, sondern aufs engste miteinander verbunden sind. So
kann die Ethik nicht ohne Ontologie, die Ontologie nicht ohne Erkenntnistheorie und die Erkenntnistheorie nicht ohne Ethik verstanden werden. Der letzte, alle begründende Grund im umfassenden
philosophischen System Platons ist das Agathon, das letzte Gute
bzw. das Eins des PARMENIDES.

Anhand der Interpretation des Dialogs PARMENIDES zeigt sich,
daß Platon nicht nur die Notwendigkeit der Erkenntnis des letzten
Grundes immer wieder betonte, sondern daß er diese letzte Erkenntnis selbst geleistet hat und den Weg dahin deutlich weist.

Ebenfalls im Govinda Sai Verlag erschienen

SAI BABA

SPRICHT ZUM WESTEN

Band 1

Sai Baba, der Avatar dieser Zeit, wendet sich in diesem Buch an den westlichen Menschen: Er diktierte dieses Werk Dr. Stephan v. Stepski-Doliwa mittels der inneren Stimme.

Sai Baba offenbart in liebevoller Weise zeitlose Wahrheiten über Partnerschaft, Therapie, Ernährung, Religion, Spiritualität, Karma und Wiedergeburt.

Er tut dies in Form von 366 Tagessprüchen, die nicht nur unseren Geist inspirieren, sondern auch unser Herz berühren.

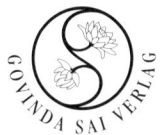

Ebenfalls im Govinda Sai Verlag erschienen

SAI BABA

SPRICHT ÜBER BEZIEHUNGEN

Band 2

Sai Baba hat auch dieses Buch vollständig diktiert und während eines Interviews gesegnet.

Es handelt von Seinen Vorstellungen über Beziehungen: Wie wir uns spirituell, intellektuell und gefühlsmäßig auf sie vorbereiten und eine erfüllende Partnerschaft leben können.

Gleichzeitig lehrt Er uns, mit Schwierigkeiten umzugehen. Er zeigt Wege, wie wir eine Trennung vermeiden können, und sagt uns, was wir nach dem Scheitern einer Beziehung tun können beziehungsweise sollten.

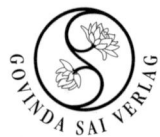

Ebenfalls im Govinda Sai Verlag erschienen

SAI BABA

SPRICHT ÜBER DIE WELT UND GOTT

Band 3

Sai Baba hat in diesem Band viele Geschichten diktiert, in denen Er anhand von Gleichnissen Wissen über das Leben vermittelt.

Sai Baba sagt, das Leben sei der beste Lehrer, deswegen erzählt Er von verschiedenen Schicksalen, durch die wir berührt werden und die Chance erhalten, uns selber zu betrachten und daraus zu lernen.

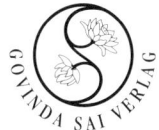

TRAUM UND WIRKLICHKEIT IM ANGESICHT GOTTES

von Dr. Naresh Bhatia

Dr. Bhatia, der in seinem früheren Leben ein Heiliger war und wegen einiger Wünsche wiedergeboren wurde, hat eine ganz persönliche Beziehung zu Sai Baba. Diese Beziehung beschreibt er so liebevoll, daß der Leser von seinen Schilderungen tief berührt ist. Dr. Bhatia ist Arzt und war verantwortlich für die Blutbank in Sai Babas Krankenhaus in Puttaparthi.

„SEI WIE DER LOTOS"

Photos: Barbara Wollschläger
Gestaltung: Volker Wollschläger

Die Lotosblume und ihre Bedeutung in den Aussagen von Sri Sathya Sai Baba. Ein Bildband mit wunderschönen Photographien der Lotosblume.

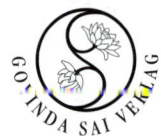

Ebenfalls im Govinda Sai Verlag erschienen

JESUS UND SAI BABA

Die *eine* Botschaft in Christentum und Hinduismus

Dr. Sven Jaeggi hat in diesem Buch in liebevoller und sorgfältigster Arbeit die Lehren von Jesus Christus mit denen Sai Babas verglichen. Er schuf damit ein wunderbares Werk, das sowohl Laien als auch mit der Materie Vertraute anspricht.

BEOBACHTUNG DES AUGENBLICKS

von Rudy Alexander Daniel

In dem spannenden und humorvollen Buch beschreibt der Autor – früher in der Friedens- und Ökologiebewegung engagiert – seine Reise durch Indien, die ihn zu Sai Baba führte. Im Ashram von Sai Baba macht der Autor schließlich Erfahrungen, die seinen westlich geprägten Verstand vollends zum Rotieren bringen.

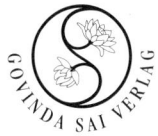

In Vorbereitung

Der vierte Band der Buchreihe „Sai Baba spricht …"
durch Stephan v. Stepski-Doliwa

SAI BABA

SPRICHT ÜBER PSYCHOTHERAPIE

Band 4

In diesem Buch wird Sai Baba Sich über verschiedene Therapie-Methoden äußern. Er wird Kriterien an die Hand geben, mittels derer der Ratsuchende eine hilfreiche Therapie beziehungsweise einen guten Therapeuten erkennt.

Außerdem wird Er eine Therapieform beschreiben, die besonders tiefgehend, schnell und effizient ist.

Das Buch erscheint voraussichtlich Ende 2000.

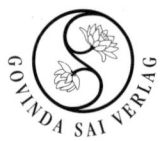